孕期口腔保健与治疗

主　编　万　阔

编　者（以姓氏笔画为序）

　　　　　万　阔　北京协和医院口腔科

　　　　　马　林　北京协和医院口腔科

　　　　　马良坤　北京协和医院妇产科

　　　　　牛子冉　北京协和医院药剂科

　　　　　史亦丽　北京协和医院药剂科

　　　　　杨　毅　北京协和医院妇产科

　　　　　张　洁　北京协和医院口腔科

　　　　　张志媛　北京协和医院国际医疗部

　　　　　郑丹萍　北京协和医院国际医疗部

　　　　　景　泉　北京协和医院口腔科

　　　　　谢　嫣　北京协和医院国际医疗部

主编助理　吴立萌　北京协和医院口腔科

人民卫生出版社

·北　京·

图书在版编目（CIP）数据

孕期口腔保健与治疗 / 万阔主编. -- 北京：人民
卫生出版社，2024.7. -- ISBN 978-7-117-36653-3

Ⅰ. R78

中国国家版本馆 CIP 数据核字第 20245XC799 号

| 人卫智网 | www.ipmph.com | 医学教育、学术、考试、健康，购书智慧智能综合服务平台 |
| 人卫官网 | www.pmph.com | 人卫官方资讯发布平台 |

孕期口腔保健与治疗

Yunqi Kouqiang Baojian yu Zhiliao

主　　编：万　阔
出版发行：人民卫生出版社（中继线 010-59780011）
地　　址：北京市朝阳区潘家园南里 19 号
邮　　编：100021
E - mail：pmph @ pmph.com
购书热线：010-59787592　010-59787584　010-65264830
印　　刷：北京顶佳世纪印刷有限公司
经　　销：新华书店
开　　本：787×1092　1/16　印张：14
字　　数：271 千字
版　　次：2024 年 7 月第 1 版
印　　次：2024 年 8 月第 1 次印刷
标准书号：ISBN 978-7-117-36653-3
定　　价：129.00 元

打击盗版举报电话：010-59787491　E-mail：WQ @ pmph.com
质量问题联系电话：010-59787234　E-mail：zhiliang @ pmph.com
数字融合服务电话：4001118166　E-mail：zengzhi @ pmph.com

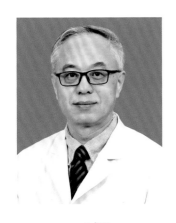

万阔

教授，主任医师，硕士研究生导师
北京协和医院无痛牙科治疗中心主任
中国医药教育协会妇儿口腔保健分会主任委员
中华口腔医学会第二届镇静镇痛专业委员会主任委员
中华口腔医学会口腔医学标准工作专家委员会委员
中华口腔医学会口腔遗传病与罕见病专业委员会委员
中国医师协会医学科学普及分会委员
《中国口腔医学继续教育杂志》编委
《中国实用口腔科杂志》编委
北京口腔医学会常务理事
北京口腔医学会镇静镇痛专业委员会候任主任委员
北京口腔医学会牙体牙髓病学专业委员会副主任委员
北京口腔医学会口腔急诊专业委员会常务委员

　　万阔教授及其团队在北京协和医院妇产科、药剂科及国际医疗部等科室的协助下，在国内最早开展了孕期口腔疾病的诊疗研究，并于2018年牵头组建了北京协和医院孕期口腔疾病诊疗团队，开展复杂病例的诊疗工作，并于同年举办了首届国家级继续教育"孕妇口腔规范化诊疗"培训班，产生了很大影响，获得了国内同行的好评。

　　2021年3月，作为创会主任委员，主持成立了中国医药教育协会妇儿口腔保健分会，这是国内孕妇口腔保健与治疗领域的第一个学术组织，对于推动孕期口腔保健与疾病诊疗工作起到了积极的促进作用。

序

孕期是女性的一段特殊生理时期，在此期间，孕妇的生理、心理以及生活方式发生显著变化，口腔保健尤为重要。口腔疾病不仅对孕妇本身的健康产生危害，而且影响新生儿健康。有资料显示，重度牙周炎孕妇早产率和低体重儿出生率是正常人群的 7.5 倍，大于吸烟、饮酒的影响。母体牙周病与早产风险高度相关，牙周炎孕妇早产的危险度是健康孕妇的 4.28 倍，低体重危险度是健康孕妇的 5.28 倍。动物实验结果显示，给大鼠静脉注射口腔细菌产生的毒素，低剂量时，15% 大鼠发生流产；高剂量时，100% 大鼠流产。母亲牙龈疾病会导致婴儿先天性心脏病发病率增加，还可能影响婴儿大脑发育。因此，孕妇的口腔保健涉及两代人的健康。

对于孕妇口腔疾病的治疗，部分医生和患者存在一些误区，有的对口腔疾病的危害性认识不足，有的顾虑治疗过程对胎儿产生不利影响，从而不愿或者不敢进行必要的治疗。

北京协和医院口腔科万阔教授团队多年来以国际医疗部为平台，联合妇产科、药剂科和国际医疗部同道，多学科联合诊治孕妇的口腔疾病，取得了显著的成绩，积累了丰富的经验，形成了颇具特色的协和模式，很值得推广。

在此基础上，万阔教授组织团队同事撰写了这本《孕期口腔保健与治疗》专著，结合文献资料，系统总结了孕期口腔保健与疾病诊疗的宝贵经验，对口腔医学同行从事孕妇口腔保健与疾病诊疗具有重要的指导作用。

本书系统全面，内容翔实，还提供了一些临床实例，图文并茂，是一本难得的科学性和实用性俱强的好书，也为口腔医学参考书的"百花园"丰富了崭新的内容。在向万阔教授团队表示衷心祝贺的同时，谨向口腔医学同行竭诚推荐这本好书。

中华口腔医学会名誉会长

2024 年 7 月

前 言

7年前，我在急诊连续接诊了数位罹患口腔疾病的孕妇，情况都比较危急，经过多科合作、全力诊治，有的转危为安，有的结局令人唏嘘，究其原因，都是治疗延误造成的结果。这深深地触动了我，经过进一步调研，发现此类情况在国内并不罕见，很多孕妇在发现口腔疾病时，因为对口腔治疗有误解，不愿也不敢治疗。很多口腔医师接诊孕妇时，因为相应的知识储备不足，顾虑很多，治疗积极性不高。甚至很多妇产科相关人员，因对口腔疾病的危害和治疗过程不了解，对治疗的必要性也存在误区。

经过7年的努力，在北京协和医院平台强有力的加成下，在妇产科、药剂科和国际医疗部的协助下，我们终于取得了一点成果。

1. 与国内外同行充分交流，大量查阅文献，完成了有关孕期口腔疾病诊疗相关的知识积累。

2. 以国际医疗部为平台，形成了有关孕期口腔疾病诊疗的多学科综合诊疗（MDT）团队。

3. 制订了包括宣传、评估、分诊、治疗规范化以及医患交流全方位的标准化流程。

4. 通过媒体、讲座以及其他方式进行了广泛的宣传，促进了正确理念的传播。

之所以能够取得这一点成果主要得益于：①医院各级部门的大力支持；②中华口腔医学会领导和各领域专家的鼓励和鞭策；③口腔科、妇产科等各领域同道的认可和帮助；④广大患者的殷切期盼和理解。

为此，我们把这7年的成果汇成此书，向支持、鼓励和帮助过我们的人们汇报工作，也希望能够通过此书促进孕期口腔保健与疾病诊疗事业的发展，回馈给予我们充分理解和期盼的广大孕妇及她们的亲人。

本书的编者为多年来北京协和医院孕期口腔疾病诊疗团队的主要人员，包括口腔科的万阔教授以及景泉、马林和张洁副教授，妇产科的马良坤教授和杨毅副教授，包括药剂科史亦丽主任药师和牛子冉药师，以及国际医疗部的张志媛副主任护师（总护士长）和郑丹萍副主任护师和谢嫣主管护师。在编写的过程中，根据各自擅长的领域，大家分工合作，定期召开会议，逐句讨论编写内容，力争体现多学科交叉融合的特点。主编助理吴立萌医师全程参与了编写工作，负责稿件收集整理，完成会议纪要以及校对、统稿和与出版社协调等工作。

本书主要包含以下几方面内容。

1. 孕期口腔生理变化、口腔疾病的特点及孕期口腔疾病的危害　孕期口腔生理变化的特点是我们开展工作的基础，了解孕期口腔疾病的危害是我们克服工作中阻力的最佳切入点，所以在第一章我们对相关内容进行了介绍。

2. 孕期口腔保健的内容及实施方案　虽然我们的工作是从孕期口腔疾病的诊疗开始的，但是在后期的临床实践中，我们越来越认识到孕期口腔保健的重要性。这是因为一方面孕期口腔保健有其特殊性和实用性，另一方面做好孕期口腔保健既可预防疾病发生，又能增进医患信任，所以我们将相关内容放在第二章，并进行了详细的阐述。

3. 孕期口腔疾病诊疗的相关问题　这一部分是本书的重点内容，包括诊疗方案的确定、风险评估、治疗材料和药物的选择等，详见第三、四、五章。

4. 孕产期全身情况与口腔疾病诊疗的关系　这一部分内容是广大医护人员关注的焦点之一，由妇产科医生和口腔科医生分别进行阐述，详见第六、七、八章。

5. 孕期口腔疾病诊疗的安全保证　保障孕期口腔疾病诊疗的安全是开展相关工作的生命线，所以本书专门在第九章介绍了相关内容。

6. 围产期口腔护理工作　围产期的口腔护理工作不论是对于孕期口腔保健，还是对于孕期口腔疾病的诊疗来说都非常重要，相关工作的开展离不开具有特色的护理团队，所以在第十章详细介绍了护理工作的总体理念和具体安排。

7. 孕期口腔疾病预防与诊疗的研究现状与协和模式　第十一章我们综述了孕期口腔疾病预防和诊疗的现状，并向大家介绍协和模式的特点和开展工作的心得。

8. 临床病例解析　在本书的最后，我们提供了一些临床病例的治疗过程和经验总结，供大家参考。

本书仅是北京协和医院团队对既往几年工作的总结和汇报，敬请同道对本书的不足给予指正。

让我们所有人，口腔医护人员、围产保健医护人员以及相关各科室的同道一起努力，共同促进孕期口腔保健及诊疗工作的发展！

口腔健康，孕期起航！

北京协和医院

万　阔

2024 年 7 月

目　录

第一章

孕期口腔生理变化与常见口腔疾病

第一节 孕期生理特点

一、孕期全身生理特点

妊娠会引起女性发生显著的生理和心理变化,以及一些生活方式的改变。

(一)孕期全身生理变化和特点

从妊娠开始,随着时间的推移,女性的身体功能会发生很多变化,这些变化的速度和程度随孕周而异。孕期发生的生理变化体现在激素和解剖两方面,影响女性身体的许多器官和系统。妊娠可引起心血管系统,呼吸系统,血液系统,消化系统,泌尿系统,内分泌系统,免疫系统,皮肤,肌肉、骨骼系统,心理行为和胎盘系统的变化,这些变化大多数可在产后恢复正常。

1. 心血管系统 孕妇的心血管生理反应是一个动态变化过程,包括外周血管阻力、心输出量、心率、每搏输出量和血压等的变化。

(1)外周血管阻力:孕妇的全身血管扩张,导致外周血管阻力降低35%～40%。外周血管阻力下降开始于孕早期,在孕中期最为严重。

(2)心输出量:孕妇的心输出量在孕早期会急剧增加,在孕中期继续增加,到妊娠32周已达到基线以上30%的水平。分娩后几周内心输出量可降至孕前状态。心输出量的生理性增加是一种补偿机制,用于抵消母体血氧容量的降低。任何可能导致心输出量下降的事件都可能导致孕妇缺氧并损害胎儿的健康。

(3)心率:心率在孕早期和孕中期逐渐增加,在孕晚期达到峰值。

(4)血压:孕妇的血压会下降,包括收缩压、舒张压、平均动脉压和中心收缩压降低。舒张压和平均动脉压比收缩压下降更多。

妊娠子宫及其内容物(胎儿、羊水和胎盘)具有相当大的体积和重量,尤其是在孕晚期。如果患者在牙椅或手术台上处于仰卧位,会有增大的子宫压迫下腔静脉的风险。下腔静脉受压导致静脉回流减少，最初反应是心率和血压一过性升高，这是维持心输出量的一种补偿性压力反射。随之而来的情况被称为仰卧位低血压综合征（supine hypotensive syndrome，SHS）。SHS 的体征和症状包括：血压过低、心动过速、苍白、发汗、恶心、头晕、晕厥等。当然，并非所有孕妇在仰卧位时都会发生 SHS，但仍有可能发生子宫胎盘血流灌注显著减少。

需要特别注意的是，在口腔科诊疗操作时，为了预防 SHS，临床上可以调整患者的体位，让患者以半斜靠姿势（兼顾患者舒适度和医生操作便捷）躺在牙椅上，可以在孕妇的腰臀部位下方垫一个软垫，适当将身体右侧垫高使患者腰腹部略微向左侧倾斜，以缓解局部压迫造成的不适，尤其是对于腹直肌力量较弱者或双胎的孕妇。如果治疗需要较长时间，或治疗内容要求仰卧位，比如显微镜下治疗，可将硅胶软垫放置在右侧臀部下方，既减轻了血管所受压力，又不影响操作（具体见第九章第二节）。

2. 呼吸系统　呼吸系统的变化包括上气道组织状况的变化与肺和呼吸生理的变化。上呼吸道黏膜变化显著，黏膜变得脆弱和水肿。毛细血管充血会导致鼻、口咽黏膜和喉部充血，这种充血开始于孕早期，并在整个孕期逐渐增加。有些孕妇患有严重的鼻炎，使她们容易发生频繁的鼻出血和上呼吸道感染。

孕期母体和胎儿的耗氧量整体是增加的，对整个肺部功能变化来说，会发生潮气量增加。除此之外，还容易出现过度通气、代偿性呼吸性碱中毒，甚至呼吸困难等情况。在孕晚期，氧气的消耗和二氧化碳的呼出会增加 20%～30%，在生产时可能会增加 1 倍。过度通气和膈肌升高会导致孕妇发生生理性呼吸困难。60%～70% 的孕妇可能会出现这样的情况。其他变化还包括胸廓扩张、肋骨扩张、膈肌位置升高和胸腔内压力增加等。

在口腔诊疗时医生应该注意：孕妇对憋气和鼻咽分泌物过多的耐受能力降低，医生可以采取一些措施来预防患者缺氧，以提高其舒适度。具体措施为：①调整患者体位，预防SHS；②在口腔科治疗过程中允许患者短暂休息；③在治疗过程中对患者的口腔进行充分的吸唾；④监测末端指血氧饱和度；⑤吸氧。

3. 血液系统　在孕期会发生生理性的血液学变化，最显著的是生理性贫血、白细胞增多（中性粒细胞增多症）、血小板减少、高凝状态、纤维蛋白溶解酶减少等。

由于肾素 - 血管紧张素 - 醛固酮系统的作用，孕妇的液体潴留增加，血浆量在整个孕期会逐渐增加，机体需要扩大血容量以适应增加的母体 - 胎盘循环需求。然而，红细胞体积没有显著变化，导致稀释性贫血（妊娠期生理性贫血），可从孕早期开始，在孕晚期可能更加严重。

白细胞在整个孕期会增多，从妊娠 7～8 周开始轻度增加，到妊娠 30 周，高峰可为（5～12）×10⁹/L，有时可达 15×10⁹/L。孕期白细胞增多主要是中性粒细胞增加，而单核细胞和嗜酸性粒细胞几乎没有改变。对于在口腔科治疗前发生白细胞增多的孕妇,需判断她们的情况是否与感染相关,并依据具体情况酌情应用抗生素。

此外,还有大约 8% 的孕妇会发生孕期血小板减少。这种孕期血小板减少部分是自限性的,可在分娩后 1~2 个月消退,并且不会引起胎儿的不良后果。原发免疫性血小板减少症是一种常见的自身免疫性疾病,在孕期有病情加重的可能性。如果在口腔治疗前发现血小板减少的情况,需要酌情请血液科会诊,加以鉴别。

孕期由于雌激素水平升高,可导致部分凝血因子减少,可能会发生纤维蛋白溶解酶减少的血液变化,从而导致孕妇处于高凝状态。虽然这些生理变化可能对减少产时失血很重要,但它们也会增加妊娠和产后血栓栓塞的风险。有研究报道,孕妇和非孕妇相比,发生血栓栓塞事件的风险可增加 5 倍。需要口腔科医生在诊疗操作时注意:①如遇易栓症患者,应询问并检查相关凝血功能,确认抗凝药物的用药史,请血液科会诊,评估患者凝血和出血风险;②询问综合用药情况(如产科抗磷脂综合征患者);③注意患者体位,预防 SHS;④有血栓病史的患者应在综合医院进行口腔治疗。

4. 消化系统

(1)胃肠道变化:妊娠会引起胃肠道的解剖和生理变化,导致孕妇出现恶心、呕吐和胃灼热症状,这些症状也是孕妇最常见的主诉。50% 的女性在孕早期出现过恶心和呕吐。孕妇缺乏维生素 B 也可能导致这些症状,补充维生素 B 则可以降低恶心和呕吐的发生率。

妊娠会改变内脏的解剖结构,并影响食管、胃肠的正常运动。食管下括约肌压力降低、增大的子宫导致腹压升高和胃排空缓慢,均可能导致胃食管反流的发生。胃食管反流病通常表现为胃灼热。

(2)肝功能变化:孕妇的雌激素、孕激素分泌增多,在孕晚期可达到最大值。这些激素会引起肝功能的生理变化,这一变化通常是一过性的,可在产后自行恢复。肝脏的变化还包括肝脏蛋白质血清浓度(尤其是白蛋白)的改变。此外,孕期由于血压也发生了变化,可导致渗透压降低从而引起外周性水肿。

在口腔诊疗时,医生应注意询问孕妇孕期的胃肠道症状,对于经常或有严重呕吐的孕妇,尽量不要安排在上午就诊。孕妇在就诊前应避免食用可能引起恶心、呕吐的食物,尤其是油腻食物。由于经常呕吐会导致脱水和电解质紊乱,所以应该鼓励经常呕吐的孕妇饮用富含电解质的饮料。医护人员应特别注意预防孕妇在口腔治疗时出现呕吐和误吸,比如诊疗时应尽量避免患者呈仰卧位。在治疗前和治疗期间还应监测患者四肢的水肿情况。

具体口腔诊疗操作时应注意:①注意患者体位,预防 SHS。②建议患者在就诊前避免食用高脂食物。③建议患者补充富含电解质的饮品。④对于孕晚期出现恶心、呕吐或胃食管反流的患者，可考虑饮用小苏打水，以中和胃酸的刺激。⑤如果孕妇出现明显的肢体水肿，应请产科进一步会诊评估。

5. 泌尿系统　由于孕妇及胎儿代谢产物增多，孕妇血浆流量比非孕期增加35%，肾小球滤过率比非孕期增加50%，在整个孕期维持在较高水平。孕妇在仰卧位时，体位的原因会引起她们的排尿次数和排尿量增加，所以在口腔诊疗时医生应注意提醒患者在就诊前去洗手间排空二便。如遇孕晚期患者，因其膀胱受压相对更明显，可建议诊疗过程中酌情多次排尿。

6. 内分泌系统　研究表明，妊娠可诱发糖尿病。妊娠期糖尿病（gestational diabetes mellitus，GDM）的定义为孕期发生或初次发现的任何程度的葡萄糖耐受不良。空腹血浆胰岛素在妊娠期逐渐增加，到孕晚期可比妊娠前高出2倍。如果孕妇母亲肥胖或有2型糖尿病家族史，则孕妇患妊娠期糖尿病的风险更高。

口腔科医生在诊治妊娠期糖尿病患者时应注意如下几点：①提倡积极维护口腔卫生。②提倡少量多次进食。③积极防治牙周病。④积极治疗口腔内的感染。

7. 免疫系统　孕期母体免疫系统会发生改变，这些改变包括局部免疫反应的变化，即子宫黏膜的变化，以及外周免疫反应的变化。有观点认为，孕妇的免疫状况会受到调节，但不是免疫抑制。这种免疫调节的作用是：一方面，在子宫内创造短期的耐受微环境来维持妊娠；另一方面，还要保护母亲和胎儿免受感染。然而也有一些研究表明，孕期类固醇激素分泌增多，抑制孕妇的免疫机制，促进炎症发展，使孕妇的某些感染更易扩散。

口腔科医护人员应该认识到，基于孕妇特殊的免疫状态，对于口腔颌面部和颈部感染（牙源性或其他）应及时、正确治疗，避免对孕妇和胎儿造成任何不良后果。

8. 皮肤　母体的激素变化会导致许多孕期生理性的皮肤改变，如现有的皮肤痣会变黑和变大、皮肤色素沉着，到孕晚期，多达90%的孕妇会出现妊娠纹，约1/5的孕妇存在瘙痒症、指甲脆性增加及横向凹陷等。此外，小汗腺活动增加，而大汗腺活动减少。到妊娠晚期会出现皮脂腺活动增加，从而出现大多数孕妇所说的"油腻皮肤"。

9. 肌肉、骨骼系统　在孕晚期，孕妇体重增加、激素变化和生物力学特点会对孕妇的肌肉、骨骼系统产生多种影响。孕妇的一些关节所承受的力量会明显增加，自身身体习惯和重心的改变可能会导致其运动协调性下降，从而容易失去平衡而跌倒受伤。孕晚期的孕妇尤其应注意避免跌倒。

腰痛（low back pain，LBP）和骨盆带疼痛（pelvic girdle pain，PGP）是孕期常见的肌肉、骨骼系统疼痛。大约50%的女性会在孕期出现腰痛、骨盆带疼痛，25%的女性疼痛可能持续至产后1年，且20%～25%疼痛程度严重的女性在孕期就需要干预。腰痛指疼痛部位位于第 12 肋与臀沟之间。骨盆带疼痛的定义为疼痛位于髂后上棘与臀沟之间，尤其是骶髂关节区域的疼痛。尽管二者在定义上有区别，但由于二者常伴随出现，且对于孕期女性的生活质量和日常活动均有严重影响，所以研究中通常将两者联合在一起考虑。运动训练作为一种简单易行的保守干预方式，已被广泛应用于孕产妇人群中。

当口腔医生给孕妇进行治疗时，应尽量让她们采用舒适的、预防 SHS 的体位，并在腰部适当垫软垫以缓解不适。当遇有经常发生腰背部疼痛的孕妇时，治疗操作的时间应尽量缩短。

10. 心理行为方面　妊娠是女人一生中非常重要的一个阶段。在妊娠的 3 个阶段，孕妇的心理和行为模式是不同的。在孕早期，孕妇对妊娠本身可能表现为兴奋、愤怒或矛盾心理甚至焦虑。在孕中期，大多处于心理健康的时期。在孕晚期，孕妇可能出现对分娩的焦虑、收入的担忧，睡眠质量不佳，情绪不稳定，易怒等，也可能感到兴奋，强烈地期待新生命的到来。

口腔科医护人员应该了解孕妇的这些情绪，诊疗时要冷静、耐心地操作，尽量解释治疗的每一步，减少干扰和噪声，保持舒适的环境温度，避免特殊气味刺激等。

11. 胎盘系统

（1）胎盘的结构与功能：胎盘是连接母体和胎儿的重要器官。营养物质通过胎盘转移到胎儿体内，胎儿体内代谢过程中产生的废物也通过胎盘转移到母体排泄。如果孕妇服用的药物经胎盘输送到胎儿体内后，可能会对胎儿产生影响。

（2）胎盘早剥：胎盘早剥的确切原因及发病机制不清，可能与孕妇血管病变、机械性因素、血管内压力骤减、子宫静脉压突然升高有关。孕晚期如孕妇长时间仰卧位，巨大妊娠子宫压迫下腔静脉，导致回心血量减少、血压下降，此时子宫静脉淤血，静脉压升高，蜕膜静脉床淤血或破裂形成胎盘后血肿，导致部分或全部胎盘剥离。因此，在口腔科诊疗中，孕晚期的孕妇需要医护人员给予更多照护，避免长时间仰卧位，并全程避免各种刺激因素。

二、孕期口腔生理特点

妊娠本身并不会直接导致孕妇口腔疾病出现或发病率增加，而是由于孕期孕妇机体各种激素水平的变化、代谢的改变等，使口腔菌斑更易堆积和滋生而导致的。

孕期口腔疾病的发病机制从如下两方面阐述。

（一）激素改变对牙周微生态的影响

1. 孕期激素水平的变化影响牙周微生态　孕期龈下菌斑的成分发生改变，厌氧菌比例升高。由于龈下厌氧菌的含量与孕期激素水平不完全同步升高，且缺乏直接的证据证明孕期激素水平会改变特异菌种的含量，影响牙龈的炎症反应，所以激素调节牙周微生态的作用仍有待进一步研究。

2. 孕期激素对血管产生影响 研究表明，孕酮可以使牙龈血管的通透性增加，导致龈沟液流量升高，通过促进血管增殖，加速牙龈的增生性反应。孕酮通过降低微血管的血流速率，利于炎症细胞聚集，放大局部的炎症反应。雌激素对口腔血管系统的作用较小。

3. 激素可能通过直接改变局部的炎症反应和免疫应答，增强疾病易患性，加剧疾病症状。

4. 激素水平能直接或间接影响牙龈角质细胞和成纤维细胞的增殖分化，改变上皮细胞抵抗细菌侵入的屏障作用。激素可以影响牙龈细胞外基质成分——糖胺聚糖和胶原的分泌，从而影响牙周组织的支持作用。口腔黏膜中叶酸的代谢速率增加，使得组织修复水平下降。

（二）孕期唾液微环境的变化

孕期激素大部分通过牙龈和黏膜的血流影响口腔环境，少部分通过唾液腺进入口腔。在孕晚期可检测到唾液中激素水平上升，直接或间接影响口腔中唾液的微生态系统。除了牙周致病微生物群的改变，唾液中致龋性微生物的成分也受到影响。研究发现，孕晚期和哺乳期孕妇唾液中变异链球菌、乳杆菌、酵母菌的含量均升高。其中，变异链球菌与雌二醇的代谢相关。

孕期饮食习惯的改变也直接影响口腔唾液微环境。研究表明，孕期唾液流速不变，唾液的成分发生改变，其中 pH、缓冲作用（buffer effect，BE）和钙磷含量在孕晚期下降，分娩后恢复到正常水平。

三、孕期的其他生理及生活特点

在孕期，随着胚胎的发育，孕妇机体的代谢能力及体内的雌激素、孕激素、甲状腺激素的水平都发生着改变。这些变化可导致孕妇膳食行为及习惯的改变，表现出进食次数增多，偏爱酸食、甜食及软食，以及特意补充含某种营养素的食物等。此外，早孕反应带来的恶心、呕吐等妊娠表现又使孕妇咽反射增强而不愿或惧怕刷牙。同时，由于大部分孕妇缺少口腔卫生保健知识，因而加剧了孕期口腔牙菌斑的产生，导致孕妇常常出现牙龈炎、牙周病、孕后龋病加重或龋齿增多等口腔疾病，严重影响日常就餐情绪与营养均衡。一些孕妇因为担忧用药影响胎儿的发育而出现牙科治疗焦虑，往往到疾病较为严重时才来就诊。

第二节　孕期容易罹患口腔疾病的原因及特点

一、孕期容易罹患口腔疾病的原因

孕期是妇女所经历的一个孕育生命的重要和特殊阶段。妊娠本身不是疾病，但由于全身和局部的特殊生理生活特点，孕期又是口腔疾病发生、发展的一个高峰时期，所以在这一时期对口腔疾病要进行积极防控。下面就孕期生理状态与常见口腔疾病的关系进行阐述。

1. 孕期激素水平改变会加重孕妇口腔组织的炎症反应。女性妊娠后由于体内雌激素水平增高，使得口腔内的正常菌群和身体内免疫系统的平衡状态被打破，加速了口腔疾病的发生或使轻度疾病严重发作。

2. 孕妇饮食习惯的改变不利于口腔卫生维护，使原有口腔疾病加重或发生新的疾病。

3. 孕妇体内激素水平改变，加之孕期妊娠反应导致的恶心、呕吐、胃酸反流，导致唾液易偏酸性且黏稠，致使孕期口腔的自洁能力下降，易患龋病或龋病加重及龋齿数增多。

4. 早孕反应带来的恶心、呕吐等妊娠表现又使孕妇咽反射增强而惧怕刷牙。有研究显示，近一半孕妇无定期口腔卫生检查的习惯，并且可能因为呕吐明显、刷牙易出血或活动不便而减少或放弃刷牙，因而加剧了孕期口腔牙菌斑的产生，使孕妇患龋病、牙周病和牙龈炎的风险明显增加。

5. 最重要的一点，很多孕妇在孕前并没有进行很好的口腔检查和治疗，为日后留下隐患。在孕期，由于大部分孕妇缺乏口腔卫生保健知识，导致常常出现牙龈炎、牙周病、孕后龋病加重或龋齿数量增多等口腔疾病，严重影响日常就餐情绪与营养均衡，并且一些孕妇因为担忧用药后影响胎儿的发育而出现牙科治疗焦虑，往往到疾病较为严重时才来就诊，导致病情延误、加重。

妊娠本身并不会导致孕妇口腔疾病出现或发病率增加，但孕期机体复杂的生理和化学变化能影响口腔状况。病变很大程度上取决于妊娠前长期的口腔卫生状况和孕期是否采取了彻底的预防措施。而孕期口腔疾病对孕妇的健康和胎儿发育的影响不可轻视。由于传统妊娠理念的束缚，孕妇口腔疾病发生后不能主动就医，而是在口腔疾病急性发作后才来就诊。这样既给孕妇增加了巨大的痛苦，又给临床治疗增加了难度和风险。因此，对孕期妇女定期进行口腔卫生保健指导和口腔卫生检查尤为重要。

二、孕期容易罹患口腔疾病的特点

1. 孕妇较常人更容易患口腔疾病。

2. 孕期的口腔疾病给患者带来的危害不仅局限于孕妇本人，往往还会影响胎儿的生长发育。

3. 大部分口腔疾病是进展性的。孕期口腔疾病在孕妇的特殊生理状态下很容易发展，如治疗不及时极易加重。

4. 患者、医生均有畏惧情绪。对于孕妇来说，会有担心牙齿治疗和用药后影响胎儿发育而出现畏惧牙科治疗的情况。目前国内口腔医疗机构的很多医生对孕产妇的口腔疾病都持有"敬而远之"的态度，此中原因是多方面的，如医务人员相关知识、经验不足，缺乏相关的诊疗规范，以及医疗风险方面的考虑等。

第三节 孕期口腔常见疾病及危害

孕期维护好口腔健康非常重要，否则可能会对母婴的身心健康造成不同程度的影响。下面我们就孕期常见口腔疾病分别进行阐述。

一、龋病

龋病是一种在细菌感染等多因素作用下导致的牙齿硬组织进行性破坏的疾病。妊娠本身并不会增加孕妇患龋病的风险。孕期容易发生龋病与孕妇的口腔卫生状况不良有关。据报道，我国孕妇龋病率高达80%以上，而就诊率仅为6.81%。

孕妇的特殊生理生活状态形成了易致龋的口腔环境，所以孕期更易发生牙齿损害。孕妇饮食改变可导致口内菌群发生某些变化，导致孕期龋病进展情况可能有所改变。由于矿物质可以从骨骼的任何部分析出，牙齿也受影响，整个孕期牙本质和牙釉质的矿物质成分减少，所以孕期更易产生新的龋病或使原有的龋病加重。

就孕妇自身而言，龋病会导致食物嵌塞和疼痛，如果未治疗的龋齿数目较多就会影响患者进食。孕期的营养需求量大，但咀嚼能力下降、长期进食不佳会导致孕妇营养缺乏，缺钙严重的孕妇会出现骨质疏松。就胎儿而言，母体缺钙会影响胎儿的生长发育、牙齿的发育矿化。就出生后的婴儿而言，母亲口腔的致龋细菌（如变异链球菌和乳杆菌）可以通过日常的亲密接触，从母体传播给婴幼儿，影响婴幼儿的口腔菌群，增加婴幼儿早期龋的患病率。

二、牙髓炎和根尖周炎

牙髓炎指位于牙齿内部的牙髓组织发生的炎症。根尖周炎指发生在牙齿根尖周围组织的炎症性疾病。牙髓炎和根尖周炎大多因龋齿没有及时治疗发展而来。

患者口内原有的龋病如果不及时治疗,在孕期特殊的生理状态下易进展而成为牙髓炎和根尖周炎。牙髓炎和根尖周炎最明显的问题就是疼痛和炎症。疼痛不仅会影响孕妇进食和休息,严重的疼痛还会引发宫缩,导致流产或早产。炎症感染灶应及时诊治。如果延误治疗,发生急性脓肿,严重的会引起孕妇的全身反应,也可能会危及胎儿,导致孕妇流产或早产。因为疼痛和炎症都有可能引起不良妊娠事件,所以在孕期这两种情况都应该积极避免。

三、牙酸蚀症

牙酸蚀症是牙齿硬组织受到酸的侵蚀而发生的进行性丧失的一种疾病。孕妇的牙齿脱矿与酸有明确的关系,这部分酸主要来自妊娠反应的孕吐和孕期喜好酸食,以及孕妇唾液偏酸性有关。牙酸蚀症主要表现为牙齿过敏、局部质地变软着色、甚至发生牙体缺损。

孕期妇女大多喜欢酸甜食物和饮料,孕妇的孕吐反应可以降低口腔环境的 pH,使孕妇的口腔环境偏酸性,而这一切并没有引起孕妇本人的足够重视,也没有及时采取针对性的口腔保健措施,从而易引发牙酸蚀症。

牙酸蚀症可导致孕妇进食无力,影响孕妇营养摄入,进而影响胎儿的生长发育。在孕期发生的牙酸蚀症,由于很难控制孕妇与酸的接触,所以不易于治疗控制,导致孕妇的不适感很明显。如果孕妇本身口腔卫生状况不好,则很容易发展为龋病。

四、牙周疾病

(一)妊娠期龈炎

妊娠期龈炎是一种常见的牙龈疾病,是由牙齿表面的牙菌斑引起的牙龈软组织非特异性炎症。妊娠期龈炎最先于妊娠的第 2 个月出现,并在后 3 个月中期达到高峰。妊娠期龈炎的发病率为 30%～100%。

妊娠期龈炎是由于孕妇机体各种激素水平的变化、代谢能力的改变等使口腔菌斑更易堆积和滋生。同时,孕期牙龈胶原基质合成减少,牙龈变薄,导致牙龈血管通透性增加,渗出液增多,龈上皮屏障作用下降,更易受到细菌代谢产物的侵袭而发生牙龈炎。张欣等报道约 65.72% 的孕妇出现过牙龈出血现象,且存在年龄差异。

患妊娠期龈炎刷牙时易出血,孕妇逃避刷牙,导致口腔卫生状况越来越差。严重时可影响孕妇咀嚼、消化和吸收,进而影响孕妇及胎儿的健康。研究证明,牙龈炎可能增加子痫前期、早产和低出生体重儿的风险。孕妇牙龈的病变最常见,病情取决于局部治疗是否彻底和激素水平的变化。

严格控制口腔卫生能阻止或明显减少妊娠期龈炎的发生。预防或治疗妊娠期龈炎的措施应尽早进行,如等到妊娠结束则会造成永久性牙周损害的风险增高。

(二)妊娠期龈瘤

妊娠期龈瘤是孕期发生的病理性牙龈血管肉芽肿,或称妊娠瘤。通常在妊娠的第3~9个月发生,且逐渐增大。其表现为牙龈局部迅速增大,色泽鲜红光亮,表面光滑,质地松软,极易出血。分娩后,这种损害趋向减轻,但仍可作为瘢痕性龈瘤或纤维瘤存在。如伴随妊娠期龈炎则认为是受激素影响(孕酮升高)而导致牙龈对局部刺激物反应过度剧烈造成的。妊娠期龈瘤常发生于牙龈,特别多发生在龈乳头,也可发生于舌、腭、颊黏膜和唇部。妊娠期龈瘤的发病率为3%~10%。

妊娠期龈瘤继续增大及出血可能会影响进食,严重的情况可引起牙齿松动和移位。病损区应采取洁治术和刮治术去除局部刺激。因为妊娠期龈瘤在分娩后常自然消退,且孕期切除后复发率高,所以可进行观察。如果龈瘤大且持续疼痛或感染,则应手术切除,也可酌情采用激光等治疗方法。

(三)妊娠期牙周炎

牙周炎是牙菌斑中的细菌侵犯牙周组织而引起的慢性炎症,可导致牙周支持组织破坏、牙周袋形成、附着丧失和牙槽骨吸收。随着病情进展,牙齿会慢慢松动,最终可导致牙齿脱落。妊娠期牙周炎是由原有的牙周炎、牙龈炎发展而来。牙周炎的发病率高于30%。

孕期的激素变化、孕妇维生素D缺乏,以及孕妇本身的社会生活背景都和孕期牙周炎有关。孕期孕妇特殊的生理状态以及大部分孕妇缺少口腔卫生保健知识,因而加剧了孕期口腔牙菌斑堆积,使孕期牙龈炎发展成为牙周炎,或使原有的牙周炎加重。

妊娠期牙周炎对孕妇和胎儿的影响很大。牙周的微生物产物会引起局部牙周组织产生免疫应答反应,具体原因如下:①细菌由口腔进入血液,通过血液循环到达子宫、阴道,引起此处的炎症反应,进而导致早产;②在内毒素的影响下可引起全身组织损伤,子宫不能耐受后出现早产;③口腔内微生物产生一系列炎症因子,进一步刺激子宫平滑肌收缩而增加早产的发生概率。不仅如此,当牙周病的细菌、内毒素入血后,可通过胎盘屏障进入胎儿体内,引起胎儿病变,最终导致胎儿流产。据报道,孕妇中、重度牙周炎时,分娩早产率是正常孕妇的7.5倍,比吸烟、饮酒时对孕妇的影响还要大。孕期牙周炎还可能增加孕妇患重症子病前期的风险。牙周炎的致病菌及其毒素扩散与心脑血管疾病、糖尿病等直接相关。有报道，孕妇相关焦虑症状也与牙周疾病紧密相关。此外，牙周炎往往引起多颗牙齿松动脱落，导致孕妇咀嚼能力下降，影响母体营养摄入，包括胎儿牙胚发育过程中所需要的维生素 A、维生素 C、维生素 D 和钙、磷等矿物质，从而妨碍胎儿牙胚的正常形成和钙化，直接影响胎儿出生后牙齿的健康发育。牙周致病菌也可能会造成母婴口腔细菌的交叉感染。

五、智齿冠周炎

智齿冠周炎是发生在第三磨牙（也称为智齿）周围软组织的炎症，多是由于智齿萌出不全或阻生，第三磨牙部分或全部为龈瓣覆盖，龈瓣与牙齿之间形成较深的盲袋，食物及细菌极易嵌塞于盲袋内导致的。孕期生理和生活习惯发生改变，当全身抵抗能力下降时，加之孕期激素变化，口腔卫生状况不佳，尤其是孕后期，胎儿生长发育快，易造成孕妇贫血，营养相对不良，容易引起智齿冠周炎。

冠周炎在孕期的发病率较高，给孕妇带来不少痛苦，易造成孕妇贫血和营养不良。如果局部炎症治疗不及时，孕妇会出现进食、咀嚼、吞咽困难，张口受限，严重时可引起邻近组织器官或间隙感染。如果治疗延误，发生多间隙感染，会危及孕妇及胎儿的生命安全，后果严重。建议妇女在孕前即进行口腔检查，了解第三磨牙的萌出情况，尽早拔除符合拔除适应证的阻生第三磨牙。

六、口腔黏膜相关疾病及症状

孕期的紧张、焦虑情绪有时会诱发口腔溃疡等黏膜疾病。少数孕妇因为张口呼吸会出现口干症，某些妊娠期糖尿病患者也会出现口干等症状。口腔黏膜不适会影响孕妇进食，从而影响其营养摄入。

综上所述，孕妇因为其特殊的生理改变，较常人更易发生龋病、牙髓炎、牙龈炎、智齿冠周炎，甚至引发颌面部蜂窝织炎，严重影响母婴的健康与安全。虽然妊娠本身不直接导致口腔疾病，但因为诸多因素的综合作用，使得孕妇在这一特殊的生理时期患口腔病的风险大大增加。孕妇的口腔疾病直接或间接影响胎儿的发育，严重时可导致流产、早产和低出生体重儿发生。因此，对孕妇口腔疾病的积极防治应该引起所有人的重视，同时这也是优生优育的重要基础。

（张　洁）

参 考 文 献

[1] CHRISTOS A SKOUTERIS. Dental Management of the Pregnant Patient. USA. WILEY Blackwell，2018.

[2] CHAMBRONE L，GUGLIELMETTI M R，PANNUTI C M，et al. Evidence grade associating periodontitis to preterm birth and/or low birth weight：a systematic review of prospective cohort studies. J Clin Periodontol，2011，38（9）：795-808.

[3] ZAKI N M，ALBARRAQ A A. Use，attitudes and knowledge of medications among pregnant women. Saudi Pharm J，2014，22（5）：419-428.

[4] CHAMBRONE L，GUGLIELMETTI M R. PANNUTI C M，et al. Evidence grade associating periodontitis to preterm birth and/or low birth weight：a systematic review of prospective cohort studies. J Clin Periodontol，2011，38（9）：795-808.

[5] MANNAVA P，GOKHALE S，PUJARI S，et al. Comparative evaluation of Creactive proteins in pregnant women with and without periodontal pathologies：a prospective cohort analysis. J Contemp Dent Pract，2016，17（6）：480-483.

[6] JIA X Q，ZHANG Y C，YANG H. Prevention and strategy of oral disease in pregnant women. Int J Stomatol，2013，40（2）：279-280.

[7] CLOTHIER B，STRINGER M，JEFFCOAT M K. Periodontal disease and pregnancy outcomes：exposure，risk and intervention. Best Pract Res Clin Obstet Gynaecol，2007，21（3）：451-466.

[8] TILAKARATNE A，SOORY M，RANASINGHE A W，et al. Periodontal disease status during pregnancy and 3 months post-partum，in a rural population of Sri-Lankan women. J Clin Periodontol，2000，27（10）：787-792.

[9] SERAPHIM A P，CHIBA F Y，PEREIRA R F，et al. Relationship among periodontal disease，insulin resistance，salivary cortisol，and stress levels during pregnancy. Braz Dent J，2016，27（2）：123-127.

[10] YUAN K，JIN Y T，LIN M T. The detection and comparison of angiogenesis-associated factors in pyogenic granuloma by immunohistochemistry. J Periodontol，2000，71（5）：701-709.

[11] SILK H，DOUGLASS A B，DOUGLASS J M，et al. Oral health during pregnancy. Am Fam Physician，2008，77（8）：1139-1144.

[12] LAINE M A. Effect of pregnancy on periodontal and dental health. Acta Odontol Scand，2002，60（5）：257-264.

[13] HENRY F，QUATRESOOZ P，VALVERDE-LOPEZ J C，et al. Blood vessel changes during pregnancy：a review. Am J Clin Dermatol，2006，7（1）：65-69.

[14] 郑黎薇，邹静，游泳，等. 孕期口腔疾病管理. 华西口腔医学杂志，2017，35（2）：113-118.

[15] 张欣，赵继志，韩蔚，等. 493 例妊娠期妇女牙周状况的调查研究. 中国妇幼健康研究，2018，29（11）：1405-1409.

[16] 谢幸，孔北华，段涛. 妇产科学. 9 版. 北京：人民卫生出版社，2018.

第二章

孕期口腔保健的内容及实施方案

第一节 孕期口腔卫生宣教特点

孕期口腔保健的宣传包括面向大众的科普宣传和面向孕妇个人的口腔卫生宣教，本节主要介绍针对个体的口腔卫生宣教的内容。

很多孕妇都没有正确的口腔保健习惯，一个原因是不重视，另一个原因是不了解正确的口腔保健方法而无法形成良好的保健习惯。

为了协助孕妇在孕期形成良好的口腔保健习惯，广大医护人员，包括社区、产科和口腔科相关的医护人员，需要进行孕期口腔卫生宣教。孕期口腔卫生宣教包括很多方面的内容，例如了解孕期口腔保健的特殊性，掌握如何在孕期为孕妇提供个性化的口腔保健方案等。具体的方法包括通过一系列的评估表格确定孕妇即时的口腔卫生状况；根据口腔卫生状况，为孕妇提供个性化的对症口腔卫生保健方案；按照相应的方案对孕妇的口腔卫生状况进行管理；一段时间后，根据孕妇的口腔卫生状况改善情况对方案进行修正；通过不断改进，协助孕妇在孕期养成良好的口腔卫生习惯，预防口腔疾病发生，形成闭环管理模式。

为了达到这一目的，需要以医生为中心建立多维度的宣传团队。孕期是一个特殊的时期，孕妇关注的内容非常多，因为宣传力度不够，目前绝大多数人对于孕期口腔保健的重要性没有足够关注。一旦出现相关的疾病再进行预防往往就为时已晚，所以为了开展孕妇的口腔保健工作，需要下大力气进行宣传。

一、孕期口腔保健的特殊性

（一）激素变化可造成孕妇牙龈充血与增生

1. 如果激素改变造成了牙龈充血与增生，则需要改变传统的保健措施，包括牙刷的选择和刷牙方法、牙线的选择和使用方法，以及漱口水的选择和使用方法。

充血或增生的牙龈表面张力会增加，牙龈脆性也会增加。如果还是使用常规方法，选用常规的牙刷进行刷牙,可能会造成牙龈出血加重的情况,老话说"怀孕期间不要刷牙",很大一部分原因就是来源于此。同时,牙线和漱口水的选择和使用也要进行相应的改变。

2. 如果没有发生牙龈充血与增生,可以采用常规的口腔保健措施,但同时要考虑是否有其他孕期特殊情况的存在,比如饮食习惯的改变、孕吐反应等等。如果出现其他的特殊情况,制订口腔保健方案的时候也需要考虑在内。

(二)饮食习惯的变化可造成口腔疾病高发

1. 喜欢酸性饮食　有的孕妇在孕期可能比平时更喜欢酸性的食物,进而更容易罹患多发龋或者牙酸蚀症,这种情况需要根据孕妇摄取酸性饮食的种类、频率和时间等,评估可能造成的危害,制订相应的口腔保健方案。

2. 喜欢甜食　有的孕妇可能比平时更喜欢甜食,进而造成既有原先静止的龋病快速发展,又有新发龋的状况,这种情况需要评估食物的种类、进食的频率以及时间等可能带来的危害,制订个性化的口腔保健方案。

3. 喜欢刺激性饮食　对于喜欢刺激性饮食的孕妇,尤其是喜欢辛辣饮食的孕妇,要关注其黏膜状态,根据是否出现黏膜炎症、充血、糜烂等情况为孕妇提供相应的饮食建议。

4. 进食频率增加　在孕期,由于营养摄取的需要或孕期控制血糖的需要,往往会多餐进食,尤其是有的孕妇还有睡前进食的习惯,此时要采取专门的口腔保健措施,包括长期使用保健类漱口液预防口腔疾病。

(三)孕吐反应容易引起牙酸蚀症

1. 对孕吐反应的严重程度及预后进行评估　包括孕吐反应是干呕还是有酸性液体的反流,孕吐反应发作的时间、频率,反流液体的量等,要对孕吐反应可能造成的后果进行评估。对于患龋高风险的孕妇,尤其是本身就已存在多发龋或经过治疗的龋坏牙齿,或者是牙釉质发育不良的孕妇,一定要高度重视并采用针对性的保健措施。

2. 口腔保健措施选择的原则　根据孕吐的严重程度来选择方案是孕吐反应期间口腔保健措施选择的原则。只有干呕且反流液体量很少,或者只是在白天有孕吐反应,注重常规的口腔卫生保健即可。如果反流液体量很大且本身又有多发龋,或者孕吐反应经常发生在睡前,则必须给予针对性的口腔卫生干预措施。

(四)孕期并发症、合并症的口腔损害

孕期的一些并发症、合并症也会造成口腔损害,例如妊娠期糖尿病会加重牙周炎的症状,并容易引发多发龋;孕期患有贫血者,牙龈更容易出血;孕期高血压如果长期服用降压药物,也可能造成牙龈增生。

二、为孕妇提供个性化的口腔保健方案

正确的口腔保健措施可以有效预防孕期口腔疾病,有针对性的口腔保健措施包括以下几方面。

(一)孕期出现牙龈充血、增生的口腔保健方案

1. 牙刷的选择　孕期如果出现牙龈充血、增生的情况,建议选择软毛牙刷。出血、增生的情况越严重,刷毛就要越软,甚至有的时候需要选择专用的牙刷。刷毛尖端要圆钝,一旦出现"呲毛"的情况,要立即更换牙刷。使用软毛牙刷,刷牙的清洁效率会降低,相应的刷牙时间要延长,所以牙刷的手柄要粗大,易于握持,减少手部疲劳。

2. 牙膏的选择　一般来说,使用含有收敛成分的牙膏对于改善牙龈出血会有帮助,但应注意成分的安全性。

3. 牙线及漱口液的选择　最好选择易于操作、能够精确掌握和感知的牙线,防止因误操作造成牙龈损伤。漱口液,尤其是长期使用的预防性漱口液,尽量选择添加剂少、不含或者只含少量防腐剂的类型。

4. 牙龈情况的监测　孕期出现牙龈充血、增生情况时,保健方案的制订一定要注重对牙龈情况的监测。一旦牙龈充血、增生的情况加重,要引起足够的重视,调整相关的保健方案,避免因不正确的方法造成症状加重,甚至对孕妇及胎儿造成潜在的风险。

(二)孕期出现饮食习惯变化的保健方案

1. 了解饮食习惯变化的情况　很多孕妇在孕期会出现饮食习惯的变化,对这些变化我们要充分了解并进行详细评估,在此基础之上,才有可能制订出有效、有针对性的口腔保健方案。

2. 各类饮食习惯变化的口腔保健原则　总的原则是对症处理。喜欢酸性饮食的,可以给予有缓冲作用的漱口液进行预防;喜欢甜食的,应该增加口腔清洁的频率和提高清洁的效率;对于喜欢辛辣、刺激、粗糙饮食的孕妇,要根据牙龈、黏膜的情况给予适时的提醒和饮食建议。

(三)孕期出现孕吐反应的保健方案

1. 评估孕吐反应的类型、频率和持续时间　只有干呕而没有液体反流的情况,基本上不会对口腔卫生状况造成影响。如果每次反流的液体很多,就可能造成较严重的影响,偶发的情况不会造成严重的影响。短暂的孕吐反应造成的影响很小,持续的长期的孕吐反应就可能造成较严重的影响。

2. 制订相应的有预见性的保健方案　对于影响较小的孕吐反应,要提醒孕妇采用常规

的口腔保健措施即可；对于影响较大的孕吐反应，可以给予碱性漱口液进行中和，漱口液使用的频率要增加，每次含漱的时间要延长。

（四）孕期有合并症、并发症的口腔保健方案

妊娠期糖尿病和牙周病互为因果关系，所以这类患者应该积极、尽早进行牙周治疗。妊娠期糖尿病患者经常会多餐饮食，所以更应该注意采取口腔保健措施，包括使用漱口液。孕期合并贫血，应该采取与存在牙龈增生、牙龈出血病症者相同的口腔保健措施。孕期因服用降压药而出现牙龈增生，要及时与产科医生和内科医生沟通，必要时可以更换药物。

三、孕期口腔保健评估表格与动态闭环管理模式

（一）孕期口腔保健评估表格及风险分级（按颜色分级）

牙龈情况评估表见表 2-1-1，饮食习惯及孕吐反应评估表见表 2-1-2，口腔卫生习惯评估表见表 2-1-3。风险分级评估以最严重的等级颜色为最终评估结果，例如，如果出现 1 个选项为红色，即使其他选项均为黄色，最终评估结果也为红色。

1. 牙龈情况评估表

表 2-1-1　牙龈情况评估表

牙龈情况 / 风险分级	增生情况	充血	出血
安全（绿色）	有 / 无	无	无
关注（黄色）	有	有	无
危险（红色）	有	有	有

排除其他原因，如果上下颌牙龈均出现增生、充血预示牙龈受激素分泌影响较大，应引起重视。分级中的牙龈出血评估部分不包括因菌斑、牙石等刺激引发的牙龈出血情况。

2. 饮食习惯及孕吐反应评估表

（1）风险分级：风险分级主要是指饮食的种类（具体 pH 以食品标准为准），具体如下。

1）低风险：低风险饮食主要是指微酸或微甜的水果、饮料以及菜肴，以及轻微的辛辣食物，例如牛奶、酸奶、普通菜肴等。

2）中风险：中风险饮食主要是指中等酸度的水果、饮料以及菜肴，例如偏酸的橘子、偏酸的菜汤、各类人造果汁、中等辛辣的食物。

3）高风险：高风险饮食主要是 pH 较低、含蔗糖较高的食物，包括碳酸饮料、浓缩果汁、糖果、含糖巧克力、蛋糕等，以及非常辛辣、粗糙的食物。

表 2-1-2 饮食习惯及孕吐反应评估表

口腔保健状态分级	饮食习惯			孕吐反应
	酸性饮食	甜食	刺激性饮食	
安全(绿色)	低风险、低频率、短时间,三者同时	低风险、低频率、短时间,三者同时	低风险、低频率、短时间,三者同时	①没有反流液体;②有反流液体,每天少于3次;③睡前无反流;①和③或②和③
关注(黄色)	中风险、中频率、中等时间,三者居一	中风险、中频率、中等时间,三者居一	中风险、中频率、中等时间,三者居一	①较多(大于10mL)反流液体,每天少于2次;②有少量(小于10mL)反流液体,每天大于1次少于3次;③睡前无反流;①和③或②和③
危险(红色)	高风险、高频率、长时间,三者居一	高风险、高频率、长时间,三者居一	高风险、高频率、长时间,三者居一	较多(大于10mL)反流液体,每天大于3次或睡前有反流

(2)频率分级:频率分级是指单位时间进食的次数。低频率是指非每天连续的进食。中频率是指每天进食,但不超过1次。高频率是指每天进食且超过1次。

(3)时间:时间是指进食的持续时间。低风险是指饮食习惯改变偶发,或饮食习惯改变持续时间不超过2周。中风险是指持续时间超过2周但少于4周。高风险是指超过4周或持续存在。

(4)孕吐反应风险分级解读:只有干呕无反流液体,一般对口腔卫生状况没有影响。每次反流很少,不会充满全部口腔,影响较小。每次反流量很大,例如一大口(超过10mL),酸性液体可能充满口腔,影响较大。睡前反流影响较大。

3. 口腔卫生习惯评估表

表 2-1-3 口腔卫生习惯评估表

口腔卫生习惯/分级评估	刷牙情况	牙线使用	漱口液使用
安全(绿色)	每天≥2次,每次≥3分钟,刷牙方法正确,三者同时	每天≥1次,每次全牙列,使用方法正确,三者同时	有使用漱口液的意识,使用方法正确,二者同时
关注(黄色)	每天<1次,每次≤3分钟,使用方法不正确,三者居一	每天<1次,每次不全牙列,使用方法不正确,三者居一	没有使用漱口液的意识,或使用方法错误
危险(红色)	每天<1次,每次≤3分钟,使用方法不正确,三者居其二或同时	每天<1次,每次不全牙列,使用方法不正确,三者居其二或同时	选择了错误的漱口液且使用方法错误

（1）刷牙情况评估解读：能够保证每天的刷牙次数证明有良好的口腔保健意识。能够保证每次的刷牙时间说明能够取得一定的清洁效果。正确的刷牙方法可以避免不必要的损害。

（2）牙线使用评估解读：能够保证每天的使用次数证明有良好的口腔保健意识。每次都能够全牙列使用，可以产生一定的清洁效果。正确的使用方法可以避免不必要的损害。

（3）漱口液使用评估解读：正确使用漱口液可以有效预防口腔疾病的发生，尤其是出现牙龈增生、充血，饮食习惯变化以及孕吐反应的时候。但是，如果错误地选用了漱口液（如长时间使用医用漱口液，或者漱口液缺乏预防龋病和牙周疾病的有效成分）或者使用方法不正确，不但起不到预期的效果，甚至可能带来潜在的风险，具体评估方案及使用方法见本章第三节。

（二）动态闭环管理模式

1. 评估 - 制订保健方案 - 再评估 - 改进保健方案闭环管理　为了保证对孕妇的口腔卫生宣教有针对性，相关的口腔卫生保健方案能够得到有效执行，出现的问题能够得到及时解决，任何渠道引入的孕妇都应该进入一个闭环管理模式，由接诊医生或者专业人士最终负责，直至孕妇的口腔卫生状况持续保持良好的状态。

对进入闭环管理模式的孕妇，首先进行以上 3 个量表的评估，其中有关牙龈情况的评估需要由口腔全科医生或者牙周专科医生亲自完成，其他 2 个量表可以由协助人员完成。

口腔全科医生或者牙周专科医生根据 3 个评估量表的内容为孕妇制订个性化的孕期口腔保健方案，包括如何刷牙、使用牙线，以及正确使用漱口液。对于部分孕妇还要提供孕期专门的牙周保健方案（具体内容见第二节、第三节）。经过一段时间（一般为 2～4 周）以后，进行复诊评估，由口腔全科医生或者牙周专科医生根据评估结果对最初的保健方案进行重点说明或改进。如此循环直至孕妇获得稳定、健康的口腔卫生状况，复诊时间可以延长至按月或者按季度。

2. 孕妇口腔保健状态分级（按颜色分级）　评估量表的口腔保健状态分级也需要体现安全最大化原则，也就是说以评估量表最严重的等级颜色为最终的评级结果。例如，1 个评估量表的结果为红色，即使其他 2 个评估量表的结果均为黄色，最终结果也为红色。管理者可以根据不同的风险分级进入不同的管理模式。

四、以口腔科医生为中心建立多维度宣教团队

（一）由口腔全科医生或口腔专科医生作为宣教团队的核心，负责最终的口腔卫生状况检查及口腔保健状态分级。由口腔科医生或者口腔科助理医生来执行较为合适，其他经过

专业、系统培训的人员也可以，相关人员需要掌握以下技能。

1. 具有对口腔卫生状况，包括牙齿、黏膜、牙龈健康状况的评估能力。

2. 了解孕期的生理状况改变以及孕期并发症、合并症可能导致的口腔病症及处理方法。

3. 掌握不同情况下制订及实施针对性口腔保健措施的具体内容及方法。

（二）其他人员各司其职

1. 宣教资料的发放　宣教资料包括文字资料、图片资料以及视频。资料发放人员应该经过初步的培训，对宣传的内容有大体的了解，尤其不能出现概念性的理解错误，例如孕期是否应该刷牙，孕期应不应该使用漱口液。甚至一些较专业的问题，例如孕期能否接受牙科治疗，能否拍摄牙科 X 线片，能否接受局麻注射等。

2. 评估量表的填写　评估量表的填写人员必须对量表的内容有准确、正确的理解，尤其是对量表中没有量化的内容，不同的填写人员还需要接受一致性的培训。

3. 管理者的重视和参与至关重要　有关孕期口腔卫生保健，对于很多医疗机构来说都是新的内容，缺乏既往的经验和一般的共识。机构管理者的重视与参与至关重要，包括整体的规划、流程的制订，以及人员的培训等。

第二节　孕期刷牙方法和牙线的使用方法

一、电动牙刷的正确使用方法

（一）电动牙刷的选择

电动牙刷的刷毛较硬，刷头的运动方式可以是振动或者旋转。它的特点是清洁效率高、省力省时，但是对牙龈的健康状态要求高，对于牙齿颈部及邻面间隙的清洁效果较差。

在孕期如果牙龈健康状态好，龋病发生风险低，可以正常使用电动牙刷，即评估量表为绿色时，可以建议孕妇使用电动牙刷。评估量表为黄色时，要根据具体的评估内容酌情使用。如果评估黄色的原因是牙龈有肿胀、充血问题，需要慎重使用。评估量表为红色时，孕妇的牙齿、牙龈或黏膜处于高危险状态，因电动牙刷不能精细操作，且刷毛较硬，需要慎重使用。

（二）电动牙刷的正确使用方法

电动牙刷的使用要点是轻和移动到每个部位，很多人会因为手动牙刷的使用习惯而使用很大力量进行刷牙，这样既降低了效率，又增加了疲劳感。

1. 手部不宜施加过大压力或做大幅运动。电动牙刷的刷头自动运动且刷毛较硬，手部施加过大的压力或会妨碍刷头的自动运动,降低清洁效率。同时,手部的大幅运动会增加使用者的疲劳感,且没有实际的效果。

2.将刷头尽量移动至能够接触到的牙齿的每一个部位。电动牙刷的清洁效率高,但手感反馈差,有些部位不易清洁,所以要尽量让刷头接触到牙齿的各个部位。

二、手动牙刷的正确使用方法

(一)何时可以使用手动牙刷

孕期任何时候都可以使用手动牙刷。手动牙刷的特点是清洁效率稍低,手部容易疲劳,但是操作、反馈精确,能够取得理想的清洁效果。所以,如果孕妇有意愿,并且能够保证刷牙的时间,孕期任何时候都可以使用手动牙刷。

(二)手动牙刷的正确使用方法

如果牙齿、牙龈黏膜的形态都基本正常,即评估量表的颜色都是绿色,可以选用常规推荐的巴氏刷牙法。其他的情况建议采用孕期软毛侧方刷牙法。

巴氏刷牙法的特点是对龈沟内的菌斑有较好的清洁效果。但是,如果牙龈有炎症,或者口腔内 pH 较低,牙釉质、牙本质强度不够,再使用巴氏刷牙法,一方面非常容易造成牙龈出血,另一方面容易对牙齿颈部的牙釉质或牙本质造成伤害。

孕期软毛侧方刷牙法的特点是对牙齿的硬组织及牙龈的损害极小,尤其适合孕期牙龈有炎症或者口腔酸性环境的时期。

1.常规情况下的刷牙方法(巴氏刷牙法)

(1)操作步骤

1)用手掌握住牙刷,大拇指与刷柄平行,类似于"点赞"的手势。

2)将刷头对准牙齿与牙龈的交界处,刷头 45°斜向牙根方。

3)轻轻水平颤动刷头,让刷毛进入牙龈与牙齿之间的间隙,水平移动,清洁牙齿。

4)按照刷头的长度,2~3颗牙为一组,刷完一组以后刷下一组。

5)刷咬合面的时候,将刷头与咬合面平行放置,轻轻颤动,进入窝沟点隙,前后来回拉动清洁牙齿,也是一组一组地刷。

6)舌腭侧面的方法与唇颊侧面一样,只不过刷舌腭面前牙的时候,需要把牙刷竖过来,运动方式是一样的。

(2)特点:巴氏刷牙法的核心要点是颤动。根据既往的临床经验,很少有患者能够掌握这一要领,往往又变成了传统的横刷法。

巴氏刷牙法的基本运动方式是水平颤动。其目的是能够清除龈沟内的菌斑,但是如果掌握不好变成长距离拉动,更容易造成牙龈损伤,以及牙颈部牙体硬组织损伤。与其他常规的刷牙方法一样,巴氏刷牙法是按一组牙为单位进行操作,也就是根据刷头的长度,以 2～3 颗牙为一组,这样的好处是刷牙时间短,但问题是实际操作中往往会有漏刷的牙齿。

2. 孕期特殊情况下的推荐刷牙方法——孕期软毛侧方刷牙法

(1)操作步骤(图 2-2-1)

1)选择软毛牙刷,刷毛与牙齿长轴平行方向相反,利用刷毛的侧面,而不是刷毛的前端,与牙齿和牙龈相接触进行摩擦,达到清洁的效果。

2)从牙龈开始逐渐过渡到牙齿进行摩擦运动,在牙龈和牙齿交界处略停顿并轻微加力。咬合面的清洁要轻微加压,旋转运动。

3)清洁牙齿唇颊侧以及磨牙的舌腭侧时,刷头和牙列平行。刷前牙舌腭侧时将牙刷竖起来,用牙刷底部的侧面进行清洁。

4)每个牙面(不是每组)清洁 8 次,牙齿之间会有重复,按全口 30 颗牙算共需清洁 720 次,至少 3～5 分钟。

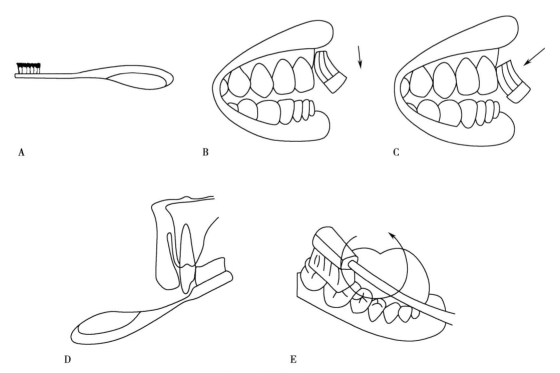

图 2-2-1 孕期软毛侧方刷牙法

A. 选择软毛小头牙刷 B. 从牙龈向牙齿竖向运动 C. 在牙龈牙齿交界处略停顿并轻微加力
D. 前牙舌腭侧用牙刷根部侧方清洁 E. 咬合面旋转运动

（2）特点

1）刷毛侧面而不是刷头与牙齿或者牙龈相接触，对相应的组织造成的损害小。

2）全过程都是竖向运动，没有横向运动，不会像传统的横刷法那样，对牙齿颈部的硬组织造成伤害。

3）按每颗牙计算，而不是每组牙计算，不会有遗漏的牙齿。

4）清洁效率稍低，需要时间长。

三、牙线的正确使用方法

口腔清洁的主要目的是清除牙面的菌斑。刷牙可以清除牙齿表面的菌斑，对于邻面的菌斑以及龈沟内的菌斑效果有限。使用牙线可以有效清除牙间隙，也就是牙邻面的菌斑，包括邻面以及部分唇颊侧龈沟内的菌斑。所以，牙线的使用不是刷牙的补充，而是和刷牙同等重要的口腔卫生保健措施。

对于孕妇来说，牙龈炎症和出血的主要原因就是菌斑，而牙线是清除菌斑，包括邻面和部分龈沟内菌斑最有效的措施，所以掌握正确的牙线使用方法尤其重要。

（一）常规牙线的选择和使用方法

常规的牙线一般分为有持线器的牙线和卷轴牙线，牙线有粗有细，有的是单纯截面为圆形的线状，有的是扁平的带状。有持线器的牙线使用方便，但是不容易精确掌握牙线的运动轨迹。从安全性和有效性的角度考虑，推荐孕妇使用卷轴牙线，可以使用较细的圆形牙线，含蜡或不含蜡均可。下面主要介绍这种牙线的使用方法。

1. 主要使用双手的中指、示指和拇指共 6 根手指。使用双手的中指或者示指来固定牙线的长度，另外 4 根手指掌握方向，操作牙线去除牙面的菌斑。

2. 两手之间末端保留 1～2cm 的牙线，我们称之为牙线的工作端。让工作端的牙线和牙间隙平行，内外拉动并轻微向下用力进入牙间隙。进入牙间隙的牙线包住一颗牙的邻面，形成类似 C 形，轻轻向牙龈方移动，感觉到牙线进入牙龈内部即可，用力让牙线和牙面贴紧，向上方移动刮出这颗牙邻面的菌斑，对构成牙间隙的另一颗牙齿做同样的操作，即完成了牙线的一次清洁动作。

3. 每一个牙间隙都做一次这样的动作，就完成了全口牙列的牙线清洁。

（二）孕期使用牙线的注意事项

1. 很多孕妇牙龈会有一定程度的增生和充血。对于增生和充血的牙龈，刷牙效果往往不佳，使用牙线清洁是主要的口腔保健手段，所以对于这样的孕妇，一定要让其掌握正确的牙线使用方法。

2．以笔者的经验，首先为孕妇做示范，然后请孕妇亲自操作，对其动作进行纠正，是掌握正确使用牙线的最快途径。

3．不同的部位使用牙线进行清洁，操作难度不同。孕妇使用一段时间一定要复诊。对于孕妇没有掌握的部位，再次进行动作纠正。孕妇一旦掌握要领以后，一般都能够熟练地使用牙线，并且清洁效果非常好。

4．对于孕妇来说，使用牙线是必需的，由于孕妇的牙龈可能更容易受到损伤，所以必须协助其精准地掌握正确的操作手法。

第三节　孕期漱口液的选择和使用方法

一、漱口液的种类

（一）医用治疗类漱口液

医用治疗类漱口液含抗生素及收敛药物等治疗成分，需在口腔科医生指导下使用，具体参见第四章第五节。医用治疗类漱口液主要是针对孕期牙周炎等疾病使用的药物。因其含有较高浓度的抑菌剂或是收敛成分，所以不能长期使用，一般不超过 2 周，一定要在口腔科医生的指导下使用。否则，不但起不到预期的治疗效果，甚至可能因为错误的长期使用，给孕妇本身及胎儿都带来一定的危害。

（二）非医用保健类漱口液

一般超市出售的就是此类漱口液，可以根据需要自行购买。

1．此类漱口液对于预防孕期口腔疾病具有重要作用，其重要性未被重视。在孕期因为饮食习惯的变化、孕吐反应等情况，孕妇的口腔环境往往偏酸，长期定时使用偏碱性的漱口液，可以有效预防偏酸环境造成的口腔疾病。另外，具有轻微收敛作用的漱口液也可以有效改善孕妇口腔牙龈的出血状态，对于多餐饮食，尤其是有睡前进食习惯的孕妇建议使用具有清洁功效的漱口液。保健类漱口液长期使用可以有效预防孕期的口腔疾病，其作用在一般非孕期时并不明显，没有引起口腔科医生和孕妇的重视。

2．正确的使用方法是起到预防效果的关键　保健类漱口液必须长期定时使用，才能够有效改变某一时期的口腔酸碱环境，起到保健的效果。而在平常，保健类漱口液主要是为了改善口气而使用的，与在孕期的使用方法并不完全一样，所以掌握正确的使用方法是保证预防效果的关键。

二、孕期保健类漱口液的市场现状

（一）关注人群少，生产厂家少

保健类漱口液预防孕期口腔疾病的重要性没有引起人们足够的重视，体现在关注的人群少，生产厂家少。口腔科医生因为对孕妇群体的特殊需求没有足够的重视，所以对此类漱口液的关注度不高，宣传不够。孕妇群体因为没有掌握相关的知识，关注也不够，也很少使用专用的保健类漱口液。因为没有市场，所以生产此类漱口液的厂家也就很少。

（二）与常规漱口液区别不大

目前孕期使用的保健类漱口液与常规的保健类漱口液成分区别不大，很多厂商宣传的孕期保健类漱口液与日常使用的漱口液是同一产品，没有对成分及使用方法进行特殊的设定。实际上，在孕期使用的保健类漱口液的成分需要针对不同的孕妇、不同的孕期、不同的情况进行调整，使用方法也不相同，所以应该是细分的产品。

（三）孕期保健类漱口液应具备的特点

1. 针对孕期不同的口腔环境，产品的成分应该不同　例如，偏酸环境下应该使用偏碱的漱口液；有牙龈出血的情况，应该使用含有少量收敛成分的漱口液；多餐饮食应该使用安全性高，能够协助清洁口腔环境的漱口液。

2. 不同的漱口液推荐的使用方法应该有针对性　例如，清洁类漱口液每次的使用时间必须有保障且必须保证有漱的动作，而不仅仅是含；有收敛成分的漱口液使用以后应该及时将其清除，避免收敛成分长期存在于口腔中；碱性漱口液使用后可以使用中性漱口液进行置换，保证口腔 pH 在安全范围内。

3. 安全性应该引起足够的重视　因为保健类漱口液必须长期使用才会有预防效果，对其安全性应该引起足够的重视。例如，应该尽量避免使用防腐剂及抗菌药物，长期所用的漱口液要保证 pH 在安全范围之内。

三、孕期保健类漱口液的使用原则

（一）需要长期持续使用

孕期保健类漱口液的使用目的主要是预防而非治疗，必须长期持续使用，才能起到相应的效果。比如，持续地协助维持口腔清洁；在出现偏酸的情况下及时予以纠正；因孕期的生理特点出现牙龈出血的时候，持续使用以改善症状。为达到这些目的都必须长期持续使用，才能有效。

（二）每次使用要有针对性、目的性

孕期是特殊的生理时期，口腔环境也会出现特异性的变化，使用保健类漱口液也要有针对性和目的性。

对于多餐饮食的孕妇，每次餐后都要含漱足够的时间，一般2分钟以上，尤其是通过反复比较用力的漱的动作，协助去除口腔内的残留食物。对于偏酸性饮食或者是较严重的孕吐反应造成的口腔酸性环境的变化，每次都要及时给予碱性漱口液中和，这个时候含的动作就更关键，要保证漱口液的量以及含的时间才能置换出口腔内的酸性物质，改善口腔的偏酸环境。在使用有微量收敛成分的漱口液以后，为了保证安全，要用清水或其他相对安全的漱口液把残留在口腔的收敛成分及时清除。

第四节　孕期的牙周保健方案

一、孕期牙周保健方案的核心——个性化牙周洁治

孕期牙周保健的目的是预防牙周疾病的发生或减缓牙周疾病的进展。孕期牙周治疗的目的是控制或消除牙周疾病，而个性化牙周洁治是连接控制牙周疾病和消除牙周疾病之间的桥梁，个性化牙周洁治类似于我们常说的部分洁治。其操作简单，痛苦少，有时效果明显，但又不完全相同。孕期的个性化牙周洁治有两个特点：一个是根据孕妇的需求进行牙周洁治，另一个是同时为孕妇提供后期的牙周保健及治疗方案。

（一）个性化牙周洁治在孕期口腔保健与治疗中的特殊地位

个性化牙周洁治可以明显改善孕妇在孕期的牙龈出血状况，为孕妇采取相应的口腔保健措施奠定基础，同时为孕妇接受后续的牙周治疗提供信心，也可以使孕妇逐步熟悉和适应牙周的治疗过程。

（二）孕期个性化牙周洁治的注意事项

1. 根据孕妇的需求进行牙周洁治　有的孕妇口腔有较多牙石，牙龈出血严重，但是又不愿或不能接受完善的牙周洁治，可以先清除大块的牙石，待牙龈出血状况改善，孕妇适应牙周治疗过程以后再进一步治疗。

有的孕妇对于自己的口腔卫生状况比较重视，牙龈没有明显出血，采取预防性的简单洁治，也有利于预防后续随着激素变化而发生的牙周疾病。

2. 在为孕妇进行个性化牙周洁治的同时，一定要同时为孕妇提供个性化的牙周保健及治疗方案。

根据孕妇的牙龈变化为其提供个性化的刷牙及漱口等保健方案。例如，根据牙龈的炎症状态为其提供常规的刷牙方法或者孕期软毛侧方刷牙法，如果牙龈出血较明显，则可以推荐长期使用专用漱口液改善牙龈状况。

根据孕妇的孕程以及孕妇对牙周治疗的耐受程度，为其提供相应的牙周治疗方案，例如：在孕早期可以只做简单的洁治去除大块牙石；在孕中期进行进一步的牙周治疗；在孕晚期进行简单的牙周治疗，预防牙周炎症快速恶化，并告知孕妇在产后完成后续的牙周治疗。

二、孕期洁牙的安全性

在孕期进行牙周洁治，一般来说不用注射局麻药物，不用 X 线检查，不像牙体治疗需要使用高速涡轮手机，不像拔牙会造成较大的组织创伤，所以是没有高风险的口腔治疗操作，治疗的安全性高度可控。其既是治疗措施，又可以被视为保健措施，尤其是个性化牙周洁治，完全可以被视为口腔的保健措施在孕期实施。

三、孕期洁牙的必要性

如果孕妇的牙石较多，尽量建议牙周洁治，既可以减轻牙龈的症状，又可以降低胎儿因牙周疾病细菌感染而承受的风险。即使在牙石少的情况下，必要的牙周洁治也可以起到预防后续因孕期激素变化而罹患牙周疾病的风险，所以孕期洁牙是非常必要的。

四、孕期牙周保健的具体内容

（一）牙周状况评估

为孕妇制订牙周保健方案，需要进行牙周状况评估，包括孕妇的口腔卫生状况，牙石、菌斑的情况，是否因激素的变化而发生了牙龈的变化。如发生变化，可以参考本章第一节的牙龈情况评估表。完善的牙周状况评估可以为后期的个性化牙周保健方案提供具体数据。

（二）详细的牙周保健计划

1. 牙周状况评估。

2. 具体的牙周保健措施　例如使用何种牙刷，何种牙膏，采取哪种刷牙方法，是否使用牙线，使用牙线需要注意的事项，是否需要长期使用保健类漱口液等。

3. 是否需要进行牙周基础治疗，何时开始牙周洁治，是否需要系统的牙周治疗，包括刮治、根面平整等。

4. 根据孕妇的牙周情况及依从性，对其牙周情况的发展趋势进行预判，为孕妇提供激进或保守的方案供其选择，明确下次复诊的时间和内容。

第五节　保健方案与治疗计划衔接的必要性和要点

一、孕期诊疗服务的基础

（一）完善的口保健工作可以让孕妇获得良好的口腔卫生状态（获益）

根据孕妇在孕期的特殊情况，协助其选择合适的牙刷、牙膏，教其掌握正确的刷牙方法、牙线的使用方法，并了解使用牙线的注意事项，学会观察牙龈的变化，知晓控制菌斑的要点。

根据孕妇的不同情况为其推荐清洁类漱口液、碱性漱口液或有收敛作用的漱口液。长期使用这些漱口液可以有效预防孕期特发的龋病或牙酸蚀症，并减轻孕期特发的牙周疾病的症状。

通过这些工作可以让孕妇获得良好的口腔卫生状态，不但能保证营养的摄入，甚至能改善孕期的心情，让孕妇获益良多。

（二）进入口腔保健闭环管理的孕妇容易和口腔科医生建立信任关系

进入口腔保健闭环管理的孕妇会与相关的医生反复交流沟通。在这一过程中，随着孕妇口腔卫生状况的改善，逐渐会与医生建立起信任的关系。这种信任关系有助于孕妇接受后期必要的口腔治疗。

（三）掌握一定口腔保健知识的孕妇容易接受后期的治疗方案（理念）

口腔科医生在协助孕妇掌握孕期特殊的口腔保健方法时，孕妇也会逐渐了解更多有关孕期的口腔保健与治疗知识，尤其是在孕早期就接触到这些知识的孕妇在孕中期更容易接受相关的口腔治疗，提高孕妇在后期治疗的依从性。

二、工作流程无缝衔接的重要性

（一）以口腔科医生为中心的闭环管理系统可以保证保健与治疗的延续性

为孕妇提供个性化口腔保健服务的核心之一是以口腔科医生为中心，形成闭环管理系统。在这一系统中，口腔科医生负责为孕妇制订个性化的口腔保健方案，同时也负责相关方案运行一段时间的效果评价，并根据评价结果提出改进措施。如果需要后续的口腔治疗，也是由提供保健方案的医生实施。以口腔科医生为中心的这一管理系统，可以保证保健工作与后续治疗的延续性。

（二）各医疗单位可以根据各自的特点建立流程上的无缝连接

在流程的建立上，各医疗单位可以突出各自的特点。例如，北京协和医院突出的特点就是以口腔科医生为中心的闭环管理,即对于任何渠道的孕妇,都在初诊医生这一环节为其提供个性化的口腔保健方案。在孕妇进入口腔保健流程以后,初诊医生一直是最终的负责人,包括为孕妇提供必要的后续口腔治疗服务。

(万　阔)

第六节 面向孕妇的儿童口腔健康宣教

孕期是胎儿口腔器官快速发育和形成的时期,在这一时期任何影响孕妇健康的局部和全身因素都有可能成为影响口腔器官正常发育和形成的因素,导致胎儿不可逆的改变,如牙釉质发育不全、牙釉质矿化不良、错𬌗畸形、唇裂或腭裂、出生后易患龋等。

虽然婴儿一般是出生后半年左右才开始萌出乳牙,但实际上一切都在孕期就打下了基础,要想使孩子的牙齿长得坚固,一定要从孕期开始注意。乳牙胚从妊娠第 2 个月开始发育,6 个月时乳牙硬组织开始形成,孩子出生后 1 年内牙釉质发育完成。妊娠 4～5 个月恒牙胚开始发育,在出生时恒牙硬组织开始形成。孕期和婴幼儿期的营养不良、高热等疾病均会影响牙齿的正常矿化。准妈妈的健康和营养状况与孩子牙齿的形成和牙齿的质地好坏有着密切的关系。因此,对孕妇进行儿童口腔相关知识的宣教,对减少牙釉质发育不全、婴幼儿早期龋病及不良喂养习惯导致的错𬌗畸形有重要的意义。

孕期开始进行儿童口腔保健计划是非常有意义的,很多父母都有强烈的愿望给孩子他们所能提供的最好条件。因此,孕妈妈非常愿意在这一时期接受儿童口腔保健建议和指导。研究表明,对孕妇的口腔健康教育将提升其子女的口腔健康水平。另外,父母自己的口腔保健习惯对孩子具有示范作用。父母自己口腔保健习惯的好坏不仅影响其口腔健康,而且也影响孩子的口腔健康。

孕期进行儿童口腔保健也是非常必要的。第四次全国口腔健康流行病学调查结果显示,3 岁儿童患龋率为 50.8%,5 岁儿童患龋率高达 71.9%,5 岁儿童患龋率较 10 年前上升了5.9%。大多数儿童口腔内不仅仅是有 1 颗龋齿,平均龋齿数目是 3～4 颗。儿童患龋形势极为严峻。现在大家都认识到预防乳牙龋病需要将关口前移至孕妇,从源头预防龋病的发生。这项工作需要口腔专业人员、妇产科医生、妇幼机构、社区卫生院等联合完成。

一、孕妇口腔健康状况与婴幼儿口腔健康的关系

口腔科医生应提高孕产妇的口腔健康意识,培养其良好的哺乳习惯,防止将母体口腔的致病菌传播给婴幼儿。龋病是一种感染性疾病,儿童出生时口腔内并没有变异链球菌。

变异链球菌可以通过与父母共用餐具、亲密接触传播给孩子。因此,准妈妈要保持良好的口腔卫生,减少致龋细菌在母婴之间的传播,尽量延迟变异链球菌在婴儿口腔内定植。研究显示,母亲口腔卫生状况不佳,其子女出现口腔疾病的风险要高5倍。

二、有效维护儿童口腔健康的方法

(一)母乳喂养的注意事项

母乳是婴幼儿最好的天然食品,母乳含有充足的能量和营养素,且母乳喂养对婴儿学习正确的呼吸、吮吸及吞咽均有明显优势。相对于人工喂养和混合喂养,纯母乳喂养时乳牙患龋病的危险性相对较低。但有研究表明,乳牙萌出后按需母乳喂养和过长时间母乳喂养是婴幼儿龋的危险因素,特别是含乳头入睡的婴幼儿患龋率显著高于不含乳头入睡者。体外研究也提示,含糖饮食加上按需母乳喂养是致龋的危险因素。针对母乳喂养与婴幼儿龋的关系,世界卫生组织建议纯母乳喂养到婴儿6个月,之后结合辅食添加情况,母乳喂养可延长至2岁或2岁以内。此外,母乳喂养时母亲需注意清洗乳头,保持乳头清洁卫生。

以前称低龄儿童龋为奶瓶龋。很多家长有误解,以为母乳喂养不会导致儿童龋病。事实上,过于频繁的母乳喂养(尤其是1岁以后每天喂养次数大于10次)也会引起儿童龋病。按照我国婴幼儿龋病防治指南的建议,随着婴儿月龄的增加,母乳喂养应从按需喂养模式到规律喂养模式递进,逐渐减少喂养次数,避免养成含乳头或奶嘴入睡的习惯,并减少夜间喂养次数。建议3月龄内夜间喂养2次;4~6月龄减少到1次;6月龄以后,最迟在1岁之后最好不再进行夜间喂养。

(二)使用奶瓶喂养的注意事项

人工喂养使用的奶瓶等器具应注意经常消毒,否则孩子吃奶时会将细菌带入体内,导致腹泻、呕吐,还可能引起鹅口疮。此外,消毒后24小时内未使用的奶瓶应重新消毒,避免细菌滋生。

1岁以后尽量减少使用奶瓶,逐步过渡到用水杯喝水,这样有助于上下颌牙列正常关系的建立。1岁半到2岁时应彻底停止使用奶瓶。长时间的奶瓶喂养除了容易发生龋病,还可妨碍孩子咀嚼功能的发育。

(三)喂养姿势和喂养工具

不管是母乳喂养还是奶瓶喂养,不当的喂养方式会影响孩子颌面部的生长发育。

母乳喂养时,母亲应抱紧孩子贴近自己,使其头与身体呈一条直线,孩子面向乳房,鼻子对着乳头,孩子的头和颈部得到支撑,母亲还应托住孩子的臀部。喂养时,孩子嘴张得很大,下唇向外翻,舌头呈勺状环绕乳晕,面颊鼓起呈圆形,口腔上方有更多的乳晕,进行慢而深的吸吮,有时突然暂停,能看到或听到其吞咽。

奶瓶喂养时,注意不要躺在床上,应该45°斜向上抱着孩子,用手扶住奶瓶进行喂养,使奶嘴的方向和上下唇垂直,不要过高翘起或者过低。防止因喂养方式不当,孩子习惯性下颌前伸或者后缩,形成"地包天"或者"小下巴"。

还要告知父母的是,父母可能通过口口相传的方式将自己口腔中的致龋菌传播给婴幼儿,所以在喂养时应避免用自己的口腔接触奶嘴检测温度,不跟婴幼儿口对口亲吻,不将自己咀嚼过的食物喂给婴幼儿,不共用餐具。

(四)乳牙的萌出

一般来说孩子6月龄左右萌出第一颗乳牙,即下颌乳中切牙,3岁左右20颗乳牙全部萌出。如果1岁之后口腔内1颗乳牙都还没有萌出,或者刚出生不久就长牙了,应到医院检查,由医生判断是否正常。

(五)清洁婴儿口腔和牙齿的方法

刚出生的婴儿唾液分泌量少,易受到外界病菌侵袭,4月龄左右时婴儿可通过牙龈和舌头的触感认识世界,但同时也可能将细菌带入口腔。因此,婴儿出生后家长即开始为其清洁口腔是非常重要的。

为婴儿清洁口腔前,家长需认真洗手,在手指上包绕干净柔软的纱布,蘸温水轻轻擦洗婴儿牙龈、腭部和舌背。每天至少清洁1次,有助于家长及时发现婴儿口腔中的新情况。为减少婴儿哭闹,可将清洁口腔和洗脸、洗澡放在一起,使婴儿熟悉口腔清洁动作,将来也更容易接受刷牙。婴幼儿进食后如不方便清洁口腔,可喂温开水稀释口腔中滞留的奶液。

(六)预防乳牙龋病的措施

乳牙一旦萌出,家长就必须为婴幼儿刷牙,可用纱布、指套牙刷或儿童牙刷,刷牙以机械清洁为主。婴幼儿刷牙后、睡前不再进食。6月龄至3岁的婴幼儿,第1颗乳牙萌出后,家长宜使用含氟牙膏为孩子刷牙,每天2次。为确保安全性和有效性,建议0～3岁的婴幼儿使用500～1 100mg/kg的含氟牙膏,每次使用量为米粒大小(15～20mg),刷牙后使用纱布去除口内余留的牙膏。如果儿童抗拒牙膏的味道和气泡,也可推迟到2岁之后再使用牙膏,2岁之前主要通过刷牙的机械动作来清除菌斑,避免因孩子不喜牙膏推迟口腔清洁。

婴幼儿相邻乳牙萌出建立邻接关系后,家长就需要开始使用牙线为其清理牙齿邻面。正确使用牙线是安全有效的清洁口腔的方法,建议每天至少使用1次牙线,尤其在临睡前建议父母用牙线来彻底清洁孩子牙齿邻间隙的菌斑和食物残渣,预防邻面龋发生。

(七)儿童首次进行口腔检查的时间

婴幼儿宜在第1颗牙齿萌出后6个月(通常为12月龄)内进行第一次口腔检查,请口腔科医生帮助判断婴幼儿牙萌出及口颌面部发育的情况,并评估患龋风险,主要内容包括:饮食喂养习惯、口腔卫生习惯、生长发育情况(特别是牙齿发育)以及患龋风险评估等,提供有针对性的口腔卫生指导,如发现龋病等口腔疾病宜及早诊治。

第一次口腔检查后根据婴幼儿患龋风险的评估情况,建议患龋风险低的婴幼儿每半年进行 1 次口腔检查,患龋风险高者每 3 个月进行 1 次口腔检查。定期进行口腔健康检查能及时发现口腔疾病,及早治疗。口腔科医生还可根据需要进行口腔保健指导、口腔疾病筛查及患龋风险评估,指导选择相应的干预措施,预防口腔疾病的发生并控制其发展。家长也可以学到一些儿童口腔保健的知识。

(八)使用安抚奶嘴的注意事项

婴幼儿在使用安抚奶嘴过程中能够通过吸吮得到安抚,满足其口欲期的需求,增加安全感。但应当注意,过度使用或延时使用也可带来隐患,影响儿童颌骨发育。长期使用安抚奶嘴会出现上颌弓宽度减少、前牙覆盖增加、覆𬌗减少,甚至出现前开𬌗和后牙反𬌗。因此,建议在 2~3 岁以后,丰富引导幼儿对外界的感知,逐步戒断安抚奶嘴。

生命最初 1 000 天的母婴营养和养育环境可以明显影响儿童的健康和未来。虽然提出生命最初 1 000 天的初衷是改善婴幼儿营养,但事实上这个时期对于婴幼儿的牙齿发育同样重要,也是形成良好的口腔保健习惯的重要时期。父母是婴幼儿健康的第一责任人,所以在孕期对孕妇进行儿童早期口腔保健宣教是非常重要的。产前宣教不仅可从源头预防龋病的发生,而且可以让孕妇了解到自身口腔健康和孩子口腔健康息息相关,这也会促进孕妇加强自身口腔保健,减少孕期口腔疾病的发生。

(马 林)

参 考 文 献

[1] 王兴. 第四次全国口腔健康流行病学调查报告. 北京:人民卫生出版社,2018.

[2] 中华口腔医学会儿童口腔医学专业委员会,中华口腔医学会口腔预防医学专业委员会. 婴幼儿龋防治指南. 中华口腔医学杂志,2021,56(9):849-856.

[3] 台保军. 影响孩子一生的事——儿童口腔保健. 北京:人民卫生出版社,2019.

[4] 冯希平. 口腔预防医学. 7 版. 北京:人民卫生出版社,2020.

第三章

孕期口腔疾病诊疗的内容及实施方案

第一节 孕期口腔疾病诊疗方案的制订

孕期是一段特殊的生理时期,在这一时期为孕妇提供的口腔疾病诊疗方案,既要符合非孕期的一般诊疗原则,又要考虑到这一时期的特殊性,其特殊性体现在治疗安全最大化原则和即时性的治疗原则。

一、孕期口腔疾病诊疗的特殊性

(一)治疗安全最大化原则

1. 从诊断角度讲,尽量明确诊断,提高预期的准确性。对于孕期的口腔疾病,尽量做到明确诊断,尤其不能出现误诊。不同的孕期治疗难度不同,一旦因为误诊造成疾病迁延不愈,给孕妇带来的危害要大于非孕期的患者。

2. 从治疗角度讲,尽量保证治疗效果,减少并发症的发生。在选择治疗方案的时候,尽量选择并发症少的方案。孕妇对于治疗并发症的耐受更差,对于可能出现的治疗并发症,需要做好相应的预案,并与患者进行充分的沟通,保证患者能够及时复诊并得到处理。

(二)即时性治疗原则

即时性治疗原则是指通过治疗尽量保证在孕期能够获得确切的疗效,在孕期对口腔疾病进行治疗的首要目的是解决孕妇的口腔问题。

1. **即时性治疗与急诊处理的差别** 即时性治疗不是急诊处理。即时性治疗要保证的是整个孕期的治疗效果,是特殊的常规治疗,而非急诊处理。急诊处理只是对急症的对症处理,急诊处理以后还需要后续的常规治疗。

2. **即时性治疗的注意事项** 即时性治疗要符合一般的诊疗规范,尤其不能延长临时治疗的时间。例如。如果髓腔封药的最大时限是 3 个月,那么在孕中期就不建议采用临时的髓腔封药,否则在孕晚期再次进行治疗的时候,就会极大增加治疗的难度。

（三）孕期口腔疾病诊疗中医患沟通的特殊性

孕期口腔疾病诊疗的特殊性，除安全性最大化原则和即时性治疗原则以外，还有一个特点就是医患沟通的特殊性。医患沟通特别重要，有的时候疾病的诊疗能否顺利完成，就取决于医患沟通是否成功。

1. 医患沟通的重要性　通过医患沟通，让孕妇及其家人了解相关口腔治疗的必要性和安全性是口腔疾病诊疗的第一步。如果这一步无法完成，后面就无从谈起。良好的医患沟通还可以使孕妇及其家人了解相关口腔疾病的危害，知晓治疗具有一定的不确定性，避免医疗纠纷的发生。

2. 医患沟通的难度　在孕期与孕妇及其家人进行沟通的难度要远远大于在非孕期。一方面，孕妇及胎儿的健康和安全往往是其家人关注的焦点；另一方面，相关人员对孕期口腔诊疗的知识了解甚少。如何消除他们的焦虑，对于口腔科医生来说是一个挑战。

3. 医患沟通的技巧　一方面，是宣传关口提前。在正式的医患沟通之前通过文字、多媒体等各种形式对孕妇及其家人进行孕期相关口腔疾病诊疗知识的宣教，一旦他们掌握了足够的知识，再沟通起来，难度就会降低了。另一方面，多介绍正向的媒体宣传、专家论点，对于错误的观念给予耐心的解释。

二、诊疗方案的一般性原则

1. 基本诊疗原则　孕期口腔疾病基本的诊疗方案应该和非孕期的患者一致，不能违反一般的诊疗原则。例如，对于智齿牙髓炎，如果一般的治疗方案是拔除，那么在孕期首选的治疗方案也是拔除。如果因为拔牙难度大，出现严重并发症的风险高，则选择牙髓治疗，要充分告知患者可能出现的相关后果，例如治疗效果不明确等。

2. 诊疗的特殊性　孕期口腔疾病诊疗的特殊性是指在这一时期进行口腔疾病治疗的时候，要考虑孕期相关的生理特点，对治疗时机、治疗方案作出选择。所选择的方案都应该是符合一般性治疗原则的，而不能因为在孕期，治疗方案就存在差异性。例如，松动牙合并感染，如果评估以后拔牙控制感染的效果远好于单纯的局部对症治疗，那么拔牙就是可选择的方案，不要因为孕期而选择对症治疗。

三、个性化诊疗方案的制订

孕期诊疗方案的制订既要符合非孕期的一般诊疗原则，又要考虑到孕期这一特殊的生理时期，所以需要根据每一个孕妇不同的情况制订个性化的诊疗方案。一般来说，这些特殊情况表现为所接诊的孕妇是低风险孕妇还是高风险孕妇，治疗时期是在孕早期还是在孕晚期,是否有孕期的合并症和并发症等。

（一）低风险孕妇诊疗方案的制订

1. 低风险孕妇的含义　低风险孕妇是指产检评估风险低、治疗疼痛控制容易、治疗效果明确、预后良好、操作简单、用药安全、医患交流容易的孕妇。

2. 诊疗方案要点　对于低风险孕妇的诊疗方案,基本等同于非孕期的诊疗方案,除了在孕期一般不建议使用的药物和择期治疗,其他的诊疗内容均可进行。

（二）高风险孕妇诊疗方案的制订

1. 高风险孕妇的含义　高风险孕妇是指产检评估风险高、治疗疼痛控制困难、治疗效果不明确、预后不良、操作复杂、用药有一定风险、医患交流困难的孕妇。

2. 诊疗方案要点　对于高风险孕妇的诊疗方案,因为要考虑到各种特殊情况,最终的方案往往和非孕期的治疗方案有较大不同。既不能违反一般性诊疗原则,又要保证有较明确的治疗效果,还要兼顾到各种特殊情况,所以方案的制订有一定难度。

（三）孕早期诊疗方案的制订

1. 孕早期的特殊性　在孕早期人们更关注流产的问题。需要明确的是,虽然流产在整个孕妇群体的发生率非常高,有报道超过 10%,但是按照口腔孕期诊疗规范来进行的口腔操作几乎不会增加流产的风险。

2. 孕早期诊疗方案要点　充分与孕妇沟通并告知其口腔治疗的安全性,尤其是向其解释常规的诊断性 X 线检查、局部麻醉造成流产的可能性极低。

对于可以择期进行的口腔操作,考虑到患者心理方面在孕早期还没有适应妊娠的状态,可以安排到孕中期进行,例如时间较长的牙周洁治、需要局麻下进行的龋齿充填等。

（四）孕晚期诊疗方案的制订

1. 孕晚期的特殊性　在孕晚期人们更关注的是早产的问题。在孕期早产的发生率也是非常高的,平均达 8%。需要明确的是,很多口腔科疾病,尤其是合并感染、引发剧烈疼痛的疾病,往往是诱发早产的重要因素。相关疾病的治疗虽然不可避免地给孕妇带来一定的刺激,但是如果不治疗,疾病本身给孕妇带来的疼痛刺激和感染危害更强、更大。

2. 孕晚期诊疗方案的要点　充分评估治疗可能给孕妇带来的刺激,以及因治疗或治疗并发症可能造成早产的可能性并做好预案。

原则上来讲,在孕晚期,对于引起剧烈疼痛和感染的疾病都要治疗,至少要对疼痛和感染进行控制。对于尚未引起疼痛和感染的疾病,在操作不是非常复杂的情况下,为预防疾病加重引起疼痛和感染,也可以进行预防性治疗。

（五）伴有孕期合并症、并发症诊疗方案的制订

对于孕期伴有的合并症和并发症，从口腔疾病的诊疗来看，主要关注三方面的内容：一是伴有对影像学检查、局麻药物敏感的情况；二是伴有容易出血的情况；三是对刺激耐受程度下降的情况。

1. 伴有对影像学检查、局麻药物敏感情况的诊疗方案要点 如果孕期伴有甲状腺功能异常或者具有较高的流产风险，在采取口腔影像学检查的时候要特别注意。孕期伴有较高流产风险的时候，使用局麻药物也需要进行充分评估。孕期伴有心功能异常，尤其是心率异常，使用含肾上腺素麻药的时候也要引起充分的重视。

对于上述情况，如果不可避免地需要进行影像学检查，使用局部麻醉药物，尤其是含肾上腺素的局部麻醉药物，一定要充分告知患者相关的治疗内容，签署包括具体治疗内容及药物成分的知情同意书。

2. 伴有容易出血情况的诊疗方案要点 孕妇如果在孕期出现贫血或者原发血液类疾病，容易伴有出血的情况，如果进行拔牙或脓肿切开等操作，要充分评估出血的可能性并做好相应的预案，孕妇的各项化验指标要符合非孕期的安全要求。

3. 伴有对刺激耐受程度下降情况的诊疗方案要点 核心肌群力量不足、宫颈功能不全、子宫张力过大、疼痛刺激、治疗刺激及感染等情况在孕晚期都是早产的易发因素。伴有这些因素的时候，在进行口腔治疗的过程中，尤其要注意避免刺激并评估孕妇耐受刺激的程度，密切观察宫缩等变化。

需要注意的是，紧张的情绪也是引起早产的重要因素。在整个口腔治疗过程中，要注意与患者互动，尽量消除患者的紧张情绪，采取无痛舒适的治疗措施，必要的时候可以分次治疗。

四、以风险评估为基础的初诊负责制

（一）风险评估的重要性与内容

孕期口腔疾病诊疗方案的制订应该以充分、完整的风险评估为基础。充分完整的风险评估可以减少误诊的发生，帮助我们制订正确的诊疗方案，做出合理的会诊、转诊选择。风险评估包括孕妇的产检分级、疼痛控制的难易度、用药的安全性、治疗操作的难度、预后评估、医患交流的难易程度等。

（二）初诊负责制的重要性和内容

初诊负责制是孕期口腔疾病诊疗的另一个要素。孕期口腔疾病随着孕程的变化，其严重程度及危险程度也在不断变化，治疗的难易度也会不同。初诊负责制可以保证孕期的口

腔疾病有人负责、有人评估、有人跟进、有人转诊,最大限度地保证诊疗的连续性和安全性。

初诊负责制的具体内容根据各医疗机构的特点而不同。其核心是最初接诊的医生负责评估并给出治疗方案,以及完成具体的治疗措施。如中间因工作安排不能由同一个医生连续治疗,也应该在流程上保证孕妇转诊顺利,并由初诊医生对最终的治疗效果进行追踪和随访。

第二节 孕期口腔 X 线检查的选择

一、孕期 X 线检查必要性的评估

(一)暂时不需要的检查

根据安全性最大化原则,对于非治疗必需的、即时需要的 X 线检查可以不作,例如:①用于存档的 X 线检查;②孕早期无法明确的龋病诊断,可以观察至孕中期再作 X 线检查进行诊断;③用测量仪已经可以相对准确确定的根管长度,无需再插诊断丝进行确诊;④根管充填完成以后如非特别情况也无必要再拍 X 线片确定根管充填效果。

(二)需要的检查

根据安全最大化原则,需要进行 X 线检查来明确诊断的时候,则应该及时进行 X 线检查,避免误诊。例如,即使在孕早期,如果无法确定牙髓感染是否合并根尖周脓肿,则应拍根尖片;为检查是否存在智齿以明确感染来源或感染的范围,需要时则应拍曲面体层片。

二、孕期口腔 X 线检查的安全性与防护

(一)原则上诊断性的 X 线检查都是安全的

世界范围内已出版的有关孕期口腔影像学检查的指南大多指出,全孕程诊断性口腔影像学检查都是安全的。但是,也有一些需要口腔医务人员注意或把握的原则,例如,美国牙科协会(American Dental Association,ADA)2012 年更新的《口腔放射学检查的病人选择》(*The Selection of Patients for Dental Radiographic Examinations*)中提出,对于任何病例,都应当遵循在满足诊断需要的前提下,尽可能减低剂量(as low as reasonably achievable)的原则,这一原则同样适用于孕期和哺乳期病人。

(二)在整个孕期口腔影像学检查致畸风险权重比例极低

口腔 X 线检查对胎儿的影响极小,在孕期放射线辐射总量小于 $5\sim10\mu Gy$ 时不会造成先天性异常或子宫内生长迟缓。有文献报道,在充分防护的情况下,患者进行口腔 X 线检

查时,吸收的放射线剂量为 $0.005\sim2.1\mu Gy$。所以,事实上无需在孕期避免或推迟必要的口腔 X 线检查(包括 CBCT)。

(三)孕期口腔影像学检查的防护

孕期进行口腔影像学检查的时候,必须充分做好防护,包括腹部的铅衣防护、颈部的铅围脖防护,以及头部的铅帽防护。腹部的铅衣防护可以避免射线直接照射胎儿。颈部的铅围脖防护同样非常重要,甲状腺是敏感器官,很多孕妇甲状腺功能不正常,颈部的防护不但可以起到防止射线照射敏感部位的作用,还可以避免不必要的医疗纠纷。头部的铅帽防护也是非常重要的。放射剂量的危害最终是要计算患者吸收的剂量,口腔科检查都是在头部附近进行,铅帽防护可以有效减少患者对放射剂量的吸收。

三、孕期根尖片的选择

1. **确诊龋病** 孕早期可推迟至孕中期再行拍片,孕中、晚期如需要可正常拍片。
2. **根尖周病变的评估** 如需要全孕程均可拍片。
3. **智齿形态评估及牙槽骨病变检查** 如需要全孕程均可拍片。

四、孕期全景片的选择

1. **龋病确诊及全口牙列评估** 孕早期可观察至孕中期再行拍片,孕中、晚期如需要可正常拍片。需要指出的是,曲面体层片一般不作为确诊龋病的检查手段,如需要确诊多颗牙的龋坏,可在孕中期和孕晚期进行。
2. **根尖周病变的评估** 如需要全孕程均可拍片。
3. **智齿形态评估及牙槽骨病变检查** 如需要全孕程均可拍片。

五、孕期 CBCT 的选择

CBCT 相对剂量较大,在口腔治疗过程中如有替代检查慎用。既往 CBCT 的放射投照剂量远远高于曲面体层片的投照剂量。目前有很多新的 CBCT 设备,放射投照剂量已经大大降低了,但是患者所吸收的剂量还是远远高于曲面体层片。所以,如果需要拍摄 CBCT 进行检查还是需要谨慎处理,如果可以采用根尖片或曲面体层片替代最好。尤其是在孕早期,必要的时候可以请放射专业人员协助计算孕妇吸收的放射剂量以评估可能产生的致畸风险。

对于需要进行三维评价的口腔疾病必要时可以计算吸收剂量。孕中期和孕晚期在做好充分防护的前提下,相关检查还是相对安全的。在孕早期风险相对高一些,必要的时候可以请放射专业人员协助计算孕妇吸收的放射剂量以评估可能产生的致畸风险。

六、孕期口腔X线检查选择汇总

我们总结了有关孕期口腔X线检查各种情况下的选择,见表3-2-1。

表3-2-1　孕期口腔X线检查选择汇总表

检查内容	检查方法		
	根尖片(殆翼片)	全景片/曲面体层片	CBCT
龋病确诊	全孕期(孕早期明确必要性)	孕中期、孕晚期	慎用
根尖病变评估	全孕期	全孕期(孕早期明确必要性)	慎用
智齿形态评估及牙槽骨病变检查	全孕期	全孕期	全孕期(明确必要性)

注:1. 明确必要性是指替代检查无法得到预期结果,例如根尖片无法覆盖根尖周病变范围而需要拍全景片/曲面体层片,或曲面体层片无法明确颊舌向牙槽骨病变形态及范围而需要CBCT检查。

2. 慎用是指谨慎采用,综合评估患者的产检状态,必要时计算放射吸收剂量后再采用。

第三节　孕期口腔局部麻醉的选择

一、孕期选择局部麻醉药物和技术的原则

有学者担忧孕早期麻醉药物有致畸的可能,但目前没有证据表明常用的阿替卡因和利多卡因会对孕妇及胎儿造成影响。孕期局部麻醉药物的种类和安全性具体内容参见第四章第六节。

口腔局部麻醉药物的使用对胎儿的影响主要和剂量相关。在口腔局部使用的麻醉药物进入全身循环系统的剂量微乎其微,对胎儿的影响几乎可以忽略不计。所以,在进行口腔治疗的时候,应该积极采用局部麻醉技术,同时尽量采用无痛注射技术,减少局麻过程可能带来的疼痛刺激。

如果因为没有采用局部麻醉技术或者麻醉不完善而产生治疗过程的疼痛,疼痛的刺激会给孕妇,尤其是有流产危险的孕妇带来极大的危害。实施局部麻醉技术最大的障碍来源于患者的顾虑,让患者了解局部麻醉的必要性和安全性是口腔科医生所面临的主要问题。

二、孕期局部麻醉技术的选择

(一)表面麻醉技术

1. 选择以利多卡因为主要成分的表面麻醉药物　利多卡因是公认的在孕期可以安全

使用的麻醉药物。选择以利多卡因为主要成分的表麻药物,有利于与患者进行沟通。

2. 在孕期实施表面麻醉可以为孕妇带来舒适治疗体验　表面麻醉可以有效减少治疗过程中的疼痛刺激,增加口腔治疗的舒适度。一旦患者消除了对局麻药物的恐惧,在孕期实施表面麻醉技术,既可以给孕妇带来舒适的治疗体验,又有利于增进医患之间的信任。

3. 可以选择表面麻醉的治疗项目　在进行局部麻醉穿刺前,可以实施表面麻醉,减少局部麻醉穿刺带来的疼痛刺激。在智齿冠周炎冲洗之前,也可以进行表面麻醉,增加治疗过程的舒适度。牙周洁治之前也可以进行表面麻醉,但是需要注意对于牙龈出血明显的患者,实施表面麻醉2分钟以后要清除龈沟内的表面麻醉药物,所以全口洁治要分区段分时段进行表面麻醉。

（二）局部浸润麻醉技术

1. 可以选择含有肾上腺素的局部麻醉药物　黏膜下局部浸润麻醉技术是口腔治疗中常采用的局部麻醉技术。添加血管收缩剂既可以减少局部麻醉药物导致的血管扩张,又可以提高局部麻醉的效果,所以在局部麻醉的过程中可以选择含有肾上腺素的局部麻醉药物。对于合并心血管疾病的患者,尤其是心率异常的患者,注意给药速度要放慢,避免一过性心率加快。

鉴于目前市售局部麻醉药物的情况,常用的利多卡因和阿替卡因均可以采用。

2. 可以选择局部浸润麻醉的治疗项目　如果遇到对疼痛刺激非常敏感的患者,常规的龋病治疗、牙髓炎治疗、根尖炎治疗等都可以采用局部浸润麻醉,即使患者主观认为可以忍受一定的疼痛,为了避免突然的疼痛刺激带来的不良后果,如果预期可能发生较明显的疼痛,也应该预防性给予局部浸润麻醉。

（三）传导阻滞麻醉技术

1. 孕期要积极采用阻滞麻醉技术　阻滞麻醉技术的麻醉效果更好,麻醉时间更长,其特点正好满足在孕期要进行完善的局部麻醉的要求。所以,针对上下颌磨牙的操作,无论是牙髓的操作还是拔牙的操作,建议尽量采用阻滞麻醉。

阻滞麻醉虽然用药量比局部浸润麻醉要多,麻醉持续的时间也比后者要长。但从本质上说,其依然是局部麻醉,药物进入全身循环的量还是微量的,这一点应该告知患者,消除患者对药物的顾虑。

2. 注射时慢给药,建议至少5分钟　在实施阻滞麻醉技术的时候,有极小的概率会出现麻药入血的情况。实施阻滞麻醉技术的时候,最好能够缓慢给药、分次给药。一方面,可以极大减少给药过程的疼痛感觉;另一方面,有助于密切观察患者的反应,一旦发觉有麻药入血的可能,可以及时停止给药。到达给药位点后,给药前回吸,可降低麻药入血的风险。

（四）补充麻醉技术

1. 对孕期复杂病例的重要性　对于孕期的口腔治疗来说，保证无痛是第一位的。治疗过程中的疼痛不但会降低患者继续接受治疗的信心，而且会增加早产等风险。从某种意义上来说，疼痛越难控制的病例就是越复杂的病例。很多情况下，之所以无法完成孕期的口腔治疗，就是因为无法做到治疗过程中的完全无痛。如果孕妇在接受口腔治疗的过程中，不断因为疼痛的刺激而表现出紧张焦虑，会给孕妇和口腔科医生都带来比较大的压力。

随着局麻技术的发展，补充麻醉技术，例如牙周膜麻醉、髓腔内麻醉和骨内麻醉等，逐渐充当了整个无痛治疗的"最后1公里"角色。这"最后1公里"的路程在孕期就显得极为重要。对于非孕期的一般人群来说，如果还有一点疼痛，忍一忍可能就过去了。对于孕妇来说，如果忍一忍过不去，其后果是患者和医生都不愿意看到的。

2. 建议采用专门的局麻注射设备，减少注射过程的刺激　补充麻醉技术可以有效解决麻醉效果不充分的问题，但是也有注射疼痛、注射后胀痛等问题。采用专门的口腔局部麻醉注射设备及相关的技术，可以有效解决这两方面的问题。熟练使用这些设备及掌握这些技术的医生，甚至可以做到整个注射过程完全无痛。

三、孕期采取镇静与全麻措施的注意事项

（一）适应证与时机的选择

1. 因孕妇紧张恐惧而采取的镇静与全麻措施　有的孕妇因为紧张和恐惧，在单纯的局麻下无法接受口腔治疗，尤其是对于合并较高早产风险的孕妇，有时可能需要采取镇静或全麻的措施。如果口腔疾病进展不快，例如只是牙髓炎的疼痛，可以适当增加与孕妇交流的时间，尽量进行心理疏导，缓解孕妇的紧张情绪。如果病变进展较快，例如已经发展为牙槽脓肿或有进一步恶化的趋势，应该尽早实施相应的治疗。

2. 因局麻不充分而采取的镇静与全麻措施　有的时候单纯局麻已经无法取得良好的麻醉效果，例如感染范围较大的时候需要切开引流。如果局麻无法取得充分的麻醉效果，就应该尽快采取镇静或者全麻的措施，否则一旦延误病情，不但无法避免采取镇静或全麻的措施，加重的感染还可能会危及孕妇和胎儿的生命安全。采用全麻下口腔治疗时，可以选择专用的全麻口腔治疗台（图3-3-1），既提供了口腔治疗所需的设备和仪器，又能保证安全的全麻体位。

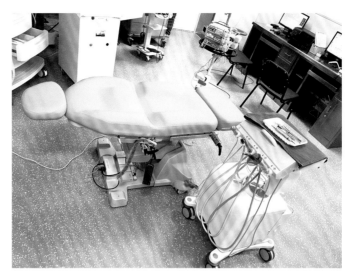

图 3-3-1　全麻口腔治疗台

（二）多学科会诊与注意事项

1. 多学科会诊口腔科医生是主导　多学科会诊的时候一般会涉及口腔科医生、产科医生、麻醉科医生、药剂科医生等。虽然孕妇及其家人可能更关注的是疾病和治疗对胎儿的影响，但毕竟会诊的目的是解决口腔科的问题，所以整个会诊应该由口腔科医生主导。口腔科医生应该给出对疾病不同走势的判断，以及具体的治疗建议，并参考各专业医生的意见，与患者及其家属进行交流，确定最终的治疗方案。必要的时候可以和多学科的医生共同与患者及家属进行交流。

2. 要给出医生的建议和患者的选择　多学科会诊的目的是从多个角度对疾病的走势和治疗方案的优缺点进行评估，会诊结果应该给出建议和可以替代的治疗方案，向患者讲明不同治疗方案可能产生的后果以及后续的处理措施，尤其要参考产科和麻醉科医生的意见，告知患者不同的方案对胎儿以及孕妇全身情况的影响。

第四节　孕期口腔疾病治疗项目及时间的选择

孕期可以进行哪些口腔治疗项目？可以进行充填操作吗？可以做根管治疗吗？可以拔牙吗？这些治疗项目在孕早期、孕中期，还是孕晚期做呢？这些问题一直困扰着口腔科医生。同时，患者也会对在孕期是否进行 X 线检查、实施局部麻醉以及所用的口腔治疗材料是否安全等问题充满顾虑。本节主要讨论孕期口腔疾病治疗的项目及时间的选择。关于孕期所用口腔治疗材料及药物的安全性参见第四章和第五章。

一、孕期口腔治疗项目选择的原则

（一）符合一般诊疗规范

孕期口腔疾病诊疗要符合一般的诊疗规范，例如：按照一般的诊疗规范需要拔除的患牙，在孕期也是应该拔除的，拔牙的时机可能会根据孕妇的具体情况有所选择；按照一般的诊疗规范需要进行根管治疗的患牙，在孕期也需要进行根管治疗，根管治疗开始的时间和复诊的次数根据孕妇的具体情况可能有所选择；按照一般的诊疗规范需要进行系统牙周治疗的疾病，在孕期也应该进行系统的牙周治疗，怀孕不同时期牙周治疗的内容可能有所不同；按照一般的诊疗规范需要进行充填治疗的疾病，在孕期也应该进行充填治疗，充填材料根据孕妇的不同情况可能有所选择。

（二）安全最大化原则与即时性原则

安全最大化原则和即时性原则是体现孕期口腔疾病诊疗特殊性的两项原则。从诊断角度讲，安全最大化原则强调的是尽量减少误诊；从治疗角度讲，安全最大化原则强调的是尽量减少非必需的治疗。即时性原则指的是在孕期的口腔治疗首要目的是保证整个孕期的口腔健康，尤其是解决疾病带来的疼痛和感染的问题。

二、孕早期治疗项目的选择

孕妇在孕早期的特点是有发生流产的可能，相关的口腔诊疗内容主要是 X 线检查、局麻药物以及充填材料的选择等。另外，在孕早期，孕妇在身心各个方面往往还没有完全适应，所以医患交流的难度也非常大。但是，孕早期胎儿较小，孕妇比较能够耐受口腔治疗的刺激，这一特点往往被口腔科医生所忽略。

（一）牙体牙髓治疗项目的选择

1. 充填治疗

（1）推荐：无需影像学检查及局麻的浅龋、中龋的充填治疗，根管治疗后的充填治疗。

在孕早期，如果无需影像学检查及局麻即可进行操作的浅龋和中龋，应该及时进行治疗，以防龋病进展形成牙髓炎，一旦形成牙髓炎，即使在孕中期进行治疗，治疗的难度也会加大，患者复诊的次数会增多，相关的治疗费用也会提高。根管治疗以后应该及时进行永久的充填治疗，如果只是临时暂封，在后续长达数月的孕程中，可能会出现充填体脱落、继发根尖周感染等问题。

（2）选择：需要影像学检查及局麻的深龋的充填治疗。

有的深龋必须进行影像学检查,才能协助评估牙髓被侵及的可能性。深龋治疗都建议进行局部麻醉,避免因较强烈的疼痛刺激造成先兆流产等情况。如果医患沟通容易,可以选择性治疗。

(3)不推荐:需要影像学检查及局麻的浅龋或中龋的充填治疗。

有的患者对疼痛刺激比较敏感,需要进行局部麻醉才能完成充填治疗。有的浅龋临床检查无法明确,需要拍摄 X 线片协助诊断,这类情况可以通过口腔卫生宣教,采取局部的防龋措施等延缓疾病的发展,观察至孕中期再行检查和治疗。

2. 根管治疗

(1)推荐:急性牙髓炎和急性根尖周炎的根管治疗,已经合并根尖周感染或可能出现根尖周感染的慢性牙髓根尖周疾病或可保留的残根。

对于伴有急性疼痛和感染的疾病,需要进行根管治疗的时候,即使在孕早期也要及时进行根管治疗。一般来说,不建议因为在孕期就采取根管封药等临时措施,而建议永久性根充,尤其要避免只对牙髓简单处理,在没有完全控制牙髓感染的情况下临时封药。因为一旦出现继发感染,或者再次出现较剧烈的疼痛刺激,会给患者带来不必要的负担和风险。

出现根尖周感染的情况,也应该及时进行根管治疗,因为根尖周感染本身的细菌也会对胎儿造成一定的影响。孕妇出于对胎儿的关注,即使在孕早期需要拍 X 线片和局麻注射也容易接受,可以降低与患者沟通的难度,完成相应的根管治疗。

(2)选择:无急性症状,无根尖周感染或感染风险,无需拍片及局麻的牙髓根尖周疾病的根管治疗。

即使没有急性疼痛症状,也没有感染或者感染的风险,如果经过评估,患者有既往的 X 线检查结果而无需拍片检查,以及无需进行局麻注射,在孕早期及时进行根管治疗,消除疾病隐患,对于孕妇来说也是有利的。

(3)不推荐:无急性症状,无根尖周感染或感染风险,但需拍 X 线片和局麻的牙髓根尖周疾病的根管治疗。

3. 根尖手术 除非需要根尖手术来解决急性疼痛和感染症状,一般建议推迟到产后进行。

一般来说,根尖手术操作复杂,术后可能需要应用止痛药、抗生素等药物。除非不得不采取根尖手术来解决急性疼痛和感染问题,建议推迟到产后再行相关的治疗。

(二)牙周治疗项目的选择

1. 个性化牙周洁治 个性化牙周洁治无需拍片,无需局麻注射,治疗过程简单,疗效相对明显，是非常适合在孕早期实施的口腔治疗项目，越早实施患者受益越大。

2. 常规牙周洁治　对于能够耐受疼痛刺激的患者，在无需局麻的前提下，孕早期就可以进行相对完善的常规牙周洁治。需要注意的是，在孕早期的牙周治疗，如需要拍片对牙周状况进行评估，可以延迟至孕中期进行。

3. 刮治和根面平整　刮治和根面平整一般都需要在局麻下进行，而且此时经过洁治后的牙齿一般不会有急性的症状，所以进一步的牙周治疗，包括刮治和根面平整，可以安排在孕中期进行。

4. 牙周手术　孕期的牙周手术一般用来解决急性的牙周问题，例如影响进食的牙龈瘤一般出现在孕中期或孕晚期，所以在孕早期很少实施牙周手术。

（三）拔牙及颌面外科治疗项目的选择

1. 简单牙拔除术　简单拔牙一般预后良好、效果明确、并发症少。如果牙齿疾病影响孕妇进食或合并感染疼痛等症状，即使在孕早期也可以完成牙齿拔除。如没有急性症状，不需要影像学检查，也可以拔牙。如需影像学检查，建议推迟至孕中期处理。

2. 复杂牙拔除术　复杂牙拔除术治疗过程复杂，术后可能出现疼痛、感染等并发症。如果患牙没有造成急性疼痛，一般可以先对症治疗，维持到孕中期再处理。如果患牙已经造成难以忍受的疼痛，非拔除无法有效治疗，要做好治疗预案，需要使用抗生素预防感染，尽早使用，避免因感染加重而使用可能影响胎儿发育的药物。

3. 脓肿切开　脓肿切开属于急症处理，即使在孕早期也要及时进行。

4. 间隙感染引流　间隙感染引流也属于急症处理，在孕早期也需要尽早进行，为保证引流通畅，要实施完善的局部麻醉。

（四）修复、正畸等其他专业治疗项目的选择

修复、正畸等其他专业的治疗项目，如果是应急处理，例如冠脱落、结扎丝松脱等，可以进行紧急处理，其他择期的治疗项目，建议产后再行处理。

三、孕中期治疗项目的选择

在孕早期，由于胎儿发育小，孕妇身体灵活，更容易耐受口腔治疗。而常规的口腔治疗几乎不用作用于全身的药物，对胎儿的发育影响极小，所以孕早期更适合常规的口腔治疗。但是，在孕早期孕妇还没有适应妊娠的状态，主要是心理方面还没有准备好，对口腔治疗存在顾虑。另外，在孕早期存在较高比例的流产可能，一旦发生流产，如果治疗前没有进行充分的沟通，容易引起医患纠纷。

在孕中期，孕妇逐渐适应了妊娠的状态，各种孕期的并发症、合并症也都趋于稳定，此

时虽然孕妇行动不像孕早期那么灵活，但是相比孕晚期，胎儿的状态也是非常稳定的。在此时进行口腔治疗，容易与患者进行沟通，取得共识，而且相关的口腔疾病如果不在孕中期进行处理，一旦在孕晚期发病或者加重，将会增加早产的风险，所以绝大部分的口腔科医生及产科医生还是倾向于在孕中期完成常规的口腔治疗。

凡是引起疼痛和感染的疾病，在孕中期都应该按常规的诊疗规范进行处理。个别治疗过程复杂，可能引起较严重并发症的疾病，例如复杂牙拔除，需要综合评估收益和风险，确定最终的治疗方案。

对于其他没有造成即时性疼痛和感染的疾病，由于口腔疾病具有不可逆性，并且在孕期更容易加重，所以从理论上讲，在孕中期应该对一般的口腔病都进行处理，包括各类龋病、各类牙髓根尖周病变、可能继发感染的阻生智齿等。但是，考虑到患者的接受程度或者是费用等问题，可以选择一些疾病优先处理。

（一）需优先处理的牙髓根尖周疾病

1. 已经有过急性发作的牙髓根尖周疾病 此类疾病如在孕中期不及时治疗，在孕晚期有可能会再次发作。如等孕晚期发作时再处理，就比较棘手。

2. 影像学检查可以明确的根尖周病 此类疾病即使没有急性发作，也应该积极治疗，根尖周病本身就有可能对胎儿造成影响。根尖周疾病的口内治疗一般不会带来较严重的并发症，治疗效果较明确，在孕中期治疗大部分情况下收益大于风险。

（二）需要优先处理的牙周疾病

1. 口腔卫生差，存在大量牙石、菌斑的牙周疾病 此种情况如不及时处理，不但影响患者日常的进食，而且牙周炎症随时可能加重。在孕中期，孕妇全身情况相对稳定的情况下，应该尽早给予完善的治疗。

2. 本身存在牙周疾病并且合并孕期牙龈的特异性改变 如果本身就存在牙石、菌斑等牙周病病因，又因为激素的变化出现了孕期牙龈特异性改变，此时就要引起高度重视，不但要在孕中期对现有的牙周病进行彻底的治疗，还应该密切观察孕妇牙龈的变化，及时对症处理，避免形成较大的妊娠期牙龈瘤，在孕晚期给孕妇带来极大的不便和一定的早产风险。

（三）需要优先选择的拔牙治疗

拔牙等颌面外科治疗项目往往可能出现疼痛与感染等术后并发症。如果需要选择拔牙来作为治疗方案，那么孕中期就是最好的时间，尤其是优先选择拔除在孕晚期可能会出现疼痛与感染症状的患牙。

另外，如果在孕早期反复出现感染，不得不大量使用抗生素治疗，非拔牙的其他手段效果均不理想,此时即使拔牙操作有一定难度,拔牙也可以作为可能的选项之一,因为在孕晚期一旦感染控制不住,将会带来更大的风险。

(四)修复、正畸等其他专业治疗项目的选择

对于一些在根管治疗完成后,冠方缺损大、有隐裂或者容易出现渗漏的病例,建议孕期直接进行永久性修复,包括嵌体、全冠等,也可以进行暂时性材料的牙冠修复。根据治疗即时性原则,如非必须,即使在孕中期,一些可以择期的修复、正畸类治疗项目也建议推迟。

四、孕晚期治疗项目的选择

(一)牙体牙髓治疗项目的选择

1. 推荐 出现急性症状的牙髓根尖周疾病,如果距离生产还有一段时间,建议进行常规的永久性治疗。若已临近生产,可以进行临时治疗。

2. 选择 曾经出现过急性症状的牙髓根尖周疾病,如果孕妇全身情况好,经评估对治疗耐受度高,可以选择进行常规的治疗。

3. 不推荐 预防性的治疗或是目前没有急性的症状,同时孕妇经评估对治疗耐受度低的时候,不推荐在孕晚期进行常规治疗。

(二)牙周治疗项目的选择

在孕晚期优先选择影响孕妇生活、增加早产风险的疾病进行治疗,比如影响进食的牙龈瘤、已经造成牙龈严重感染的牙周疾病等,其他的情况可以观察或对症处理,待产后进一步诊治。

(三)拔牙及颌面外科治疗项目的选择

孕晚期虽然不是拔牙的最佳时期,但拔牙并不是禁忌证,例如上颌智齿牙髓炎的发作,如果经过评估,拔牙过程相对简单,出现疼痛感染等并发症的概率比较小,那么也可以选择牙齿拔除术。如果此时尝试以根管治疗来解决牙髓炎的疼痛问题,其治疗过程复杂,对孕妇造成的刺激甚至大于拔牙过程带来的刺激,就不要尝试。总之,在孕期是否执行拔牙操作,还是要评估收益和风险哪个更大。

如果在孕晚期需要切开引流来控制的口腔颌面部感染,一定要及时、尽早实施。在孕晚期疼痛和感染带来的风险往往高于口腔治疗带来的风险。

(四)修复、正畸等其他专业治疗项目的选择

根据治疗即时性原则,如非必须,此类治疗项目建议推迟。

第五节　孕期口腔疾病治疗风险的评估

一、孕期口腔疾病治疗风险评估的内容

（一）孕妇风险分级及孕期并发症、合并症

根据产检报告，孕妇风险分级可分为绿色、黄色、橙色、红色和紫色。前四种颜色代表风险由低到高，可作为全身情况评估的参考。紫色代表孕妇患有传染病，治疗时需注意感控。

一般来说，孕妇妊娠2、3个月，进行建册、建档后，才能获得分级结果，在此之前需要口腔科医生自行评估或会诊。

与口腔治疗密切相关的分级指标主要有三类：

（1）降低患者对口腔治疗耐受度的因素：例如低体重、肥胖、核心肌群力量不足、宫颈功能不全、子宫张力过大等，其中越接近生产，孕妇对治疗的耐受度越差。

（2）与口腔疾病相关的因素：例如剧烈的孕吐反应可能带来牙酸蚀症或多发龋，并且因干呕或呕吐影响治疗，孕期糖尿病与牙周病相关。

（3）贫血或血液病：主要影响拔牙、全口洁治等出血可能较多的口腔治疗。

（二）局部及全身用药情况

1. 局部用药主要包括局部麻醉用药、局部冲洗及收敛用药。

2. 全身用药主要用于抗感染和止痛，个别时候会涉及抗病毒用药和全身镇静、麻醉用药。

（三）是否必须进行影像学检查

可分为无需影像学检查、根尖片检查、曲面体层检查和CBCT检查。

（四）治疗项目及操作难度的评估

1. 安全治疗　指刺激微小、操作简单、效果明确、预后好的治疗，包括冲洗上药、个性化牙周洁治等。

2. 简单治疗　指刺激轻微、操作容易、效果理想、预后可控的治疗，包括龋齿充填、简单根管治疗、简单拔牙、牙周洁治、脓肿切开等简单外科手术。

3. 复杂治疗　指治疗时间相对较长、需要一定临床经验、治疗效果不一定非常确切、可能出现各种并发症并需要处理的治疗，包括创伤不大的复杂牙拔除、复杂根管治疗、牙周刮治及根面平整等。

4. 高危治疗　指治疗时间长、治疗效果不明确、并发症不易处理的治疗，包括创伤大的复杂牙拔除、多间隙感染的处理等。

（五）疼痛控制的评估

根据临床经验和预期的治疗过程，评估治疗过程中可能产生的疼痛刺激，可分为基本无痛、轻微疼痛、比较疼痛和非常疼痛。

治疗中可能产生的疼痛刺激和治疗方案密切相关。例如，局麻下龋齿充填，整个治疗过程基本上是无痛的，但是如果患者不愿意局麻，就可能产生轻微的疼痛。如间隙感染切开引流，若在局麻下操作，可能因为麻醉范围不够，患者会感到非常疼痛，但若是在全麻下操作，整个过程就是无痛的。

（六）医患交流难度的评估

医患交流的难度一般可分为简单、容易、困难和非常困难。影响医患交流的因素非常多，包括需要采取的治疗措施、患者及家庭成员对疾病的认知程度，甚至包括个人的性格特点等，当然也和医生的沟通能力有关。例如，需要拔除的牙齿操作过程比较复杂，需要的时间较长，但如果患者和家属对疾病有正确的认知，充分理解如果不治疗会带来更大的危险，整个交流过程可能就是容易的。相反，可能仅仅是上颌智齿的简单牙拔除，甚至孕妇本人因为剧烈的疼痛已经认可同意相关治疗，但是其家属可能会因为需要使用局部麻醉药物而顾虑重重，此时医患交流就是困难的。

二、口腔科医生对孕期口腔疾病治疗风险的评估

口腔科医生对孕期口腔疾病治疗风险的评估可参考表 3-5-1。

表 3-5-1　孕期口腔治疗风险评估表

评分	疼痛管理难度	影像学检查	用药安全	操作难度	医患交流	预后评估	全身情况	医师分级
3	非常疼痛	CBCT	较高风险	间隙感染处理、复杂手术	非常困难	预后不好或并发症重	妊娠风险分级为橙色或红色	相关专家或建议会诊及转诊
2	比较疼痛	全景片	全身用药（C 类：说明书中禁用）	复杂牙拔除、复杂根管治疗	困难	预后不明确且并发症轻	妊娠风险分级为黄色或紫色且有口腔相关并发症或合并症	高级医师（高级培训＋丰富经验）
1	轻微疼痛	根尖片	全身用药（B/A 类：说明书中无明确评价／说明书中有明确评价）	充填治疗、简单牙拔除、简单根管治疗、牙周基础治疗、简单手术	容易	预后相对明确且并发症轻	妊娠风险分级为黄色且无口腔相关并发症及合并症	普通医师（高级培训）

续表

评分	疼痛管理难度	影像学检查	用药安全	操作难度	医患交流	预后评估	全身情况	医师分级
0	无痛	无检查	只用局麻药或安全的局部冲洗药物或收敛药物	个性化牙周治疗、冲洗上药	简单	预后明确且并发症轻或无	妊娠风险分级为绿色或相当评估结果	普通医师（普通培训）
结果								

注：1. 以评估选项最高分值为最终评估表分值。例如，其他评估选项均为 0 分或 1 分，如果医患交流选项评估为 3 分，最终评估为 3 分。

2. 疼痛控制和医患交流需要根据临床具体情况评估。

3. 普通培训是指经过不少于 2 学时的孕期口腔诊疗基础知识培训。高级培训是指经过不少于 14 学时的孕期口腔诊疗高级技能培训。丰富经验是指常规口腔诊疗经验。

4. 普通医师是指获得执业医师资格证书的口腔科医生。高级医师是指主治医师以上或 5 年工作经验以上的一般医师。

（万　阔）

参 考 文 献

[1] LEE J M, SHIN T J. Use of local anesthetics for dental treatment during pregnancy：safety for parturient. J Dent Anesth Pain Med，2017，17（2）：81-90.

[2] HAGAI A, DIAV-CITRIN O, SHECHTMAN S, et al. Pregnancy outcome after in utero exposure to local anesthetics as part of dental treatment：A prospective comparative cohort study. J Am Dent Assoc，2015，146（8）：572-580.

[3] KELARANTA A, EKHOLM M, TOROI P, et al. Radiation exposure to foetus and breasts from dental X-ray examinations：effect of lead shields. Dentomaxillofac Radiol，2016，45（1）：20150095.

第四章

孕期口腔治疗材料和药物的选择

第一节　牙体缺损修复材料的选择

牙体缺损修复主要是恢复牙体的形态和功能。无论是孕妇还是一般人群，均需遵循牙体修复的基本原则。首先，应去净龋坏牙体组织，消除感染原，避免产生继发龋；其次，要注意保留健康的牙体组织，保护牙髓牙本质复合体；最后，预备窝洞应采用生物力学和机械力学原理，防止充填体松动脱落，避免过度磨除牙体组织造成牙齿折裂。

正确选择和使用充填材料是牙体修复治疗的关键。孕妇这一特殊群体会更关注充填材料对自身和胎儿的安全性。目前，临床上常用的牙体缺损充填材料包括银汞合金、复合树脂和相关的粘接材料。在讨论治疗龋齿治疗的安全性上，除了要考虑选择哪种材料进行充填，还要考虑口腔内牙齿已有的修复材料是否需要去除的问题。总的来说，充填材料不进入血液循环，相对来说对孕妇影响较小。

一、银汞合金

银汞合金是银、铜、锡和汞的合金，美国食品药品管理局（FDA）将银汞归类为Ⅱ类医疗器械（材料），与金和复合树脂填充物属于同一类。银汞合金用于牙齿缺损修复已有170余年的历史，但是针对银汞合金的生物安全性一直有较大的争议。世界卫生组织在1997年发表声明，极个别人使用银汞合金充填会出现过敏反应，发生率小于1%，银汞对牙髓和牙龈的毒副作用罕见，银汞合金充填物中的汞导致患者中毒的风险极低。

世界卫生组织表示，个体可耐受的汞总摄入量为每天 2μg/kg，而银汞合金充填体在口腔中释放的汞量约为 10μg/d，远低于世界卫生组织的安全边界。曾有研究显示，银汞合金填充物与孕期的并发症之间没有关系。也有文献报道，口腔内超过 12 颗银汞合金填充物的妇女，其孩子围产期死亡风险增加。美国牙科协会、美国食品药品管理局和世界卫生组织认为，在孕期不要使用银汞合金充填，可以用玻璃离子、复合树脂以及金或瓷等材料代替。因此，孕妇在牙体缺损修复中要尽量避免使用银汞合金。

虽然很多口腔科医生已经不使用银汞合金进行充填，但这种修复方法仍然存在于相当数量患者的口腔中。对于口腔内已有 1 颗或少量几颗银汞合金充填牙齿的孕妇，如果充填体完好，无需拆除。但需要注意的是，夜磨牙症和咀嚼口香糖等口腔习惯会导致血液中无机汞浓度升高。同样，使用含有过氧化物或会产生过氧化物的牙齿美白产品，也会从牙齿汞合金中释放出无机汞，因此在孕期应考虑避免使用这些美白产品。

充填和拆除银汞修复物会导致血液汞浓度短暂升高，在充填和拆除过程中会吸入汞蒸气，经肺部进入血流并穿过胎盘屏障。研究显示，如采用规范的操作方法，即使在孕期充填和拆除银汞合金，也不会对孕妇和胎儿产生任何不良的影响。但基于安全考虑，孕期在充填和拆除银汞材料时，推荐使用橡皮障和强吸设备，并大量喷水，减少孕妇吸入汞蒸汽。

结合世界卫生组织的声明和针对孕期使用银汞合金充填的问题，我们提出以下建议。

（1）备孕阶段，如果有必要，可以预先拆除并更换口腔内的银汞合金充填物。孕期尽量不要使用银汞合金进行充填。

（2）如果口腔内有银汞合金，充填体完好，无需取出，减少咀嚼口香糖，不使用美白产品以避免增加体内汞浓度。

（3）如果治疗需要拆除银汞合金，推荐在使用橡皮障隔离和强吸设备的前提下进行银汞合金拆除。

二、复合树脂

复合树脂主要由可聚合的树脂基质、无机填料、引发体系和阻聚剂等组成。而双酚 A 双甲基丙烯酸缩水甘油酯（bisphenol-Adiglycidylmethacrylate，Bis-GMA）是较常用的树脂基质之一。1965 年，Bowen 首次合成 Bis-GMA，以 Bis-GMA 为主要基质的复合树脂又称为 Bowen 树脂。此后，Bowen 树脂开始被临床广泛应用。目前，市场上 70% 以上的充填用复合树脂以 Bis-GMA 为主要基质。

复合树脂充填材料是目前许多国家口腔修复治疗的首选材料。然而，也有一些关于安全的担忧。研究表明，在目前的技术条件下，单体之间仍无法达到理想的完全聚合，未聚合单体可从材料中析出、释放至口腔环境中，通过牙本质扩散至牙髓，对口腔局部及全身系统产生一定的潜在危害，如：刺激口腔组织引起过敏反应、促进口腔细菌生长、导致继发龋，而且这些化合物具有雌激素特性，可能会通过胎盘屏障影响胎儿，可能会有细胞毒性、基因毒性、致畸等危害。Ratanasathien 等学者的研究显示，单体毒性大小依次为 Bis-GMA＞UDMA＞TEGDMA＞HEMA。

目前，很多学者关注 Bis-GMA 对机体组织的影响，进行了许多研究，许多动物实验均证明 Bis-GMA 可对生殖系统造成影响,导致动物生殖器官发育异常,生育频率下降。但大部分动物实验均采用喂饲 Bis-GMA(少数采用皮下注射)的给药方法,不能充分模拟口腔诊疗过程中复合树脂临床应用后短期快速释放及后期缓慢释放 Bis-GMA 的过程。

挪威的一项针对孕期使用含聚合物的口腔科材料风险的大型流行病学研究显示,针对 1 万余名在孕期接受过复合树脂充填的孕妇,调查使用这一材料与不良妊娠结局的关系,发现在孕期进行复合树脂充填与死产、畸形、早产和低或高出生体重之间没有统计学意义,目前尚没有临床研究证明孕期使用树脂充填影响孕妇和胎儿的安全。因此,就目前的研究,我们认为孕期进行复合树脂充填是安全的。

三、玻璃离子水门汀

玻璃离子水门汀分为传统玻璃离子水门汀、银粉增强玻璃离子水门汀和树脂增强玻璃离子水门汀。玻璃离子水门汀粉剂的主要成分有 SiO_2、Al_2O_3、AlF_3、CaF_2、NaF、$AlPO_4$,液剂是丙烯酸与衣康酸或马来酸的共聚物水溶液。银粉增强玻璃离子水门汀和树脂增强玻璃离子水门汀分别是在粉剂中加入银合金粉或聚合甲基丙烯酸单体来增强强度和耐磨性。

玻璃离子水门汀具有良好的粘接性、生物安全性、抗龋性和耐溶解性等特点,可以安全地用于孕妇龋洞过渡性充填和牙髓治疗的临时充填材料。

四、树脂粘接剂

树脂粘接剂与复合树脂成分很相似,主要由 Bis-GMA、UDMA、TEGDMA、光敏引发剂等组成。国内学者的一项针对不同类型牙本质粘接系统中单体 Bis-GMA 析出动力学的研究显示,临床上常用的 3 种不同类型的牙本质粘接系统,SingleBond2(SB)、ClearfilSEBond(SEB)和 Clearfil3SBond(3SB),3 种树脂粘接剂的单体 Bis-GMA 在 75% 酒精中的析出动力学基本类似。

目前的研究显示,孕妇的牙体缺损修复可以安全地使用树脂粘接剂。

第二节 牙髓治疗药物和材料的选择

一、失活剂

失活剂是一种对组织细胞有强烈毒性的药物,有砷剂、多聚甲醛(paraformaldehyde)等。失活剂在 20 世纪广泛应用在牙髓炎治疗中,但封药后髓腔压力升高,很可能出现疼痛反应，随着现代根管治疗理念的提出，多提倡麻醉下直接拔除牙髓。目前，失活剂在临床上的应用较少。

（一）含砷失活剂

含砷失活剂包括快失活剂三氧化二砷和慢失活剂金属砷。高剂量砷对正常妊娠有较大影响，而低剂量砷对妊娠的毒性作用不明显。研究发现，达中毒剂量的砷能影响动物的生育能力，并且对子代生长发育有直接影响。砷可通过胎盘屏障并在幼鼠体内蓄积。

砷剂具有血管毒性、神经毒性和细胞毒性，对牙髓细胞失活无自限性，尤其是三氧化二砷毒性高，易渗出根尖孔产生化学性根尖周炎，其风险高，目前临床上应用较少。金属砷较三氧化二砷安全，但是鉴于砷剂的毒性和副作用，孕妇不建议使用。

（二）无砷失活剂

多聚甲醛是一种不含砷剂的慢失活剂，具有麻醉、消炎和失活牙髓的作用，其副作用较含砷失活剂小，可释放甲醛。甲醛从根管内渗出到根尖周组织与宿主蛋白结合可能会出现过敏反应，孕妇慎用。

二、盖髓剂

在直接盖髓术中盖髓材料与人体的组织细胞密切接触，要求材料具有较好的组织相容性、较强的抑菌作用以及能够促进牙髓组织修复再生。

（一）氢氧化钙

氢氧化钙制剂具有强碱性，直接盖髓使其下方的牙髓组织凝固坏死继而出现炎症反应，甚至根管内吸收，而且其边缘封闭性差，细胞毒性大，可抑制牙髓细胞生长，目前临床上应用不多。

（二）三氧矿物聚合物（mineral trioxide aggregate，MTA）

MTA 的主要成分为硅酸钙、硫化钙及三氧化二铋等。

（三）iRoot BP Plus

iRoot BP Plus 的主要成分为硅酸钙、氧化锆及磷酸二钙等。

MTA 和 iRoot BP Plus 均具有较好的封闭性和生物相容性，临床用其作为临床盖髓术、活髓切断术以及髓腔修补治疗的材料。两者都具有促进牙本质桥形成的作用，盖髓效果优于氢氧化钙，且生物相容性较好，孕妇可以安全使用。

三、根管冲洗液

关于孕期使用根管冲洗液进行根管治疗的报道并不多，这反映出对孕期使用根管冲洗液安全性的不同观点。在根管治疗中使用冲洗液的安全性方面,13.1% 的受访者认为使用冲洗液对胎儿有一定的危险,42.6% 的受访者不确定使用冲洗液对胎儿有任何危险。根管冲洗液对孕妇和胎儿的影响除了与药物本身的毒性有关,还和组织暴露在冲洗液的时长有关。

（一）次氯酸钠

次氯酸钠（NaOCl）是最常用的根管冲洗液,可机械性冲洗碎屑,溶解牙髓及坏死组织,具有一定的抗菌性能及润滑性能。

NaOCl 溶液是无机氯制剂,其功效主要取决于有效氯的含量。次氯酸钠冲洗液适用于根管消毒、杀菌、冲洗,临床上常用浓度从 0.5%～5.25% 不等。研究显示,0.5% 有效氯浓度范围内,NaOCl 的细胞毒性小于氯胺 -T,即 0.5% 次氯酸钠细胞毒性小于 2% 氯胺 -T。

NaOCl 溶液具备高效的组织溶解性能,其溶解机制是 NaOCl 溶于水后形成的 NaOH 与根管内有机组织（牙髓、残存碎屑等）细胞膜中的脂肪酸和脂质发生皂化反应使之降解形成脂肪酸和甘油,使细胞膜裂解,发挥组织溶解作用。NaOCl 液中的 NaOH、HOCl 还分别与组织细胞中的氨基酸发生中和反应和氯化反应,使氨基酸水解和降解。NaOCl 与细胞短时间（10min）接触,造成 50% 左右的细胞死亡。

如使用较大浓度次氯酸钠冲洗（2.5% 或以上）,NaOCl 对口腔黏膜可造成刺激或损伤,一定要注意使用橡皮障完善隔离,即使仅使用 1% 次氯酸钠冲洗,临床上也可出现口腔黏膜轻度灼伤的情况,因此建议在橡皮障隔离下使用。对于 Ⅱ 类洞,尚需制作假壁并使用橡皮障封闭剂进一步提高封闭效果。

（二）氯胺 -T

氯胺 -T 属有机氯制剂,临床上用 2% 氯胺 -T 进行根管冲洗,氯胺 -T 溶液中主要为氯胺 -T 以及与水反应生成的次氯酸,缺乏 NaOH 的组织溶解作用。氯胺 -T 除了能和 NaOCl 一样与水反应后生成具有高度破坏性的氧化剂 HClO,使酶和电子运输系统失活,破坏细胞膜,最后导致细胞死亡,氯胺 -T 本身也能直接作用于细胞,干扰其新陈代谢,导致细胞死亡。因此,它能在短时间（10min）内造成 95% 以上的细胞死亡。

（三）过氧化氢

3% 过氧化氢用于根管冲洗本身是安全的。但是,在进行细窄根管冲洗时,注意不要加压,防止大量气泡进入根尖孔外的组织,引起疼痛或肿胀。

（四）生理盐水

生理盐水用于根管冲洗是安全的,但是没有消毒灭菌效果,对于根管感染控制的效果较差。

针对孕期根管冲洗剂的选择,笔者推荐如下。

1. 如考虑较高有效氯浓度的功效和强溶解组织的作用，临床选用 NaOCl 溶液作为根管冲洗液较氯胺 -T 更具优势。

2. 使用次氯酸钠溶液进行根管冲洗，需注意对口腔软组织的有效隔离并限制其在根管内与根尖周组织的作用时间。

3. 对于根尖孔闭合不良或敞开的根管，要避免加压冲洗以防大量冲洗液进入根尖周组织。

四、根管消毒药

（一）氢氧化钙

氢氧化钙糊剂是一种白色无臭的糊剂，主要成分是氢氧化钙。有些产品内加入硫酸钡从而使 X 线显影。氢氧化钙具有强碱性，可中和炎症的酸性产物，其碱性还对牙髓有一定刺激，能促进牙髓细胞碱性磷酸酶基因表达和激活碱性磷酸酶，诱导牙髓细胞和牙本质细胞分化，促进修复性牙本质的形成。目前临床上广泛应用于根管封药，虽然国内产品说明书上孕妇及哺乳期使用暂不明确。目前没有发现氢氧化钙对孕妇和胎儿有不良影响。总的来说，氢氧化钙用于孕妇根管封药消毒是安全的。

（二）抗生素糊剂

三联抗生素糊剂（TAP）主要由 Hoshino 等人开发，其在去除根管内微生物的有效性方面得到证实，后来被广泛应用于控制龋齿的牙本质和感染牙髓中的微生物。三联抗生素糊剂的主要成分是甲硝唑、米诺环素、环丙沙星。二联抗生素糊剂（DAP）的主要成分是甲硝唑和环丙沙星。TAP 的抗微生物效果较好，然而 TAP 的主要缺点是米诺环素（四环素衍生物）会导致牙齿变色。因此，有学者提倡使用不含米诺环素的二联抗生素糊剂。与二联抗生素糊剂相比，三联抗生素糊剂可产生更高的细胞毒性，细胞毒性以浓度和时间依赖性方式增加。虽然根管内封药对孕妇影响较小，但考虑到米诺环素和环丙沙星对孕妇的影响，孕妇慎用。

（三）酚类

甲醛甲酚（formacresol，FC）为棕黄色透明液体，具有甲酚和甲醛的混合味道，常用于坏疽或有严重感染根管的消毒，又可用于处理干髓治疗时的根髓断面。当根管内有少量残髓时，封入 FC 可使残髓失去活力并起杀菌作用。

甲醛类药物具有半抗原作用而易致敏，可引起过敏性口炎，激发支气管哮喘，甚至有引起全身过敏反应的报道。此外，甲醛还有很强的细胞毒性，甚至可致癌。近年来，随着更安全的药物出现，其临床应用不多，孕妇慎用。

樟脑酚（camphophenique，CP）溶液的成分为樟脑、苯酚。CP 使细菌蛋白变性起杀菌作用，对革兰氏阳性和革兰氏阴性菌有效，对真菌亦有杀灭作用，但对芽孢、病毒无效。其可用于牙髓炎消炎镇痛。目前虽没有证据显示孕期局部应用樟脑酚对胎儿有危害，但 CP 消炎效果较弱，目前临床上应用较少，孕妇慎用。

（四）Vitapex

Vitapex 的主要成分为氢氧化钙、碘仿、聚硅氧烷油。氢氧化钙可用于感染根管的消毒，调节炎性状态下的内环境，有利于消除炎症和减轻疼痛。碘仿具有防腐、防臭、止痛、减少渗出物等作用。聚硅氧烷油具有良好的流动性和渗透性，利于充满整个根管腔隙及侧支根管。

国内多篇文献报道，在孕期进行 Vitapex 根管封药或过渡性根管充填，组织刺激性小，封药后疼痛反应出现相对较少，超充的糊剂大多可吸收，未发现对孕妇和胎儿造成不利影响。对于临近生产或不能及时替换为永久性根充材料的孕妇，使用 Vitapex 可在根管内保存较长一段时间，而且 Vitapex 长期保持粉块状，打开根管再充填时容易取出。目前，多数意见认为 Vitapex 用于孕期根管封药是安全的。

（五）根管充填材料

目前，常规使用的根充材料一般来说生物相容性较好，比较安全，使用时要避免充填材料超出根尖孔。一般来说，孕妇进行根管充填时尽量选择生物相容性好的材料。

1. 牙胶尖　牙胶尖是根管永久充填的材料，主要成分是树胶（古塔胶）、氧化锌、硫酸钡。孕妇在进行根管充填中使用牙胶尖是安全的。国内外说明书也没有孕妇慎用或禁用的相关表述。

2. 根管封闭剂

（1）氧化锌丁香油类：氧化锌丁香油含有丁香油酚，有一定刺激性。丁香油酚是酚类的衍生物，具有轻度的抗菌防腐作用，也具有原生质毒作用，可引起细胞蛋白沉淀。它也是一种镇痛剂，1984 年 Brodin 和 Roed 证明低浓度丁香油引起可逆性神经传导阻断，高浓度则引起非可逆性神经传导阻断，因此认为丁香油酚基本是一种神经毒药物，对活组织有较强的刺激性，使组织发生炎症反应，而它的镇痛作用往往掩盖了这种炎症反应，使之成为无症状炎症。因此，使用时一定要严格控制用量。而且，临床上也有使用含有丁香油材料引起迟发性过敏反应的报道。因此，氧化锌丁香油制剂临床上用于孕妇根管封闭应慎重。

（2）树脂类：如 AHplus，AHplus 不含丁香油，生物相容性较好，根管封闭性也优于氧化锌丁香油制剂，孕妇可以安全使用。

（3）生物陶瓷材料：如 iRootSP，iRootSP 是一种不含铝的硅酸盐生物陶瓷材料，用于根管治疗术中的根管充填。其主要成分为硅酸钙、磷酸二氢钙、氢氧化钙、氧化锆。国内外学者评估不同类型封闭糊剂的细胞毒性，证实了 iRootSP 相较 AHPlus 与 GuttaFlow 显示出了更低的大鼠三叉神经节（TG）神经元细胞神经毒性。生物陶瓷类封闭剂的细胞毒性及遗传毒性均低于其余类型的根管封闭糊剂，显示出了良好的生物相容性，孕妇可以安全使用。

第三节　口腔颌面外科材料的选择

一、明胶海绵

明胶海绵是较早用于拔牙止血的材料，它有吸水性，对创面渗血有止血作用，可吸收超过其重量很多倍的血液。在口腔颌面外科主要用于填塞牙槽窝，使牙槽窝骨面受压而止血。它可以促进凝血，促进血凝块形成、肉芽组织形成，且可被机体吸收，可用于孕妇拔牙后拔牙创止血。

二、碘仿纱条

碘仿作为非水溶性疏水性固体，也叫三碘甲烷。当遇到部分细菌的产物、醇、醚和脂肪时，碘仿会分解成游离碘，进而实现氧化细菌和杀灭细菌的作用。在创口应用碘仿具有比较理想的消毒和除臭效果，而且能进行长时间的消毒，也不会对周围组织造成刺激，进而促进碘仿吸收，让创面保持干燥，促进伤口愈合。

碘仿纱条在细菌开始生长 3 小时后具有抗菌作用，且抗菌作用较强。曾有文献报道，在患者使用 10% 碘仿纱条 5 天、10 天、18 天后，出现头晕、幻觉、呕吐、发热、心动过速等表现，在停用碘仿纱条 3～8 天后，以上碘仿毒性反应消失。虽然碘仿纱条毒性反应的临床报道较为罕见，在使用碘仿纱条进行口腔创面长时间消毒时，应警惕碘仿毒性反应。

第四节　其他材料的选择

一、防龋材料

孕妇由于进食习惯和偏好发生变化，容易罹患龋病。孕期使用氟化钠凝胶涂布在牙齿表面防龋是安全的。根据龋易感性的不同，可以选择每 3～6 个月涂布一次。

二、抗牙本质敏感药物

（一）氟化物

除了增加牙齿抗酸性，氟化物还可用于改善牙本质敏感症状，孕妇可安全使用。

（二）复合脱敏剂

复合脱敏剂的主要作用是促进牙齿硬组织再矿化，封闭牙本质小管，降低神经纤维的兴奋性，抑制神经细胞再极化及冲动传导来达到改善牙本质敏感症状的目的。

局部应用以上防龋和脱敏材料对孕妇的影响较小，但需按照说明涂布后暂时不要进食或漱口，避免影响疗效或吞咽以上材料。

第五节 口腔局部治疗药物的选择

FDA 于 1979 年根据动物实验和临床实践经验药物对胎儿的不良影响，将药物分为 A、B、C、D、X 五类，并为孕期开处方提供了明确的指导方针。了解常用药物和处方药物的安全性可以最大限度地减少不良后果。

A 类：充分严格的对照实验，对孕早期孕妇的研究未显示对胎儿有不良影响，危险性极小。

B 类：在动物实验中未见对胎儿的危害，但在人类妊娠用药的安全性方面缺乏对照研究。

C 类：在动物实验中，对胎畜有不良影响（致畸、使胚胎致死或其他）。临床研究无充分严格对照实验，药物仅在权衡利弊，对胎儿的利大于弊，风险可接受时使用。

D 类：临床研究有明确证据显示对胎儿有不良反应，只在对孕妇利大于弊时使用（如生命垂危或疾病严重而无法应用相应较安全的药物或药物无效）。

X 类：动物实验和临床研究已证实有致畸性，禁用于已妊娠或将妊娠的妇女。

此分类虽简单易行，但由于该分类系统过于简单，并不能反映出有效的可用信息，未能有效地显示在孕期、哺乳期及潜在备孕期的用药风险，常令医疗决策者感到困惑，且会错误用药。FDA 希望孕期、哺乳期女性及相关医务人员能够更加及时、有效地获取最新的药品信息，以指导孕期处方决策。为实现这一目的，FDA 制定了新的孕期、哺乳期用药规则（Pregnancy and Lactation Labeling Rule，PLLR）。这一新规于 2015 年 6 月 30 日正式生效。新规则要求药品生产商需在药品说明书中提供孕期、哺乳期妇女的药物风险及获益的详细相关信息。修订后的说明书将会改变原有的诊疗状况，医生能获得及时更新且归纳总结过的孕期、哺乳期相关药物信息。但新规则并不覆盖非处方药物（over the counter，OTC），

OTC 的孕期、哺乳期用药指导暂不会改变。

鉴于 FDA 对孕妇安全用药的转变，本节在介绍局部药物和材料的安全性上会列出相关药物的 FDA 分类，同时附上药品说明书。值得注意的是，很多药品说明书对于孕妇和哺乳期用药的提示过于简单，往往是孕妇及哺乳期妇女用药的安全性尚未肯定等不明确的表达。我们检索了孕妇用药的文献，综合 FDA 分类、药品说明书、文献结论给出目前的推荐意见。

一、漱口液

2015 年，Jiang 等学者进行了一项针对 468 名患有牙周病的处于孕早期孕妇的随机对照临床试验。所有被诊断患有牙周病的孕妇将随机被分配到干预组或对照组。干预组的孕妇在整个孕期获得非酒精抗菌漱口水和口腔健康教育。对照组的孕妇获得一包牙刷和牙膏及口腔卫生教育。跟踪观察到产后 42 天，孕妇使用漱口水干预可改善其口腔健康状况，降低牙周病的严重程度以及早产和低出生体重儿的发生率，是一个控制孕期牙周炎简单、经济、安全的解决方案。

（一）西吡氯铵含漱液

西吡氯铵含漱液的主要成分为氯化十六烷基吡啶。西吡氯铵为阳离子季铵化合物，作为表面活性剂，主要通过降低表面张力而抑制和杀灭细菌。体外试验结果表明，本药对多种口腔致病和非致病菌有抑制和杀灭作用。含漱后可减少或抑制牙菌斑形成，具有保持口腔清洁、清除口腔异味的作用。

孕妇和哺乳期妇女禁用西吡氯铵含片，孕妇可用 0.1% 西吡氯铵漱口液。

（二）复方氯己定含漱液

氯己定为双胍类阳离子表面活性剂，具有较强的抑菌、杀菌作用。通过吸附于细菌细胞膜的渗透屏障，使细胞内容物漏出而发挥抗菌作用。其低浓度有抑菌作用，高浓度则有杀菌作用。对某些葡萄球菌、变异链球菌、唾液链球菌、白色念珠菌、大肠埃希菌和厌氧丙酸菌高度敏感，对嗜血链球菌中度敏感，对变形杆菌属、假单胞菌属、克雷伯菌属和某些革兰氏阴性球菌（如韦永球菌属）低度敏感。其中，对革兰氏阳性菌和革兰氏阴性菌的抗菌作用比苯扎溴铵等强。但本药不可杀灭细菌芽孢和结核杆菌，也不可灭活乙型肝炎病毒。

美国 FDA 对 0.02% 氯己定漱口液的妊娠安全性分级为 C 类。建议临床上仅在必要时再使用。

注意：漱口液作为常用口腔清洁措施（有效刷牙、使用牙线）的有效补充，不可过于夸大漱口液的效果，妊娠前 3 个月使用医用漱口液请遵医嘱。保健类漱口液在孕期有特殊作用，具体内容见第二章。

二、木糖醇制剂

木糖醇是一种天然的甜味剂,不会被产酸菌发酵,添加到口香糖、糖果、牙膏和可咀嚼氟化物片中,可以预防或限制牙齿脱矿,促进牙齿再矿化,从而减少龋病的发生。2006 年,美国国立卫生研究院在龋病诊断和管理的共识发展会议上确定含木糖醇的产品是一种有效的龋病预防剂。2000 年,Isokangas P 等学者的研究显示,母亲每天咀嚼含有木糖醇的口香糖 2~3 次,可显著减少母婴变异链球菌传播。但应注意的是,木糖醇虽然可作为其他抗龋治疗的有效辅助,但不应替代刷牙或氟化物等明确的防龋措施。

三、局部消毒药物

(一)碘酊

碘酊是口腔科常用的皮肤消毒剂,碘酊以乙醇为溶媒,成分主要有碘、碘化钾、乙醇、纯化水。国内的产品说明书关于孕妇及哺乳期妇女的应用未明确,提示遵医嘱。但应注意的是,碘酊中的碘化钾可能会导致胎儿和新生儿甲状腺功能减退和甲状腺肿,临床上孕妇慎用。

(二)碘伏

碘伏也是碘制剂,以水为溶媒,对皮肤、黏膜伤口没有刺激性。国内的产品说明书关于孕妇及哺乳期妇女的应用未明确,提示遵医嘱。目前普遍认为碘伏用于孕妇皮肤黏膜消毒是安全的。

(三)乙醇

乙醇本身是一种致畸剂,孕期饮酒,特别是在妊娠后的前 2 个月,与胎儿和新生儿的重大风险相关。孕期大量饮酒与一系列缺陷有关,统称为胎儿酒精综合征。即使适度饮酒也可能与婴儿的自然流产、发育及行为障碍有关。虽然孕妇应避免饮酒,但用于局部皮肤黏膜消毒量的酒精对孕妇来说是安全的。

(四)聚维酮碘

每毫升聚维酮碘溶液含主要成分聚维酮碘 0.01g。辅料为:碘酸钾、碘化钾、纯化水。研究均表明,孕妇分娩前会阴局部使用聚维酮碘消毒,母体和胎儿都吸收了大量的碘,一些新生儿还出现短暂的甲状腺功能减退。

鉴于碘化钾的可能危害,建议孕妇慎用聚维酮碘溶液消毒。

四、冠周、牙周袋用药

（一）碘甘油

碘甘油的主要成分是碘，辅料为碘化钾、甘油。加入碘化钾是为了增加碘的溶解度。

孕妇使用碘化钾的主要顾虑是碘化钾可能会影响胎儿甲状腺。碘化物很容易通过胎盘到达胎儿。如果长期使用或临近分娩，碘化物可能会导致胎儿和新生儿甲状腺功能减退和甲状腺肿。

2021 年，日本学者 Hamada 的研究显示，81 名哺乳期妇女患有 Graves 病（GD），服用碘化钾治疗甲状腺功能亢进症，100 名婴儿中 88 名婴儿血液促甲状腺激素（TSH）水平正常，12 名婴儿出现亚临床甲状腺功能减退症。其中，3 名患儿在母亲停用碘化钾后或停止母乳喂养后 TSH 水平恢复正常，7 名患儿在母亲继续服用碘化钾并继续母乳喂养下 TSH 也恢复正常，2 名患儿无法随访。结论：在日本，对哺乳期 GD 妇女进行无机碘治疗对大多数婴儿的甲状腺功能无影响，约 10% 的婴儿有轻度亚临床甲状腺功能减退症，但所有随访婴儿在持续或停止碘暴露后，血液 TSH 水平正常。

《孕妇和哺乳期妇女用药指南》（*Drugs in Pregnancy and Lactation*）中给出的建议是碘化钾作为一种止咳药，已明确证实其在第二孕程和第三孕程使用有风险。哺乳期用药文献不多，可能是安全的。碘化钾的 FDA 分类是 D 类，虽然中文说明书上显示碘甘油孕妇局部使用安全性尚不明确，结合文献、指南及 FDA 分类，临床上孕妇慎用。

（二）盐酸米诺环素软膏

盐酸米诺环素软膏常用于牙周炎患者牙周袋的消炎。说明书提示，其对孕妇及哺乳期妇女用药的安全性尚未肯定。因此，必须断定其治疗的有益性超过危险性时才可用药。米诺环素是四环素类药物，孕妇是禁用四环素的。盐酸米诺环素软膏临床上孕妇慎用。

五、口腔黏膜局部用药

（一）阿昔洛韦软膏

阿昔洛韦为嘌呤核苷类抗病毒药。其作用机制是干扰病毒 DNA 多聚酶而抑制病毒复制，对单纯疱疹病毒、水痘带状疱疹病毒、巨细胞病毒等具抑制作用。

阿昔洛韦 FDA 分类为 B 类。目前尚未发现孕期使用阿昔洛韦对胎儿或新生儿产生不良影响。对于危及生命的播散性单纯疱疹病毒（herpes simplex virus，HSV）感染，阿昔洛韦静脉治疗可降低感染产妇、胎儿和婴儿死亡率。口服阿昔洛韦治疗原发性生殖器 HSV 感染也可以预防不良胎儿结局，如早产、宫内生长受限（IUGR）和新生儿 HSV 感染。而国产阿昔洛韦软膏药品说明书显示孕妇、哺乳期妇女慎用。

综合文献和 FDA 分类,我们推荐如下:口腔黏膜局部用药影响相对较小,孕妇和哺乳期妇女如出现口腔疱疹局部应用阿昔洛韦软膏是安全的。

(二)更昔洛韦凝胶

说明书显示,动物实验表明,更昔洛韦口服和静脉给药有致畸和生殖毒性,故孕妇应权衡利弊后再决定是否用药。哺乳期妇女慎用,在使用本品之前,应咨询医生。

第六节　局部麻醉药物的选择

多项指南显示,孕妇口腔治疗中使用表面麻醉药和局部麻醉(简称局麻)药是安全的,不会增加严重医疗不良事件或不良妊娠结局的风险。孕期和哺乳期局麻药物的 FDA 分类见表 4-6-1。

表 4-6-1　孕期和哺乳期局麻药物的 FDA 分类

	局麻药物	孕期安全性(FDA 分类)	哺乳期安全性(FDA 分类)
注射用局麻药	利多卡因	B	B
	甲哌卡因	C	B
	阿替卡因	C	C
	丙胺卡因	B	B
	布比卡因	C	B
表面麻醉药	利多卡因	B	B
	利多卡因、丙胺卡因合剂	B	B
	苯佐卡因	C	C
	丁卡因	C	C

一、孕妇和哺乳期妇女应用口腔局部麻醉药物的安全选择

(一)阿替卡因

临床上很多口腔科医生使用 4% 阿替卡因进行口腔局部麻醉,因其局麻效果优于利多卡因。根据 FDA 的分类,阿替卡因属于 C 类药物,提示应该谨慎使用。

阿替卡因说明书显示,动物研究未发现有任何致畸作用,不能预示人类的致畸作用。迄今为止已经进行了两个种属动物的实验研究。临床实践中,孕期用药与致畸性或胚胎毒性无足够的相关事实。

局部麻醉应用的药物剂量较小，且大部分药物能够在麻醉区域被分解，结合 FDA 和产品说明书，目前的研究显示，阿替卡因可用于孕妇口腔局麻注射。

（二）利多卡因

根据 FDA 分类，利多卡因属于 B 类，可与血管收缩药肾上腺素联合使用，用于孕妇口腔局部麻醉。

国产利多卡因的药品说明书显示，本品可透过胎盘，且与胎儿蛋白结合高于成人，故应慎用。

利多卡因是孕期和哺乳期最常用的局麻药，已经进行过广泛的研究证实其安全性。目前多个指南显示，利多卡因用于孕妇口腔局麻注射是安全的。哺乳期妇女使用利多卡因，母乳中可检测到少量的利多卡因。婴儿接触母乳中利多卡因的潜在危害可能非常低。美国儿科学会认为哺乳期妇女可使用利多卡因。

因此，我们的观点是：利多卡因可用于孕妇和哺乳期妇女口腔局麻注射。尤其是在牙周治疗过程中如需要表面麻醉，因使用剂量大，表面麻醉时间长，为保证安全性，尽量减少总剂量，建议使用主要成分为利多卡因的口腔专用表面麻醉剂产品（图 4-6-1）。

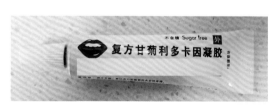

图 4-6-1 以利多卡因为主要成分的表面麻醉剂

（三）甲哌卡因

甲哌卡因 FDA 分类为 C 类。

甲哌卡因说明书显示孕妇及哺乳期妇女慎用。如需使用，应在有经验的麻醉医师指导下使用。

甲哌卡因可能引起胎儿胎心缓慢，在有限的几个动物致畸实验中发现甲哌卡因和布比卡因致畸，因此孕妇慎用。

（四）丙胺卡因

国产丙胺卡因药品说明书显示，贫血、先天性或自发性变性血红蛋白患者禁用，孕妇慎用。

虽然与利多卡因一样，丙胺卡因 FDA 的分类属于 B 类，可与血管收缩药肾上腺素联合使用，用于孕妇口腔局部麻醉。但是，使用丙胺卡因和苯佐卡因有引起高铁血红蛋白血症的危险。虽然能引起高铁血红蛋白血症的剂量远高于局麻药物剂量，而且与其他口腔局麻药物相比，目前并未发现对丙胺卡因对母亲或胎儿有更多危害的报道，但对于高铁血红蛋白血症易感人群，建议慎用苯佐卡因和丙胺卡因。

（五）丁卡因

药品说明书显示，孕期大量分泌孕激素，可增加对局麻药的敏感性，所以孕妇使用局麻药进行硬膜外阻滞时用量需减少。目前，尚未见药物分泌入乳汁的报道。

FDA 对本药的妊娠安全性分级为 C 级。

二、剂量

与一般人群一样，孕妇的局麻药物使用剂量应远低于最大剂量。在计算局麻药物剂量时，表面麻醉药物和局麻注射药物剂量均应计算在内。局麻药物的安全剂量见表 4-6-2。

局麻药可自由通过胎盘屏障，进行局麻时必须考虑胎儿毒性问题。由于孕期血管容量和血管通透性增加，孕妇更容易发生局麻药物过量。大多数酰胺类药物与 α1- 酸性糖蛋白结合，妊娠降低了 α1- 酸性糖蛋白水平，导致游离局麻药血浆浓度增加，从而可能会出现毒性反应，特别是布比卡因。在临床应用中，应注意麻药剂量的问题。

表 4-6-2　局麻药物的安全剂量

局麻药物	最大剂量 /(mg·kg^{-1})	总的最大剂量 /mg
利多卡因（2%）	4.4	300
甲哌卡因（3%）	4.4	300
阿替卡因（4%）	7.0	500
丙胺卡因	6.0	400
布比卡因	1.3	90

三、局部麻醉药物中肾上腺素的安全问题

口腔治疗中往往将肾上腺素添加到局麻药中，用于减少术中出血、延长麻醉时间，减少局部麻醉毒性。FDA 分类中肾上腺素被列为 C 类，学者对在孕期能否使用含有血管收缩剂的局麻药有争议，但目前普遍认为局麻剂量的肾上腺素无明显危害。

需要注意的是，在使用含有肾上腺素的局麻药物注射时，如果注入入血管内，可引起子宫动脉血管收缩，减少子宫血流量。在动物模型中，子宫血流量减少是短暂的，减少的幅度和持续时间等于子宫收缩引起的子宫血流量的减少。临床上应避免使用大剂量的肾上腺素

能药物,以保证胎盘正常灌注和胎儿安全。因此,局麻注射时一定要回吸,避免药物注射到血管内,而且对于妊娠高血压、子痫的患者使用含有肾上腺素的局麻药更要十分注意。

第七节　笑气的应用

具有牙科恐惧症的孕妇在临床中并不少见。由于牙科恐惧,患者的口腔卫生状况较差,孕期容易出现急性疼痛、肿胀,需要及时治疗。而孕妇对牙科恐惧常导致血压升高、心率加快,影响胎儿健康和口腔治疗顺利进行。

对于牙科恐惧症患者(非孕妇),笑气(N_2O)吸入镇静是一种很安全的镇静方式。但孕妇能否使用笑气存在争议,主要是出于伦理考虑缺乏一些前瞻性的随机盲法临床对照试验。大量的动物研究已经证实 N_2O 有致畸作用。美国儿童牙科学会关于笑气应用的指南指出,在第一孕程禁用笑气吸入镇静,原因是动物实验发现早孕鼠暴露在笑气环境中胎鼠出现畸形。然而,由于物种的差异,很难从动物研究中直接得出孕妇使用笑气镇静致畸的结论。N_2O 至今还没有被 FDA 归类到任何类别。回顾性流行病学研究表明,接触 N_2O 与子宫血量减少、生育能力下降、出生体重降低和自然流产风险升高有关。

也有研究表明,短时间使用笑气并不产生毒害或者致畸作用。一个对 6 000 例孕妇使用全身麻醉药的回顾性研究显示,几乎所有患者都使用了 N_2O,在全身麻醉期间短暂使用笑气并未发现对患者或胎儿有任何不良后果。

对患有牙科恐惧症的孕妇,可考虑使用笑气以达到镇静目的,局部麻醉效果不佳时也可使用 30% 笑气提高效果。与非妊娠患者相比,妊娠患者最低肺泡有效浓度(minimum alveolar concentration,MAC)降低,需要的 N_2O 更少,较低浓度的 N_2O 可能使妇女放松舒适。在使用笑气过程中,必须采取适当的预防措施和监测,防止出现缺氧、低血压和误吸。治疗中持续监测生命体征,治疗结束后进行充分的肺泡灌洗。长时间暴露在 N_2O 环境中有抑制细胞分裂的潜力,治疗中应正确使用废气回吸装置,尽可能避免长时间的口腔治疗和 N_2O 暴露。

当单独用于轻度到中度镇静时,N_2O 不会抑制通气。然而,当它与抑制通气的镇静剂或阿片类药物合用时,可能会导致明显的呼吸抑制。因此,N_2O 与阿片类药物或中枢神经系统抑制剂的联合用药应由知识丰富和经过适当培训的人员进行。在口腔治疗期间计划使用 N_2O/O_2 之前,建议咨询产科医生。

对于孕妇能否应用笑气吸入镇静,经查阅指南和文献,笔者的观点是:当孕妇有较为严重的牙科恐惧,在局麻药效果不佳,应用行为管理无法控制恐惧心理时,口腔科医生在和产科医生充分沟通后，可考虑使用笑气吸入镇静。但应注意的是，避免在第一孕程应用，使用时笑气浓度可适当降低，注意监测生命体征，避免长时间口腔操作并采用合适的废气排放装置。

总之，孕期口腔疾病不容忽视，及时、合理的诊疗至关重要。临床上，口腔科医生应结合孕期母体与胎儿的药物动力学变化，掌握孕期用药原则，依据 FDA 药物分类和药品说明书，权衡利弊，合理安全用药，对孕期口腔感染性疾病患者实施安全可行的诊疗方案，降低母亲和胎儿的健康风险。

（马　林）

参 考 文 献

[1] CHRISTOS A SKOUTERIS. Dental Management of the Pregnant Patient. Hoboken：John Wiley & Sons，2018.

[2] BJÖRKMAN L，LYGRE G B，HAUG K，et al. Perinatal death and exposure to dental amalgam fillings during pregnancy in the population-based MoBa cohort. PLoS One，2018，13（12）：e0208803.

[3] BERGE TLL，LYGRE G B，LIE S A，et al. Polymer-based dental filling materials placed during pregnancy and risk to the foetus. BMC Oral Health，2018，18（1）：144.

[4] Gerald G Briggs，Roger K Freeman. Drugs in Pregnancy and Lactation. 10th ed. Philadelphia：Wolters Kluwer Health，2015.

[5] JIANG H，XIONG X，BUEKENS P，et al. Use of mouth rinse during pregnancy to improve birth and neonatal outcomes：a randomized controlled trial. BMC Pregnancy Childbirth，2015，15：311.

[6] 李宏宇，周雅川，周学东，等. 妊娠期药物动力学及口腔感染性疾病的安全用药. 华西口腔医学杂志，2018，36（3）：319-324.

[7] 王晓琳，戴杰，阮方超. 妊娠期口腔疾病患者的治疗. 中国医药指南，2014，12（35）：50-51.

[8] National Institutes of Health（U.S.）. Diagnosis and management of dental caries throughout life. NIH Consens Statement. 2001，18（1）：1-23.

[9] ISOKANGAS P，SODERLING E，PIENIHAKKINEN K，et al. Occurrence of dental decay in children after maternal consumption of xylitol chewing gum：A follow-up from 0 to 5 years of age. J Dent Res，2000，79（11）：1885-1889.

[10] KURIEN S，KATTIMANI V S，SRIRAM R R，et al. Management of pregnant patient in dentistry. J Int Oral Health，2013，5（1）：88-97.

[11] KATSUHIKO HAMADA，TETSUYA MIZOKAMI，TETSUSHI MARUTA，et al. Thyroid Function of Infants Breastfed by Mothers with Graves Disease Treated with Inorganic Iodine：A Study of 100 Cases. J Endocr Soc，2021，5（2）：1-7.

[12] ATHER A，ZHONG S，ROSENBAUM A J，et al. Pharmacotherapy during Pregnancy：An Endodontic Perspective. J Endod，2020，46（9）：1185-1194.

[13] LEE J M，SHIN T J. Use of local anesthetics for dental treatment during pregnancy：safety for parturient. J Dent Anesth Pain Med，2017，17（2）：81-90.

[14] NAZIR M，ALHAREKY M. Dental Phobia among Pregnant Women：Considerations for Healthcare Professionals. Int J Dent，2020，10；2020：4156165.

[15] FAYANS E P，STUART H R，CARSTEN D，et al. Local anesthetic use in the pregnant and postpartum patient. Dent Clin North Am，2010，54（4）：697-713.

[16] 邹晓英，岳林. 根管冲洗剂次氯酸钠和氯亚明的细胞毒性. 实用口腔医学杂志，2009，25（4）：572-575.

[17] American Academy of Pediatric Dentistry. Council on Clinical Affairs，Committee on the Adolescent. Guideline on Oral Health Care for the Pregnant Adolescent. Pediatr Dent，2012，34（5）：153-159.

[18] MENDIA J，CUDDY M A，MOORE P A. Drug therapy for the pregnant dental patient. Compend Contin Educ Dent，2012，33（8）：568-570.

[19] FAYANS E P，STUART H R，CARSTEN D，et al. Local anesthetic use in the pregnant and postpartum patient. Dent Clin North Am，2010，54（4）：697-713.

第五章

孕期用药的选择

第一节　概　述

孕期用药的主要问题是潜在的致畸不良反应及胚胎毒性。大多数药物可以通过简单扩散穿过胎盘，因此口腔科医生必须在向孕妇开具药物处方之前对风险和受益进行明确的评估。在孕妇的医疗状况需要的前提下，充分评估胎儿的暴露风险，做出药物的选择。

孕期用药的安全性与母体的疾病、药物、妊娠周期、药物使用方法等有关，所以需要综合考虑。考量内容包括：母体疾病状态、胎儿畸变、生长或发育受损、早产、自发流产或流产等。当决定给孕妇口腔治疗使用药物时，需要了解药物说明书中孕期用药的相关信息，明确所选用药物是否有致畸性和胚胎毒性，选择相对安全的药物。同时，需要了解孕妇的妊娠周期，因为药物对胎儿致畸作用最敏感的时期是孕早期，即妊娠3个月内，这时候胚胎的各器官及组织系统正在形成，容易受到外界因素的干扰，致畸率较高，在这个时期尤其需要谨慎用药。此外，用药时需要选择尽量安全的给药方式，对于同一种药物，局部用药相对于全身用药更安全、更精准。因此，对于口腔治疗，漱口和口腔局部给药相对安全。超量或长疗程用药安全风险相对更大，全身用药注意选择适当的药物、适宜剂量和疗程。

一、美国食品药品管理局药物妊娠分级的演变

孕期安全用药关系到母体和胎儿，20世纪60年代初震惊世界的"反应停"事件，促进欧美等国提出了妊娠用药安全分级。1979年，美国食品药品管理局（FDA）正式提出妊娠用药安全性分级，根据药物对胎儿的风险将之分为A、B、C、D、X五类，并在2003年基于对照研究标准、动物研究等进行了修改，在药物安全性分级中考虑了孕期、药物使用方法等，弥补了简单分级的局限性问题。这一分级时至今日仍被广泛参考或引用。

经过30余年的普及、应用，这一直观、明确的分级标准对全球妇女孕期用药安全的贡献巨大，但其简单笼统导致的一概而论的缺陷也渐渐被发现。采用A、B、C、D、X直观表示药物对胎儿的危害性很容易让人理解为损害逐级增加，但这一分级其实更接近于一种分类。

比如 C 类被定义为动物繁殖实验结果显示对胎仔有不良反应,在人类临床研究中无充分严格对照实验;或没有妇女和动物研究的资料。证据尚且不足的新药被自动划为 C 类,对于临床决策的可参考性有限。

FDA 于 2015 年 6 月正式实行了孕妇用药新规则,新规则中除去了 A、B、C、D、X 分类方法,通过阐述的形式对药物生殖毒性进行更好的规范。根据药物的临床及实验室数据,药物说明书需对妊娠测试、避孕及致不孕不育三部分进行阐述。依据现有的动物 / 临床实验数据,通过风险概述、临床考量和支持数据三方面,个性化地描述药物在孕期、哺乳期妇女及潜在生育人群中的风险。按照 FDA 的实施进程,已于 2018 年完全去除说明书中的 A、B、C、D、X 风险分类。

二、孕期各时期生理及用药特点

1. 受精后 2 周内(通常受精时间为末次月经＋2 周) 受精卵着床前后,药物对胚胎的影响为全或无。全表现为胚胎早期死亡导致流产。无则为胚胎继续发育,不出现异常。

2. 受精后 3 至 8 周 胚胎开始定向分化发育,受到具有致畸毒性的药物作用后,即可能产生形态上的异常而出现畸形,称为致畸高度敏感期。

3. 受精后 9 周至足月 胎儿处于生长、器官发育、功能完善阶段,仅神经系统、生殖器和牙齿仍在继续分化,可造成相应损害。同时,还可表现为胎儿生长受限、低出生体重和功能行为异常。

三、孕期全身用药基本原则

女性在孕期为了适应胎儿发育需要,体内各系统会发生一系列的变化,药物在体内的药物代谢动力学也可能发生改变,因此胎儿发育过程的各个阶段对药物可能出现不同的反应。

在口腔诊疗过程中,不可避免地需要使用药物治疗,应遵循下述原则。

1. 孕早期尽量不用药,孕中晚期避免使用影响牙齿发育的药物。

2. 根据药物对胎儿影响程度的不同,优选胎盘屏障通过率低的药物,尽量选择单独用药,避免联合用药,以免增加不良反应。

3. 选择风险相对低的、临床证据充分的药物,尽量避免选用新药,因为新药临床应用时间短,缺乏对胎儿安全性的可靠依据。

4. 根据孕期药物代谢动力学变化特点,尽量小剂量、短疗程用药,必要时进行血药浓度监测。

5. 孕期用药参考药物说明书和权威的文献、书籍,当孕妇病情确需使用对胎儿有影响的药物时,应充分权衡利弊,根据病情随时调整用量,及时停药。如孕期误服致畸或可能致畸的药物后,应根据妊娠时间、用药量等综合考虑是否终止妊娠。

下面将对孕期使用口腔科常用药物具体进行安全性阐述,包括抗感染药物、镇痛药物、其他口腔科用药。

第二节 抗感染药物

一、青霉素类

(一)青霉素

1. FDA 对本药的妊娠安全性分级为 B 类。

2. 抗菌谱

(1)本药对链球菌属(包括溶血性链球菌、肺炎链球菌)、不产青霉素酶的葡萄球菌、梭状芽孢杆菌属、消化链球菌及产黑色素拟杆菌等具良好抗菌作用,对肠球菌具有中等抗菌作用,对流感嗜血杆菌及百日咳鲍特菌亦具有一定抗菌作用,对脆弱拟杆菌的抗菌作用差。

(2)淋病奈瑟球菌、脑膜炎奈瑟菌、白喉棒状杆菌、炭疽杆菌、牛型放线菌、念珠状链杆菌、李斯特菌、钩端螺旋体及梅毒螺旋体对本药敏感,其他革兰氏阴性需氧或兼性厌氧菌对本药敏感性差。

3. 妊娠风险评估与用药建议

(1)本药可通过胎盘,分布到羊水中。

(2)动物实验未发现本药损害生育力或胎仔。孕妇使用青霉素类药尚未发现对胎儿有不良影响。

(3)有研究发现在孕早期使用青霉素可能与儿童期哮喘有关。

因此,孕妇仅当明确需要时才可使用本药。

4. 用法用量

静脉滴注:一日 200 万～1 000 万 U,分 3～4 次给药。

肌内注射:一日 80 万～200 万 U,分 3～4 次给药。

5. 哺乳期用药 哺乳期用药安全等级为 L1,哺乳期间可以使用青霉素类药物。

风险评估:本药可随人类乳汁排泄。哺乳期妇女使用本药对乳儿的潜在影响包括肠道菌群改变、过敏反应等。

建议哺乳期妇女慎用本药。用药期间应监测乳儿是否出现胃肠道紊乱(如鹅口疮、腹泻)。

（二）阿莫西林

1．FDA 对本药的妊娠安全性分级为 B 类。

2．抗菌谱　对肺炎链球菌、溶血性链球菌等链球菌属，不产青霉素酶的葡萄球菌、粪肠球菌等需氧革兰氏阳性球菌，大肠埃希菌、奇异变形杆菌、沙门菌属、流感嗜血杆菌、淋病奈瑟球菌等需氧革兰氏阴性菌的不产 β- 内酰胺酶菌株及幽门螺杆菌具良好的抗菌活性。

3．风险评估与用药建议

（1）本药可通过胎盘，分娩后可在新生儿体内检测到。

（2）动物实验未见本药损害生育力和胎仔。

（3）孕妇使用本药通常不增加胎儿不良反应的风险，仅少量研究发现唇裂和腭裂的风险增加。有研究发现，孕早期使用青霉素可能与儿童期哮喘有关。

孕妇仅当明确需要时才可使用本药。

4．用法用量　每日 1～4g，分 3～4 次服。

5．哺乳期用药　哺乳期妇女仅当明确需要时才可使用本药。

风险评估：本药可随人类乳汁排泄，哺乳期妇女使用本药可能导致乳儿过敏。存在哺乳期妇女使用本药后乳儿出现腹泻的报道。其他潜在影响还包括干扰患儿发热细菌培养结果的解释。

用药建议：建议哺乳期妇女慎用本药。

二、头孢菌素类

（一）头孢呋辛

1．FDA 对本药的妊娠安全性分级为 B 类。

2．抗菌谱　需氧革兰氏阳性菌［金黄色葡萄球菌（包括甲氧西林敏感株）、凝固酶阴性葡萄球菌（包括甲氧西林敏感株）、化脓性链球菌、溶血性链球菌］，需氧革兰氏阴性菌［流感嗜血杆菌（包括氨苄西林耐药株）、副流感嗜血杆菌、卡他莫拉菌、淋病奈瑟球菌（包括产或不产青霉素酶株）、厌氧革兰氏阳性菌（消化链球菌属、丙酸杆菌属）］。

3．风险评估与用药建议

（1）本药可通过胎盘，在脐带血、羊水、胎盘中达到治疗浓度。

（2）动物实验未发现本药损害生育力或胎仔。

（3）孕期使用头孢菌素通常认为较安全，多数研究未发现孕妇使用本药增加先天畸形的风险。

尚无孕妇用药的充分、良好对照的研究，仅当明确需要时才可使用本药。

4．用法用量

（1）口服给药一次 0.25g，一日 2 次，疗程为 7 日（5～10 日）。

（2）肌内注射一次 0.75g，每 8 小时 1 次。如需要，可增至每 6 小时 1 次，总日剂量为 3～6g。静脉注射一次 0.75g，每 8 小时 1 次。对较严重感染者，应增至一次 1.5g，每 8 小时 1 次。如需要可增至每 6 小时 1 次，总日剂量为 3～6g。

5．哺乳期用药　肌肉注射或静脉注射 0.75g，每日 3 次。对于较重的感染，可增加至每次 1.5g，每日 3 次。哺乳期用药安全等级为 L2。

风险评估：本药可随人类乳汁排泄。哺乳期妇女使用本药不增加乳儿的不良反应。哺乳期妇女使用本药可能导致乳儿肠道菌群改变。

（二）头孢克洛

1．FDA 对本药的妊娠安全性分级为 B 类。

2．抗菌谱　①革兰氏阳性需氧菌：葡萄球菌（包括产凝固酶阳性、凝固酶阴性和产青霉素酶的菌株）、肺炎球菌、化脓性链球菌。②革兰氏阴性需氧菌：枸橼酸杆菌、大肠埃希菌、流感嗜血杆菌（包括产 β 内酰胺酶、对氨苄西林耐药的菌株）、克雷伯菌、卡他莫拉菌（淋病双球菌）、淋病奈瑟球菌、奇异变形杆菌。③厌氧菌：拟杆菌属（除脆弱拟杆菌外）、黑色消化球菌、消化链球菌属、痤疮丙酸杆菌。

3．风险评估与用药建议

（1）本药可通过胎盘。

（2）动物实验未发现本药损害生育力和胎仔。

（3）孕妇使用本药未发现先天畸形的风险增加。孕期使用头孢菌素通常认为较安全，仅有一项研究发现房间隔缺损与孕早期使用头孢菌素有关。

（4）孕妇及可能妊娠的妇女慎用本药。

4．用法用量　口服。①普通制剂：宜空腹口服。常用量为一次 250mg，一日 3 次。严重感染或敏感性较差的细菌引起的感染，剂量可加倍，单日剂量不宜超过 4g。②缓释制剂：常用量为一次 375～750mg，一日 2 次。

5．文献报道　孕妇使用本药未发现先天畸形的风险增加。一项病例对照研究纳入无先天畸形新生儿的母亲（人群对照组，$n=38\ 151$）、唐氏综合征的新生儿的母亲（患者对照组，$n=812$）以及先天畸形胎儿或新生儿的母亲（病例组，$n=22\ 865$）。病例组、人群对照组和患者对照组分别有 1.35%、1.15% 和 1.97% 的母亲使用了头孢菌素。头孢克洛的口服剂量为一次 250～500mg、一日 2 次，共 5～10 日。病例组先天性心血管畸形和畸形足的风险增加，但当数据仅限于评价药物治疗时未发现该风险。研究者推测致畸作用与头孢菌素无关,但需进一步研究以评估单个头孢菌素的致畸作用。

6. 哺乳期用药

（1）风险评估：少量本药可随母乳排泄。存在哺乳期妇女使用本药后乳儿出现腹泻的个案报道。哺乳期妇女使用本药对乳儿的潜在影响包括肠道菌群改变、过敏反应。

（2）用药建议：哺乳期妇女用药应谨慎。

三、大环内酯类药物

（一）阿奇霉素

1. FDA对本药的妊娠安全性分级为B类。

2. 风险评估与用药建议

（1）本药可通过胎盘，可在脐带血、羊水中检测到。

（2）动物实验发现本药对生育力有轻微影响，以及对母体毒性和子代出生后发育的影响，但未发现胎仔毒性或致畸性。

（3）多数研究未发现孕期使用本药会增加严重出生缺陷、流产或其他母体和胎儿不良事件的风险。有研究发现，孕期使用本药会增加自然流产的风险。孕中晚期使用大环内酯类药物也未发现分娩小于胎龄儿的风险增加。

孕妇必须在有明确需求时才能使用本药。由于孕妇的药物代谢动力学参数无显著改变，因此用药时无需调整剂量。

3. 文献报道 孕妇使用本药后未发现先天畸形的风险增加。一项回顾性队列研究未发现母体使用阿奇霉素增加了出生缺陷的风险。该研究随机选取使用以下抗生素的孕妇：阿莫西林（$n=14\,534$）、阿奇霉素（$n=1\,459$）、环丙沙星（$n=588$）、多西环素（$n=1\,843$）、红霉素（$n=2\,128$）、多种抗生素（$n=6\,097$）或不用抗生素（$n=3\,400$）。研究排除了患有糖尿病或服用已知致畸药物的女性。总体先天畸形率为2.9%且各组间无显著差异。

4. 妊娠药物代谢动力学 本药可通过胎盘，可在脐带血、羊水中检测到。20名女性在择期剖宫产前6～168小时口服阿奇霉素1g。在给药后72小时内脐动脉和脐静脉的药物浓度较低（19～38ng/mL）。脐带血峰浓度（给药后12～24小时）为母体血清峰浓度（给药后6小时）的87%。给药后6小时羊水浓度最高（151ng/mL，为母体血清浓度的50%），随后迅速降低。阿奇霉素在胎盘的半衰期约为70小时，羊水中约为30小时，脐带血清中约为12小时。未发现婴儿明显不良事件。

5. 哺乳期用药 哺乳期用药安全等级为L2。

用药建议：哺乳期妇女使用本药需谨慎。用药后应监测乳儿是否出现腹泻、呕吐和皮疹。

（二）克拉霉素

1. FDA 对本药的妊娠安全性分级为 C 类。

2. 风险评估

（1）本药可通过胎盘。

（2）动物实验发现睾丸萎缩、胎仔心血管异常、腭裂、生长迟缓等不良事件，对动情周期、分娩无影响。

（3）孕早期暴露于本药未发现致畸风险增加，但发现流产风险增加。

（4）孕中晚期暴露于大环内酯类抗生素未发现分娩小于胎龄儿（SGA）的风险增加。孕晚期暴露于大环内酯类抗生素未增加新生儿幽门狭窄或肠套叠风险。

3. 用药建议 除非无其他替代疗法，否则孕妇不应使用本药。如在用药期间受孕，应告知患者用药对胎儿可能产生的危害。说明书建议孕妇禁用本药。

四、四环素类

米诺环素

1. FDA 对本药的妊娠安全性分级为 D 类。

2. 抗菌谱 与四环素相近。对革兰氏阳性菌（包括耐四环素的金黄色葡萄球菌、链球菌）及淋病奈瑟菌具有较强作用，对革兰氏阴性杆菌的作用较弱，对沙眼衣原体、解脲支原体亦具有较强抑制作用。近年来因抗生素滥用，大多数常见革兰氏阳性及阴性菌均对本药耐药。

3. 风险评估与用药建议

（1）本药可通过胎盘，可能对胎儿造成伤害。男性用药后可在精液中检测到。

（2）动物实验表明本药可引起胎仔骨骼畸形（肢骨弯曲）、体重降低、母体体重增量明显减少，并且对雄性大鼠的精子形成有不良影响。

（3）已有母体使用本药后发生先天性异常（包括肢体减少）的罕见自发报告。由于资料有限，无法确定因果关系。有限的资料表明孕早期暴露于四环素类药不增加出生缺陷。

（4）有研究发现孕期使用本药与自然流产风险增加有关。

（5）本药可沉积在发育的牙齿和骨钙质区，在孕期的后半期使用（尤其是长期或反复用药）可能导致牙齿永久性变色（黄-灰-棕）和牙釉质发育不全，抑制胎儿骨骼生长。

（6）本药局部给药后全身吸收少，预期不会造成明显的胎儿暴露。

（7）通常四环素类抗生素作为孕妇二线抗菌药。在牙齿发育阶段（孕期的后半期）不应使用四环素类抗生素，除非其他药物可能无效。有研究发现，孕期使用本药与自然流产风险增加有关。

五、硝基咪唑类

（一）甲硝唑

1. FDA 对本药的妊娠安全性分级为 B 类。

2. 风险评估与用药建议

（1）本药可通过胎盘，并迅速进入胎儿血液循环。

（2）动物实验未发现本药有致畸性或其他胎仔毒性，但发现对睾丸和精液的生成有影响，以及致癌性，目前尚不能根据本药的致癌性评估其对胎儿的影响。

（3）多数研究显示，孕期使用本药不增加先天畸形或其他不良事件（如早产、低出生体重或小于胎龄儿）的风险。但有研究发现，孕早期暴露于本药增加伴或不伴腭裂的唇裂的风险，以及自然流产的风险。存在孕晚期使用本药导致新生儿脑损伤的个案报道。

（4）研究显示本药对母体和新生儿的血液学无影响。

3. 哺乳期用药　哺乳期妇女应根据药物对母体的重要性考虑停药或停止哺乳。哺乳期妇女单次口服本药 2g 后停止哺乳 12～24 小时，以使药物排泄。

（二）替硝唑

1. FDA 对本药的妊娠安全性分级为 C 类。

2. 风险评估

（1）本药可通过胎盘屏障。

（2）动物实验发现胎仔死亡率轻微增加，但未发现致畸性或其他胚胎、胎仔毒性。

（3）人类孕期使用本药的经验有限，尚未发现孕妇使用本药可增加畸形的风险。

（4）动物研究发现本药对精子参数有明显影响，可导致生育力降低。因此，男性患者使用本药可能损害生育力。

3. 用药建议

（1）孕早期妇女禁用本药。如不慎用药，应借助胎儿超声检查及时决定是否终止妊娠。

（2）孕中晚期女性仅在明确需要时才可使用本药。如不慎使用本药，无需终止妊娠或进行侵入性检查。

4. 文献报道　孕妇使用本药未见致畸风险增加。匈牙利一项病例对照研究评价了口服替硝唑（一日 1～2g，连用 6～7 日）对妊娠结局的影响。对照组为新生儿无任何缺陷的孕妇（$n = 38\ 151$），病例组为胎儿或新生儿有先天畸形的孕妇（$n = 22\ 865$）。病例组中 10 名（0.04%）先天畸形的胎儿或新生儿与对照组中 16 名（0.04%）无先天畸形的新生儿曾宫内暴露于替硝唑。其中，4 名先天畸形和 10 名正常新生儿在孕中期暴露，6 名先天畸形和 6 名正常新生儿在孕早期暴露。结果显示，孕期暴露于替硝唑未见潜在致畸性。

5. 哺乳期用药　哺乳期用药安全等级为 L3。

本药可随乳汁排泄，给药后 72 小时仍可在乳汁中检测到。但尚无乳儿出现不良反应的报道。哺乳期妇女避免使用本药。若必须用药，可暂停哺乳 3 日，并吸出此期间的乳汁，停药 3 日后方可重新哺乳。

六、喹诺酮类

左氧氟沙星

1. FDA 对本药的妊娠安全性分级为 C 类，孕早期禁用。

2. 抗菌谱　体外试验和临床试验表明本药对以下微生物有抗菌活性。

（1）革兰氏阳性需氧菌：粪肠球菌（多种菌株仅中度敏感）、金黄色葡萄球菌（甲氧西林敏感菌株）、表皮葡萄球菌（甲氧西林敏感菌株）、腐生葡萄球菌、肺炎球菌（包括多重耐药性菌株）、化脓性链球菌、炭疽杆菌。

（2）革兰氏阴性需氧菌：阴沟肠杆菌、大肠埃希菌、流感嗜血杆菌、副流感嗜血杆菌、肺炎克雷伯菌、军团菌、卡他莫拉菌、奇异变形杆菌、铜绿假单胞菌、黏质沙雷菌。

（3）其他微生物：肺炎衣原体、肺炎支原体。

3. 风险评估

（1）本药可通过胎盘屏障。

（2）动物实验未发现本药有致畸作用或对生育力有损害，但可见胎仔体重减轻和死亡率增加。幼鼠和幼犬口服和注射本药，出现负重关节永久性损伤。不同种属动物中还发现其他不良反应，包括负重关节软骨侵蚀和关节病。

（3）有限的数据表明，孕早期使用本药可能不增加重大畸形的发生率，但有研究发现孕期使用本药后自然流产的风险增加。

4. 用药建议

（1）孕妇用药应权衡利弊。说明书建议孕妇或可能妊娠的女性禁用本药（全身给药）。

（2）如孕早期不慎服用喹诺酮类药，无需终止妊娠，但应进行详细的超声检查。

5. 文献报道　有限的数据表明，孕早期使用喹诺酮类药物不增加重大畸形的发生率。

七、林可霉素类

克林霉素

1. FDA 对本药的妊娠安全性分级为 B 类。

2. 抗菌谱

（1）需氧革兰氏阳性球菌：金黄色葡萄球菌（包括产青霉素酶和不产青霉素酶的菌株）、表皮葡萄球菌（包括产青霉素酶和不产青霉素酶的菌株）、链球菌（肠球菌除外）、肺炎球菌。

（2）厌氧革兰氏阴性杆菌属：拟杆菌属（含脆弱拟杆菌属和产黑色素拟杆菌属）、梭杆菌。

（3）厌氧革兰氏阳性不产芽孢杆菌属：丙酸杆菌属、真杆菌属、放线菌属。

（4）厌氧和微需氧的革兰氏阳性杆菌属：消化球菌属、微需氧链球菌、消化链球菌属。

3. 风险评估与用药建议

（1）本药可通过胎盘，可在脐带血和胎儿组织中检测到。

（2）动物实验未发现本药有致畸性或对动物交配、生育力有影响，也未发现对后代发育有不良影响。

（3）有研究发现孕早期使用本药可增加先天畸形的风险。孕中晚期使用本药未增加先天畸形或分娩小于胎龄儿的风险。

（4）克林霉素磷酸酯注射液含有苯甲醇，而苯甲醇可通过胎盘。

（5）孕妇仅当明确需要时方可使用本药。

4. 用法用量

（1）口服给药：一次 150～300mg，每 6 小时 1 次。重症感染可增至 1 次 300～450mg，每 6 小时 1 次。

（2）静脉滴注及肌内注射：轻中度感染一日 600～1 200mg，重度感染一日 1 200～2 700mg，分 2～4 次给药。

八、抗真菌药物

（一）氟康唑

1. FDA 对本药的妊娠安全性分级为 C 类。

2. 风险评估与用药建议

（1）本药的分子量足够小，预计可通过胎盘。

（2）动物实验未见本药对生育力有影响，但围产期注射给药发现难产和分娩延迟。器官形成期口服给药发现母体体重增长迟缓、流产，胎仔多肋骨、肾盂扩张、骨化降低，高剂量给药时发现胚胎致死率增加和胎仔畸形。

（3）用药建议：除非有明确需要或发生潜在的危及生命的感染，孕期应避免使用本药。育龄妇女使用本药 1 日 400～800mg 治疗时和停药后 1 周内应采取有效的避孕措施。

3. 哺乳期用药　哺乳期用药安全等级为 L2。本药可随母乳排泄，母乳浓度与母体血浆浓度相似。哺乳期妇女服用本药未发现乳儿严重不良事件，乳儿服用本药治疗念珠菌病也未发现不良事件。如果单次使用本药 150mg，则可继续哺乳；多次用药或使用大剂量的本药后，建议停止哺乳。

（二）克霉唑

1．FDA 对本药的妊娠安全性分级为 B 类（外用或阴道用制剂）和 C 类（口服制剂）。

2．风险评估与用药建议

（1）本药是否通过胎盘屏障尚不明确。

（2）动物实验中，阴道给药未发现胎仔损害，口服给药发现胚胎毒性（可能继发于母体毒性）、交配受损、同胎产仔数减少、存活幼仔数减少，但未发现致畸性。

（3）本药可抑制芳香化酶，可能有胚胎毒性，但尚未发现孕期（包括孕早期）使用本药与出生缺陷有关。孕早期使用本药是否增加自然流产的风险尚不明确。

（4）孕期使用本药口服制剂应权衡利弊。

3．文献报道　临床研究未发现孕期（包括孕早期）使用本药与出生缺陷有关。一项美国密歇根州医疗补助计划的监测性研究收集了在 1985—1992 年间完成妊娠的 229 101 例患者信息。2 624 名新生儿在孕早期暴露于克霉唑（母亲阴道用药），其中有 118 例（4.5%）存在重大出生缺陷（预期 112 例），该数据不支持阴道使用克霉唑与先天缺陷有关。

4．哺乳期用药　哺乳期用药安全等级为 L2。哺乳期妇女外用本药较安全，但仍应慎用。

九、抗病毒药物

阿昔洛韦

1．FDA 对本药的妊娠安全性分级为 B 类。

2．风险评估与用药建议

（1）本药易通过胎盘。

（2）动物实验未发现本药有致畸性，但在高剂量时发现有生育力损害。

（3）孕早期使用本药未发现重大出生缺陷的风险增加。但有研究发现，孕早期使用抗疱疹病毒药或母亲患生殖器疱疹均可增加发生腹裂的风险。

（4）本药对肾功能有不良影响，孕晚期静脉给药可能增加对肾功能的不良影响。

（5）局部给予本药极少吸收，故孕期局部给药风险极小。

（6）孕妇用药应权衡利弊。

3．文献报道　孕早期使用本药未发现重大出生缺陷的风险增加。一项基于人群的队列研究发现，孕早期使用阿昔洛韦或伐昔洛韦后重大出生缺陷的风险未增加。

4. 哺乳期用药 哺乳期用药安全等级为 L2。哺乳期妇女可使用本药。本药全身给药可随乳汁排泄。本药局部给药后的全身吸收极少,预期不会导致乳儿暴露。哺乳期妇女使用本药未发现乳儿不良反应。哺乳期妇女慎用本药。

各种抗感染药物在妊娠各阶段的使用汇总见表 5-2-1。

表 5-2-1 各种抗感染药物在妊娠各阶段的使用汇总

药物名称	FDA 妊娠分级	孕早期	孕中期	孕晚期	备注
青霉素	B	安全	安全	安全	明确需要可使用,首选
阿莫西林	B	安全	安全	安全	明确需要可使用
头孢呋辛	B	安全	安全	安全	明确需要可使用
头孢克洛	B	安全	安全	安全	明确需要可使用
左氧氟沙星	C	禁用(2003 年修订)	权衡利弊	权衡利弊	国内禁用
甲硝唑	B	不建议使用	明确需要可使用	明确需要可使用	孕早期不建议使用
替硝唑	C	禁用	明确需要可使用	明确需要可使用	孕早期禁用
红霉素	B	明确需要可使用	明确需要可使用	明确需要可使用	—
阿奇霉素	B	安全	安全	安全	明确需要可使用
克拉霉素	C	权衡利弊	权衡利弊	权衡利弊	国内禁用
美罗培南	B	权衡利弊	权衡利弊	权衡利弊	利大于弊时可以使用
亚胺培南-西司他汀钠	C	权衡利弊	权衡利弊	权衡利弊	利大于弊时可以使用
阿米卡星	D	权衡利弊	权衡利弊	权衡利弊	可能会造成后代先天性耳聋
万古霉素	C	明确需要可使用	明确需要可使用	明确需要可使用	需进行血药浓度监测
氟康唑	D	除非明确需要,否则避免使用	除非明确需要,否则避免使用	除非明确需要,否则避免使用	发生潜在危及生命的感染
两性霉素 B	B	权衡利弊	权衡利弊	权衡利弊	真菌感染危重患者
米诺环素	D	权衡利弊	权衡利弊	不建议使用	孕中后期使用损伤牙齿和抑制骨骼生长
克林霉素	B	明确需要可使用	明确需要可使用	明确需要可使用	明确需要可使用
阿昔洛韦	B	权衡利弊	权衡利弊	权衡利弊	孕 20 周前慎用
更昔洛韦	C	权衡利弊	权衡利弊	权衡利弊	可能引起胎儿毒性

第三节　镇痛药及解热镇痛抗炎药

一、解热镇痛抗炎药

（一）对乙酰氨基酚

1. FDA 对本药的妊娠安全性分级为 B 类（口服给药）和 C 类（静脉给药）。

2. 风险评估

（1）本药可通过胎盘，分娩后可立即在新生儿的脐带血、血清和尿液中检出。

（2）动物实验发现母代和子代生育力降低、胎仔毒性（体重和身长降低、骨骼变异、肝脏和肾脏坏死、动脉导管收缩）。

（3）孕期使用本药未见增加严重先天畸形的风险，但存在引起法洛四联症、隐睾症的报道。

（4）孕期使用常规剂量的本药未见增加流产或死产的风险，但过量服用后若延误治疗，则可能增加自然流产或胎儿死亡的风险。

（5）有研究表明，孕期使用本药可能导致儿童多动障碍（HKD）、注意缺陷与多动障碍、交流障碍、运动发育延迟，母体子痫前期和一些血管疾病。孕晚期使用本药可见产前动脉导管收缩，也有研究未发现其相关性。

（6）根据动物实验数据，本药可能降低男性和女性患者的生育力，尚不明确该影响是否可逆。

3. 用药建议　本药可用于治疗孕期疼痛。高热会引发致畸、流产、胎儿中枢神经发育不全以及先天性心血管疾病等风险，故在物理降温、充足补水并对因治疗的基础上，可选择本药进行退热治疗。用药时无需调整剂量，但建议使用最低有效剂量并持续最短时间。因孕期长期使用本药可增加儿童哮喘风险，因此推荐间隔使用。

4. 哺乳期用药　尚无哺乳期静脉注射本药的研究。本药口服后有少量随乳汁排泄。单次口服本药 1g 后，乳儿摄入的平均和最大日剂量约为母体剂量的 1% 和 2%。哺乳期妇女解热镇痛可首选本药。

（二）阿司匹林

1. 风险评估

（1）本药易通过胎盘。近足月时用药，新生儿血药浓度高于母亲。产妇分娩前使用本药，脐血和新生儿血清中均可检测到水杨酸，宫内暴露的新生儿尿液中也可检测到水杨酸和其他代谢物。

（2）妊娠 20 周内使用本药轻微增加流产风险，受孕前后或使用超过 1 周的风险最高。妊娠 20 周或之后使用阿司匹林可导致罕见且严重的胎儿肾脏问题，可能引起宫内羊水不足并出现并发症。

（3）前列腺素可影响流产和分娩时的子宫收缩，而本药可抑制前列腺素的合成。孕晚期服用高剂量的本药（大于 1 日 300mg）可能导致母体出血、孕期延长或产程延长、子宫收缩抑制、胎儿心肺毒性（如动脉导管收缩或提前关闭）、新生儿低出生体重、新生儿持续性肺动脉高压及心力衰竭，死胎和新生儿死亡的发生率增加。分娩前短期服用高剂量的本药可导致胎儿颅内出血，尤其是早产儿。

2. 用药建议　孕妇使用本药应权衡利弊。孕早中期每日剂量不超过 300mg，孕晚期每日剂量不超过 150mg。用药时应用多普勒超声定期监测胎儿的动脉导管，如发现羊水过少，应停药。除特殊情况需使用低剂量的本药外，FDA 建议妊娠 20 周或之后避免使用阿司匹林，确有必要使用时，应限制在短时间内使用最低有效剂量。孕期解热镇痛药首选对乙酰氨基酚，本药为次选。

3. 哺乳期用药　哺乳期妇女使用本药对乳儿有显著的影响，应慎用。厂家建议哺乳期妇女应停药或停止哺乳。美国儿科学会建议使用小剂量阿司匹林（1 日 75～162mg），需更高剂量时应使用其他药物，用药时应监测乳儿是否出现不良反应（溶血、长期出血、代谢性酸中毒）。

（三）布洛芬

1. FDA 对本药的妊娠安全性分级为 C 类（孕 30 周前）和 D 类（孕 30 周后）。

2. 风险评估

（1）大鼠和家兔实验显示本药可通过胎盘。

（2）有研究发现，宫内暴露于布洛芬与出生缺陷有关，但数据尚存在争议。受孕前后使用布洛芬或孕期使用布洛芬超过 1 周，还可能增加流产的风险。

（3）孕期使用本药可见低出生体重儿及婴儿哮喘。

（4）孕晚期使用布洛芬可见非致畸毒性，包括动脉导管产前收缩、胎儿三尖瓣反流、产后动脉导管未闭合、肾功能不全或肾衰竭、羊水过少、新生儿坏死性小肠结肠炎、颅内出血、新生儿持续肺动脉高压。

3. 用药建议　因本药可增加胎儿动脉导管早闭的风险，孕晚期（孕 30 周后）应避免使用本药。FDA 建议妊娠 20 周或之后避免使用布洛芬，如必需使用，应告知风险，在短时间内使用最低有效剂量，并定期超声监测胎儿的循环（每周 1～2 次），若出现导管收缩或羊水过少，应立即停药。国内厂家建议孕妇禁用本药全身制剂。

二、镇痛药

（一）曲马多

1. FDA 对本药的妊娠安全性分级为 C 类。

2. 风险评估

（1）本药可通过胎盘。

（2）动物实验未发现本药对生育力有影响和致畸性，但发现母体毒性、其他胚胎 / 胎仔毒性（死亡、胎仔重量减轻、骨化减少）、后代发育和行为迟缓以及存活率降低。

（3）孕期使用曲马多可能会引起出生缺陷（包括神经管缺陷、先天性心脏缺陷、腹裂）、早产、生长迟缓、死产、身体依赖性和新生儿戒断综合征。

（4）临产和分娩时暴露于该药或停药均可能引起胎儿依赖性、新生儿急性呼吸抑制等。本药可能引起新生儿呼吸频率改变，但通常无临床意义。阿片类镇痛药（包括本药）可短暂降低宫缩强度、持续时间和宫缩频率，可能延长产程。

3. 用药建议　孕妇不能使用本药全身给药，临产和分娩时也不推荐使用本药。宫内暴露于本药的新生儿应监测是否出现新生儿戒断综合征（NAS）、过度镇静和呼吸抑制的体征，并给予相应的治疗。

4. 哺乳期用药　哺乳期用药安全等级为 L3。不推荐本药用于哺乳期妇女产后镇痛。

（二）吗啡

1. FDA 对本药的妊娠安全性分级为 C 类。

2. 风险评估与用药建议

（1）本药及其代谢物吗啡 -3- 葡糖苷酸（M3G）可通过胎盘屏障。

（2）动物实验发现生育力损害、胎仔不良反应、幼仔不良反应、母体毒性。

（3）孕期使用阿片类药可能引起出生缺陷、早产、生长迟缓、死产、身体依赖性和 NAS。

（4）孕期使用本药应权衡利弊，不推荐临产和分娩时使用。国内厂家建议孕期、临产女性禁用本药。

（5）宫内暴露于本药的新生儿应监测是否出现 NAS、过度镇静和呼吸抑制的体征，并给予相应的治疗。如新生儿出现吗啡诱导的呼吸抑制，可使用吗啡类中度解毒药（如纳洛酮）。

（6）全身使用阿片类药可作为分娩镇痛不能使用局部麻醉患者的一种选择。中华医学会麻醉学分会建议，分娩镇痛首选椎管内分娩镇痛，药物可选择罗哌卡因或布比卡因 + 芬太尼或舒芬太尼。建议孕妇使用非阿片类药治疗慢性非癌性疼痛，除非严重疼痛或使用其他药物不能控制疼痛。如可能，使用阿片类药治疗慢性非癌性疼痛的患者在妊娠前应缓慢逐渐减少药物剂量，至停药或维持在最低有效剂量。如在孕期逐渐减量，应注意母体和胎儿戒断症状的风险。使用阿片类药辅助治疗可以改善母体结局时可以考虑用药。

3. 哺乳期用药　哺乳期用药安全等级为 L3。哺乳期可使用本药的治疗剂量。本药及其活性代谢产物吗啡 -6- 葡糖苷酸（M6G）均可随乳汁排泄，可能导致乳儿出现过度镇静和呼吸抑制。使用本药的母亲停药或停止哺乳后，乳儿可能出现戒断症状。阿片类药用于分娩镇痛可能延迟或抑制泌乳，还可能影响正常新生儿的吸吮反射。

使用本药期间不推荐哺乳。通过母乳暴露于本药的婴儿，应监测是否出现过度镇静、呼吸抑制。哺乳期妇女控制产后疼痛或围产期后手术镇痛首选非阿片类镇痛药，如需使用麻醉性镇痛药时，本药为首选药物之一。必须用药时，应采用最低有效剂量和持续最短时间。

常用镇痛药及解热镇痛抗炎药在妊娠各阶段的应用汇总见表 5-3-1。

表 5-3-1　常用镇痛药及解热镇痛抗炎药在妊娠各阶段的应用汇总

药物名称	FDA 分类	孕早期	孕中期	孕晚期	备注
对乙酰氨基酚	B	安全	安全	安全	孕期解热镇痛首选
吗啡	C	权衡利弊	权衡利弊	不推荐临产使用	国内说明书禁用
布洛芬	C（孕 30 周前）和 D（孕 30 周后）	权衡利弊	权衡利弊	孕晚期禁用	国内说明书建议禁用
阿司匹林	C	权衡利弊	权衡利弊	尽量避免使用	若必须使用，建议短时间最低有效剂量
曲马多	C	权衡利弊	权衡利弊	不推荐临产使用	—
羟考酮	B（片剂和口服药物）和 C（缓释片）	不推荐	不推荐	不推荐	—

第四节　其他口腔科用药

一、口腔黏膜用药

沙利度胺

1. FDA 对本药的妊娠安全性分级为 X 类。

2. 风险评估

（1）本药可通过胎盘，胎儿浓度与母体浓度几乎相同。

（2）动物实验未发现雌兔生育力受影响，但发现雄兔睾丸的病理学和组织病理学效应。此外，还发现流产发生率和胎仔毒性（包括畸形）增加。

（3）本药为人类致畸物，孕妇用药可导致高发生率的严重和危及生命的出生缺陷，如无肢（缺少四肢）、海豹肢（短肢）、骨骼柔韧性降低、骨骼缺失、外耳畸形（包括无耳、小耳、外耳道狭窄或缺失）、面瘫、眼畸形（无眼、小眼）、先天性心脏缺损，以及消化道、泌尿道和生殖器官畸形。据报道，本药导致发育异常的胎儿在出生时死亡或出生后不久死亡的发生率约为40%。孕期即使服用单剂本药也可能导致出生缺陷。

3．用药建议　本药可导致胚胎 - 胎儿损害，孕妇和可能妊娠的女性禁用。育龄妇女（包括医务人员）应避免接触本药（胶囊或内容物）。育龄妇女用药前应排除妊娠。

二、镇静药物

咪达唑仑

1．FDA对本药的妊娠安全性分级为D类。

2．风险评估

（1）本药可通过胎盘，可在脐血和羊水中检测到。

（2）动物实验未发现本药对生育力和子代发育有不良影响。

（3）孕后期或分娩期间使用本药可能导致新生儿昏睡、低体温、呼吸抑制、肌张力减退等。此外，还可能出现低血糖和黄疸。

（4）孕期使用苯二氮䓬类药是否增加先天畸形风险尚存在争议。存在孕早期使用本药引起先天性侏儒的报道。

3．用药建议　特殊情况下，孕妇可使用本药，但用药时需权衡利弊（尤其是在需要全麻药或镇静药且手术时间超过3小时，或需要多次手术时）。妊娠后半期暴露于本药的新生儿应观察是否出现戒断症状。

剖宫产术全麻诱导可用硫喷妥钠、丙泊酚、依托咪酯、氯胺酮及临床常用肌肉松弛药，在进行消化内镜诊疗使用哌替啶镇静不能达到良好的效果时，本药是首选的苯二氮䓬类药，但应尽量避免用于孕早期。

4．文献报道　本药用于剖宫产术诱导麻醉可能引起新生儿呼吸抑制、神经行为不良反应、低血糖和黄疸。

5．哺乳期用药　哺乳期用药安全等级为L2。哺乳期妇女使用本药应权衡利弊，不应高剂量和长期用药，用药后24小时内应避免哺乳。

第五节　全身药物的选择

抗感染首选青霉素及其衍生物，以及青霉素与 β- 内酰胺酶抑制剂（如克拉维酸钾或舒巴坦钠）的组合。在长期使用中已证明其具有安全性，其中青霉素和氨基青霉素（氨苄西林和阿莫西林）具有最可靠的安全性数据。因此可作为孕期抗感染药物的首选。

头孢菌素在孕期有长期使用记录，是孕期许多感染的一线选择，一般用于对青霉素治疗不耐受的患者。

大环内酯类中的红霉素及阿奇霉素可作为对青霉素过敏的患者的口腔感染的选择，大环内酯类药物仅少量穿过胎盘，但是克拉霉素国内说明书禁用于孕妇。

对于厌氧菌感染，硝基咪唑类抗菌药物如甲硝唑是口腔治疗的常用药物，属 B 类药物。在动物实验中发现该药对胎畜具有毒性，而口服给药并无毒性。临床资料显示，孕早期应用甲硝唑并未增加胎儿的致畸率。但在国内药品说明书中，甲硝唑多为孕妇禁用。研究显示，甲硝唑未增加胎儿致畸风险，但是在孕早期（12 周内）不建议使用。替硝唑说明书显示孕早期禁用，孕中期和孕晚期可用。其他可以抗厌氧菌的抗生素如克林霉素、部分喹诺酮类以及碳青霉烯类，若患者必需，可酌情选择。

对于孕期严重革兰氏阳性菌感染，如耐甲氧西林的金黄色葡萄球菌感染，可选用万古霉素。万古霉素在孕中期和孕晚期来说较安全。在孕中期或孕晚期接受万古霉素治疗至少 1 周后，胎儿未出现异常，包括听力损失或肾毒性。由于有关万古霉素在孕早期使用的信息有限，因此在此期间使用需要谨慎。

对于真菌感染，使用各种全身性抗真菌药物如氟康唑等可能与胎儿畸形有关，除非明确需要或者发生潜在危及生命的感染，应在孕期避免使用。两性霉素 B 是治疗孕期深部和危及生命的真菌感染的首选药物。

对乙酰氨基酚是孕期最常用的镇痛药。大多数现有研究未显示对乙酰氨基酚与先天性异常风险增加有任何关联，被认为是整个孕期使用的最安全的镇痛药。由于缺乏动物和人体研究，静脉注射对乙酰氨基酚的 FDA 评级为 C 类。

布洛芬在孕晚期应避免使用。有证据表明，在孕后期使用布洛芬或较新型 COX-2 抑制剂可能会延长分娩时间。同样，阿司匹林在镇痛剂量中，也因为流产、胎儿血管破裂等潜在风险，除特殊情况需使用外，FDA 建议妊娠 20 周或之后避免使用。若使用阿片类镇痛药应权衡利弊。若必须使用，羟考酮片剂为 B 类，其他均为 C 类。

糖皮质激素的潜在致畸作用一直是其在孕期使用的主要问题。只有在利大于弊时，才应在孕期使用。应避免在孕早期使用。

在孕期应注意的药物有利巴韦林、沙利度胺、异维 A 酸药物，这些为 X 类，要避免使用。

（牛子舟　史亦丽）

参 考 文 献

[1] CRIDER K S，CLEVES M A，REEFHUIS J，et al. Antibacterial Medication Use During Pregnancy and Risk of Birth Defects：National Birth Defects Prevention Study. Arch Pediatr Adolesc Med，2009，163（11）：978-985.

[2] AILES E C，GILBOA S M，GILL S K，et al. The National Birth Defects Prevention Study. Association between antibiotic use among pregnant women with urinary tract infections in the first trimester and birth defects，National Birth Defects Prevention Study 1997 to 2011. Birth Defects Res A Clin Mol Teratol，2016，106（11）：940-949.

[3] CRIDER K S，CLEVES M A，REEFHUIS J，et al. Antibacterial Medication Use During Pregnancyand Risk of Birth Defects：National Birth Defects Prevention Study. Arch Pediatr Adolesc Med，2009，163（11）：978-985.

[4] SALMAN S，ROGERSON S J，KOSE K，et al. Pharmacokinetic Prope rties of Azithromycin in Pregnancy. Antimicrob Agents Chemother，2010，54（1）：360-366.

[5] BAR O B，WEBER S C，BERLIN M，et al. The outcomes of pregnancy in women exposed to the new macrolides in the first trimester：aprospective multicentre observational study. Drug Saf，2012，35（7）：589-598.

[6] LIN K J，MITCHELL A A，YAU W P，et al. Satety of macrolides during pregnancy. Am J Obstet Gynecol，2013，208（3）：221.e1-e8.

[7] WITT A，SOMMER E M，CICHNA M，et al. Placental Passage of Clarithromycin Surpasses Other Macrolide Antibiotics. Am J Obstet Gynecol，2003，188（3）：816-819.

[8] CZEIZEL A E，KAZY Z，VARGHA P. Oral Tinidazole Treatment During Preqnancyand Teratogenesis. Int J Gynaecol Obstet，2003，83（3）：305-306.

[9] FDA Label（2017-02-08）-LEVAQUIN（Levofloxacin Tablet，Injection）（Janssen Pharmaceuticals，Inc.）.

[10] WOGELIUS P，NRGAARD M，GISLUM M，et al. Further Analysis of the Risk of Adverse Birth Outcome After Maternal Use of Fluoroquinolones. Int J Antimicrob Agents，2005，26（4）：323-326.

[11] REBORDOSA C，KOGEVINAS M，BECH B H，et al. Use of Acetaminophen During Pregnancy and Risk of Adverse Pregnancy Outcomes. Int J Epidemiol，2009，38（3）：706-714.

[12] PERZANOWSKI M S，MILLER R L，TANG D，et al. Prenatal Acetamin ophen Exposure and Risk of Wheeze at Age 5 Years in an Urban Low-Income Cohort. Thorax，2010，65（2）：118-123.

[13] RUMACK C M，GUGGENHEIM M A，RUMACK B H，et al. Neonatal intracranial hemorrhage and maternal use of aspirin.Obstet Gynecol，1981，58（Suppl）：52S-56S.

[14] BROUSSARD C S，RASMUSSEN S A，REEFHUIS J. National Birth Defects Prevention Study：Maternal

treatment with opioid analgesics and risk for birth defects. AmJ Obstet Gynecol，2011，204：314-317.

[15] GUR CHAMUTAL，DIAV C O，SHECHTMAN S，et al. Pregnancy outcome after first trimester exposure to corticosteroids：a prospective controlled study. Reprod Toxicol，2004，18（1）：93-101.

[16] LIU J，FENG Z C，LI J，et al. Antenatal dexamethasone has no adverse effects on child physical and cognitive development：a long-term cohort follow-up investigation. J Matern Fetal Ne natal Med，2012，25（11）：2369-2371.

第六章

孕产期保健流程

第一节 背景及现状

我国妇产科学的主要开拓者、奠基人之一林巧稚先生说，妊娠不是病，妊娠要防病；如果一个孕产妇有了问题才来找你，产科医生的责任已经丢掉了一大半。这些都强调妊娠是一个生理现象，需要做好保健与管理，未病防病。

一、围产保健的定义及内容

围产保健是在近代围产医学发展的基础上建立的现代孕产期保健，是从 20 世纪 60 年代末发展起来的，是指一次妊娠从妊娠前、孕期、产时、产褥期（哺乳）、新生儿期为孕母和胎婴儿的健康所进行的一系列保健措施。其需要融合预防保健学、临床产科学、新生儿学、胚胎学、遗传学、社学心理学等多学科知识。

围产保健强调对母子进行统一管理，必须从早孕期开始，推广加强围产保健将提高出生质量，为提高人口素质打下良好基础。衡量一个国家卫生状况的几个重要指标都与围产保健息息相关，包括孕产妇死亡率、住院分娩率、围产儿死亡率、5 岁以下婴幼儿死亡率、出生缺陷率等。目前我国各地水平不同，距离围产保健标准相差太远，在农村与基层医院存在妊娠后不定期产检，发展成产科危重症的情况。所以，不断提高普及围产保健是提高我国产科质量的重要部分。

简单来说，围产保健就是检查孕产妇是否患病，进行预防、检查、治疗，常见的有妊娠期糖尿病、妊娠期高血压、早产、胎盘问题、贫血、臀位等。此外，还要检查胎儿是否有畸形、染色体异常、缺氧，并决定合适的分娩方式，促进母乳喂养以及合理的新生儿养育和产后康复。

二、围产保健的理论基础——多哈理论

多哈（DOHaD）理论认为，除了遗传和环境因素，如果生命在发育过程的早期（胎儿和

婴幼儿时期)经历不利因素(如营养或环境不良等),将会增加其成年后罹患肥胖、糖尿病、心血管疾病等慢性疾病的概率,这种影响甚至会持续好几代人。从受孕到分娩(280 天)到孩子 2 岁(365 天 + 365 天)这段时间,也就是人类生命初始的 1 000 天。生命早期 1 000 天就是人体组织、器官、系统发育成熟的关键窗口期。

科学家们提出这个概念,是希望通过早期干预来预防成人疾病的发生,建立全生命慢性疾病风险管控模型,从孕前检测及风险评估、怀孕早期营养保健、孕期疾病筛查和积极治疗,来改善生命最初的状态,并在 0～2 岁孩子成长黄金期进行科学喂养、精心照护、疾病调理等,帮助降低成年后罹患慢性病的风险。

在这关键的 1 000 天,父母成为孩子生命健康的第一责任人,守护孩子一生健康要从父母做起。父母需有意识地进行孕前准备,在妊娠的关键窗口期持续为自己和孩子提供适当且充足的营养。通过科学运动、心理调适积极维持或改善身心健康。通过口腔保健、皮肤护理进一步提升母儿的健康水平,并进行正确而有效的分娩准备以安全、顺利地分娩。此外,产后还需为孩子提供科学的照护与正确的喂养,才能让孩子长得好、智商高、身体棒,而这也是国家改变人类未来的重要策略。

第二节 社区建册

一、社区建册流程

社区建册是指建立《母子健康手册》,是在基层社区卫生服务中心办理,北京要求所有在北京进行产检、分娩的孕产妇必须建立此手册。

孕妇妊娠满 6 周以后(按末次月经第 1 天算,必须超过 43 天),到当地社区卫生服务中心办理。一般领取时需要携带夫妻双方身份证、结婚证、户口本、居住证或者居住登记卡(在京外地孕妇)、证明妊娠的检查单等。社区卫生服务中心不同,建册时间和要求也不一样。办理《母子健康手册》进行信息录入时,孕妇的末次月经日期一经录入,就无法变更修改。此外,《母子健康手册》需孕妇本人亲自去办理。

二、社区工作人员服务内容

社区会有负责围产保健的专职人员对建册的孕产妇跟踪随访,确保孕产妇定期产检,还有产后 1 周入户母婴访视服务。

社区工作人员是在孕妇建册的时候收集孕妇的基本信息,将住址、电话、学历等信息录入妇幼二期信息系统,并进行基本的保健知识宣教。比如,孕期体重管理,预防妊娠期糖尿病、贫血以及妊娠期高血压。叮嘱孕妇到产科建立门诊病历,并且定期打电话追访孕检的情况,给予适当的指导。产妇分娩后,从妇幼二期信息系统中找出其分娩档案,电话预约到产妇家中访视,指导新生儿护理及产妇的"坐月子"知识。有的社区还会在每年的爱牙日安排讲座,宣讲口腔科普知识,包括用牙齿模型指导如何正确刷牙。现在每年上、下半年各有一个爱牙的宣传日,也会做一些相关宣传。

第三节 医院产检

一、建档流程及内容

建档的医院是孕产妇产检、分娩的医院。北京市卫生健康委员会规定妊娠后必须在一家医院建档,后续才能在这家医院产检、分娩。通常情况下,孕妇在孕 12 周左右的时候去医院建立妊娠健康档案。但是一些医院建档名额比较紧张,一般要在孕 6~8 周建档。当然,也有建档名额不紧张的医院,最迟也要在孕 20 周内建档。

北京的医院建档一般需要满足两个条件:一是要有《北京市母子健康手册》;二是要符合医院的建档要求,比如妊娠的周期,可见胎心、胎芽的 B 超等。一般来说,医院不同,建档条件及建档时间也不同。预约建档后相当于占了一个床位,后续按照医院的要求和流程逐步进行,最终完成正式建档即可。

其他省市依据各地卫生健康委员会管理规定不同会有差别。有的是孕早、中期在社区建档,进行产检,孕晚期转入分娩医院;有的是没有相关规定,孕妇可以自行选择几个不同的医院产检和分娩,需要咨询各地社区及产科医生。

二、产检流程表

如果查尿人绒毛膜促性腺激素(hCG)(+)或血 hCG>20miu/mL,肯定妊娠诊断,并确定愿意继续妊娠,要求在本院产检并分娩者,登记建档意愿,即进入产前检查。正常情况下,妊娠 28 周以前每 4 周随诊 1 次,妊娠 28~36 周期间每 2 周随诊 1 次,36 周以后至住院每周随诊 1 次。产后检查在产后 42~50 天进行。如果发现合并症、并发症,则缩短产检间隔时间。产科门诊一般保健内容见表 6-3-1。

表 6-3-1　常规产科门诊一般保健

孕周	检查内容	注意事项
$11\sim13^{+6}$ 周	超声检查［颈后透明带（NT）、头臀长（CRL）］、血常规、尿常规、肝功能检查＋肾功能检查、血型＋Rh 因子、乙肝五项、丙肝、人类免疫缺陷病毒（HIV）、梅毒血清学筛查（RPR）	超声检查：CRL 用于核对孕周，NT≥3mm 应建议孕妇行绒毛活检确定绒毛染色体核型，如染色体核型正常，孕 16～20 周应行超声检查注意心脏及肾脏有无畸形。如 Rh（-），注意母儿血型不合
$15\sim20^{+6}$ 周	唐氏筛查	进行产前筛查及产前诊断
20～24 周	系统胎儿超声检查	如发现胎儿畸形，转产前咨询门诊
24～28 周	糖耐量筛查	妊娠期糖尿病的诊断、治疗和随访
30～32 周	血常规、超声检查、估计胎儿体重	注意有无贫血；超声检查估计胎儿体重，如胎儿体重＜第十百分位，诊断胎儿宫内发育迟缓
34～36 周	阴道拭子 B 族链球菌培养和无刺激性胎心监护	如阴道拭子 B 族链球菌阳性，则临产或胎膜早破用抗生素。如 NST 结果异常，可疑胎儿宫内窘迫行进一步检查
38 周	超声检查估计胎儿体重	评估有无头盆不称，确定分娩方式
40 周	超声检查测量羊水指数，并行 NST 检查	羊水过少者、NST 结果异常者进一步检查
41 周	—	收入院引产

第四节　围产保健的多学科管理

一、围产期孕妇学校健康教育

孕产期是一个特殊的时期，孕产妇和家属应该了解相关保健知识，顺利度过妊娠、分娩以及产后阶段。孕妇学校通过对孕产妇及其家属进行健康教育，传播健康孕育知识，提高孕产妇保健意识和水平，对降低剖宫产率、减少孕期并发症、降低孕产妇及围产儿死亡率等均具有重要意义。

孕妇学校由各医院的产科主任负责，医务处、门诊部协助管理，专职护士完成教学工作安排。鼓励孕妇参加全程培训，使每位孕妇均能得到完整的孕产期健康教育知识和基本技能。

孕妇学校必须包含的授课内容：依据中国疾病预防控制中心妇幼保健中心组织编写的《孕妇学校高级教程（教师用书）》，采用国际上普遍采用的参与式教学方法，内容涵盖孕前、孕早期、孕中期、孕晚期、新生儿和婴儿期等内容。具体课程包含的内容有：政策内容、产前检查主要内容、自然分娩、母乳喂养、孕期常见身体不适的缓解方法、新生儿保健、孕期生活方式、孕产期心理保健、孕期营养、孕产期运动、产褥期保健。

在上述课程基础上，还可以添加特色课程，丰富讲课形式和内容，可采用大班授课、小组活动、个别咨询等多种形式；采用案例分析、讲课、经验分享、角色扮演等多种方式，以达到参与和互动效果；组织模拟产房待产、分娩等环节，以便使孕产妇和家属熟悉相关环境，建立自然分娩的信心。

产检的孕妇根据孕妇学校课程表，了解课程安排、教学内容、授课老师、授课时间、授课形式，选择自己所关心的内容和方便的时间来参加培训或活动。

二、北京协和医院多学科围产保健

为推进健康中国，保障国家生育政策实施，营造爱母爱婴良好氛围，北京协和医院努力为孕产妇和儿童提供优质服务和人文关怀，落实"待病人如亲人，提高病人满意度"的办院理念，推进我院在保障母婴医疗质量和安全、强化孕期保健、儿童早期保健开展等，促进人文关怀等方面的相关工作。

（一）建立围产期管理多学科团队

团队包含产科中心各级、各类人员，临床营养科、内分泌科、心理医学科、儿科、中医科、物理医学康复科、口腔科、麻醉科、药剂科、皮肤科、运动医学医护技术人员、信息处、医务处、门诊部管理人员。

建立协和产科及专科特色门诊，依据母婴健康管理的临床工作内容，开设了以下专科特色门诊，主要包括：产科高危门诊，免疫科与产科联合门诊，产前筛查与诊断门诊，超声遗传咨询门诊、孕期营养门诊、盆底康复门诊、母乳喂养门诊、围产期情绪管理团体、孕产妇无痛口腔治疗门诊、妊娠期哺乳期用药咨询门诊、妊娠合并内分泌代谢性疾病多学科综合诊疗（multi-disciplinary team，MDT）门诊、孕产保健联合门诊。

2020 年 5 月至 2023 年 1 月，产科根据孕妇个体化需求，转诊孕妇至相关科室，心理医学科共接诊 319 人次，营养科共接诊 1 321 人次，中医科共接诊 344 人次。

（二）母婴健康管理的临床工作

1. 规范化围产保健 产科的门诊登记制度、预约随诊制度以及健康宣教制度是林巧稚精神的传承，也是规范化围产保健的基础。实行产科门诊负责制，开设专科门诊，引入人性化服务，联合多学科团队进行健康教育及生活方式管理，还有多种妊娠合并症和并发症的管理。

2. 孕期营养筛查和管理 2016 年开设孕期营养门诊，通过基于互联网的孕期营养筛查、营养管理进一步促进产科质量提升，同年开始承担北京市卫生健康委员会妇幼健康处组织的孕期营养门诊建设工作，从无到有帮助北京市所有助产机构开设孕期营养门诊，在北京市开展营养科和产科助产人员的全员孕期营养培训，推进孕期营养工作的落实。

孕妇体重增加过多会产生很多危害，如增加妊娠期糖尿病、妊娠期高血压、巨大儿、胚胎发育异常、流产、早产、剖宫产等风险；若体重增加不足，则可能导致孕妇营养不良、贫血、胎儿生长发育受限等，因此应进行严格管理。孕期体重管理需要明确诊断，做到连续管理，知道体重增长的目标及意义，主动加强相关知识的学习，了解膳食模式，给出建议，鼓励合理有效的运动。营养的影响贯穿全过程，涉及每一种营养素，营养需求随孕程进展会越来越高。

产科门诊指导孕妇摄入合理的能量，避免不足或超标，避免高热量、低营养密度的食物，如甜食、饮料、高油高脂食物，保证合适的主食和优质蛋白的摄入；提醒孕妇注意规律作息，合理适度运动。产科请临床营养科对有营养风险的孕妇进行联合管理。

3. 妊娠期糖尿病专科门诊 2006 年，内分泌科与产科共同开设妊娠期糖尿病专科门诊，对诊断妊娠期糖尿病的孕妇开通绿色通道，由专人负责。

4. 孕产妇心理筛查和干预 妊娠是一种复杂的生物 - 心理 - 社会现象，孕产期的女性不仅面临着身体的变化，还有心理特征的变化，以及与社会环境交互作用而发生的改变，也就形成了孕产妇独特的、复杂多样的心理特点和心理问题。

围产期心理健康问题高发，以抑郁、焦虑常见。孕期心理问题可能造成孕妇营养不良、胎儿发育迟缓等。产后抑郁发生率较高，约占 17.6%。严重抑郁症状可能会存在自杀观念和自杀计划，甚至出现弑子行为，给患者和家庭造成悲剧。产妇作为婴幼儿的照料者和重要依恋对象，其情绪将影响婴幼儿的依恋形成和认知、情感和行为发育等，对下一代造成长远的影响。孕产妇面临诸多社会心理考验：原生家庭、夫妻关系、亲子关系、工作压力、孕期焦虑、分娩恐惧、产后抑郁、医疗纠纷。

北京协和医院产科与心理医学科联合开展围产期情绪管理团体，由心理医生主导、夫妻共同参与、互动体验教学。主要从事于孕期焦虑管理、产后抑郁的预防、认知调整等。开设团体课程，全方位思考和讨论作为个人、夫妻、家庭为孕育生命所做的准备，讨论角色转变的意义、孕妈妈的选择、准爸爸的参与和家庭中谁来照顾宝宝等话题。此外，还会从预防产后抑郁的角度，让孕产妇了解产后抑郁的危险因素，掌握情绪管理的小技巧。

5. 孕产妇口腔健康促进与无痛口腔治疗 孕妇由于雌激素的变化，更容易发生牙龈增生和出血，相当比例的孕妇甚至可能罹患孕期牙龈炎和孕期牙周炎。由于饮食习惯的改变，有的孕妇可能变得爱吃甜食或酸性食物，增加了龋病的发生率。由于口腔卫生习惯的变化，有的孕妇进食频率增加,甚至经常睡前或夜间进食,这都会增加口腔疾病发生的风险。如果孕妇有严重的孕吐反应,处理不正确可能会造成牙酸蚀症,这是一种复杂且不宜处理的口腔疾病。

产科在围产期各个环节会对孕产妇做口腔保健的宣传,在备孕期更强调的是提高口腔保健的意愿,关注口腔健康,尽早进行口腔检查。孕早期利用产检候诊时间充分向孕妇宣教定期口腔检查的重要性、口腔问题的监测、如何避免孕吐对牙齿的伤害、如何做好孕期口腔保健、口腔用具选择及使用注意事项等。在孕中期和孕晚期除上述宣教内容外,更强调定期复查的重要性和及时彻底治疗的必要性。产后宣教的重心开始转向产褥期口腔护理、新生儿常见口腔问题、使用母乳喂养及奶瓶喂养等的注意事项。居家随访及婴幼儿体检时宣教内容更注重清洁婴儿口腔和牙齿的方法、安抚奶嘴等的使用注意事项、预防乳牙龋病的措施、儿童首次进行口腔检查的时间等。

北京协和医院在孕妇学校开展母婴口腔健康教育,接收转会诊进行常规的口腔治疗。孕妇对疼痛刺激的耐受力下降,为了避免刺激孕妇,实施无痛的口腔治疗。目前的口腔治疗技术可以为孕妇的口腔治疗提供更好的安全保障。

6. 孕产妇肌肉骨、骼系统健康管理　孕妇会发生肌肉、骨骼系统的适应性变化,随着体重增加和激素变化的影响,腰椎、骨盆及下肢负荷增加,韧带松弛,关节活动度增加、稳定性下降,容易造成骨盆前倾(下交叉综合征)、头部前倾(上交叉综合征)。

孕期运动的好处包括缓解孕期的常见症状,预防便秘、痔疮、静脉曲张、小腿抽筋和踝关节水肿,改善后背肌肉力量预防背痛,改善情绪,减少抑郁,提高睡眠质量,延长睡眠时间,预防妊娠期糖尿病的发生,增加阴道顺产的机会,减少外伤的可能。孕期通过合理、有效、安全的运动可以增强心肺功能,改善体态,增加核心肌群力量,增强盆底肌肉的收缩力和弹性,减轻骨盆带疼痛,促进自然分娩,也有助于产后盆底康复和恢复身材。

孕期出现肌肉、骨骼系统相关的疼痛,症状严重的可能导致日常活动受限,影响生活质量。常见的问题包括:腰痛、骨盆带疼痛、尾骨痛、髋关节痛、膝关节痛、腿部痛性痉挛、足痛、腕关节痛等。处理原则:适当休息,避免久坐、久站、提重物等诱发因素。疼痛部位可行物理因子治疗。进行针对腰部肌群的稳定性肌力训练、针对骨盆的稳定性及灵活性训练,日常体位变换时可提前做收腹动作,保持核心稳定,减轻疼痛。若疼痛程度严重,可适当佩戴护具,减轻关节压力。尾骨痛常于产后出现,症状明确且局限,坐位时压迫导致疼痛。可使用空心坐垫,避免压迫诱发疼痛。可行脊柱灵活性及牵伸训练。针对髋关节外展肌群、膝关节伸展肌群的肌力训练,可增强关节稳定性,改善髌骨运动轨迹、减轻关节压力。疼痛程度严重者建议于康复医学科就诊,行局部物理因子治疗。

2019 年联合开展对于孕产妇的肌肉、骨骼系统健康管理工作，针对孕期及产后女性常见的肌肉、骨骼系统问题进行个体化的评定、康复指导、随访。通过针对性地康复训练进行干预，安全、有效地改善症状，避免远期并发症，为孕产妇提供更好的生活质量。

7. 孕产妇的皮肤健康管理　瘙痒是孕产期妇女最常见的皮肤症状，引起瘙痒的原因包括妊娠特异性皮肤病以及非妊娠相关性疾病。

妊娠特异性皮疹包括妊娠多形疹、妊娠特应性皮疹、妊娠期肝内胆汁淤积症、妊娠类天疱疮。此类疾病必要时应行辅助检查，包括肝酶、血清胆汁酸、胆红素检查，同时应行肝炎病毒、EB 病毒、巨细胞病毒等病毒学检查及肝胆 B 超以排除其他疾病。指导患者使用润肤剂、温水洗澡，避免使用对皮肤有刺激性的肥皂。瘙痒剧烈者建议于皮肤科门诊就诊，由专科医生指导用药。必要时服用降胆汁酸药物，每 1～2 周监测血总胆汁酸水平和肝功能，如病情加重或出现其他并发症，应住院治疗。

非妊娠相关性疾病，如过敏性接触性皮炎、药疹、慢性单纯性苔藓、银屑病、特应性皮炎等可出现皮肤瘙痒。此类疾病应详细询问病史，若患有需长期治疗的皮肤病，应指导其在孕产期规律至皮肤科随诊。如为系统性疾病，如肝脏、肾脏、血液系统、内分泌系统等系统性疾病及恶性肿瘤，通过病史及全血细胞分析，肝功能、肾功能、甲状腺功能检查，空腹及餐后血糖检查等检查可帮助诊断，并将患者转诊至相应专科就诊。

产科联合皮肤科共同制定了孕产妇皮肤瘙痒的诊断与处理流程，对于孕产期出现皮肤瘙痒且症状无法缓解的患者，将及时转诊至皮肤科，在专科医生的指导下进行治疗与随诊。通过多科合作，实现对孕产妇皮肤问题的早期诊断和规范治疗。

8. 孕产妇中医中药咨询　中医和西医理论体系有差异，但可相互配合、取长补短。中医学发挥整体观念、辨证论治的特点，分析女性体质及发病原因，识别病变的虚、实、寒、热、气血关系，明确功能失调的脏腑经脉，进而按理、法、方、药给予对证调治。把握中医切入点、选择围产期优势病种，分期诊治，利于减轻孕产妇临床不适症状，缓除部分疾病西药的应用限制，协助改善孕产妇生活质量。

中医可分期治疗围产期常见病种。对于孕产期无特殊基础病的患者，可中医介入治疗孕期感冒、咳嗽、孕吐、痒疹、贫血、营养不良、便秘、肝功能异常、妊娠水肿等。对于合并其他慢性疾病者可中医介入治疗，如妊娠合并内分泌代谢性疾病（如肥胖症、糖尿病和常见慢性并发症、高脂血症、高血压、桥本甲状腺炎、甲状腺功能异常等），妊娠合并风湿免疫病（如未发生严重多系统损害的早期或轻症患者，合并白细胞减少症、消化功能不良者，激素或免疫抑制剂减量及维持期治疗者）。对于产褥期可中医介入治疗乳腺炎、乳汁不足、恶露异常、产后身痛、产后便秘、体虚多汗、焦虑失眠等。

遵循中医整体观念、辨证论治的理论，采取中西医配合，实施安全诊疗、药食同源的治疗方案，升级完善转诊机制，采用多学科管理的模式让围产期妇女全程受益。

9. 妊娠合并内分泌代谢性疾病 MDT 门诊 妊娠合并内分泌代谢性疾病的发病率较高，MDT 已经成为医学领域重要的医学新模式。北京协和医院妇产科为帮助患者及家庭在门诊得到有效、及时、规范的诊疗方案，于 2018 年 4 月设立了妊娠合并内分泌代谢疾病 MDT 门诊。

北京协和医院妇产科妊娠合并内分泌代谢疾病 MDT 门诊集合了医、护团队，揽括了妇产科、营养科、内分泌科、消化内科、超声科、药剂科、康复医学科、中医科、检验科、护理团队等科室，由产科或任意科室发起，为妊娠合并其他疾病的患者制定孕期的全程管理计划和精准治疗。

通常，如患者患有多种疾病和症状，单一科室就诊不能解决诊治问题。比如妊娠剧吐，妊娠合并特殊难治类型糖尿病，妊娠合并甲亢，胎儿宫内生长受限，双胎妊娠合并下肢深静脉血栓抗凝治疗中肝功能异常，孕史不良的免疫、凝血、内分泌相关原因及处理，妊娠合并肾功能不全，妊娠合并未分化型结缔组织病，血小板减少，肝功异常，妊娠合并系统性红斑狼疮，重度地中海贫血，孕期哺乳期用药，妊娠合并抑郁、焦虑精神心理问题等。

MDT 是一种发展趋势，它在很大程度上解决了患者同时到多个科室就诊的烦琐环节。多科室紧密衔接，节约了患者的时间和经费，改善了患者的就医体验，为患者治疗赢得了宝贵的时间。此外，还提升了临床多学科诊疗能力，提供人性化服务，改善患者满意度，保障产科医疗安全。

10. 产后盆底功能障碍性疾病的预防管理 妊娠和分娩是女性盆底功能障碍疾病的独立危险因素。处于自然康复过程的产后妇女需要进行专业的产后盆底功能筛查。对于在妊娠和分娩过程受到不同程度损伤的盆底功能和结构，盆底康复治疗是防治盆底功能障碍疾病首选的一线治疗措施。产后盆底功能筛查及治疗是防治盆底功能障碍疾病重要且关键的环节。

产后盆底功能筛查及治疗需要根据产后妇女不同时期的生理特点加以选择，可将产后时间段划分为产褥期（产后～产后 42 天）、产褥后恢复期（＞产后 42 天～产后 3 个月）、产褥后恢复期（＞产后 3 个月后～产后 1 年）。

进行产后盆底功能筛查是女性盆底功能障碍性疾病防治过程的关键环节及起始阶段。通过系统规范的产后检查及评估，掌握产妇盆底功能的基础信息。产后盆底功能筛查及治疗应遵循整体康复、终身随访的原则。在不同时期，根据盆底功能和结构的损伤程度，制订不同的盆底康复治疗方案。产后盆底康复应遵循整体康复、终身随访的原则。在不同时期，制定不同的盆底康复治疗方案。

妇科盆底诊治中心设置妇科盆底医生门诊、产后盆底康复门诊、线上咨询、线上诊疗、孕妇学校教学等，以盆底功能障碍性疾病为中心，以女性的全生命周期为主线，重点关注孕产妇人群，实施疾病的三级预防：开展孕产期女性公众健康教育，实施专业化筛查，预防为先；明确产后女性盆底疾病分级，采取规范化治疗方案，防治结合；通过孕产期全程疾病管理，进行个体化康复指导，提高疗效。此外，提供病因防控—三早（早发现、早诊断、早治疗）干预—延缓病程—康复管理，为女性提供孕产期，乃至全生命周期的个性化、全程化、科学化医疗服务。

11. 母乳喂养门诊　0～6月龄婴儿应给予纯母乳喂养，6月龄后继续进行母乳喂养直到2岁。据中国发展研究基金会2019年2月发布的《中国母乳喂养影响因素调查报告》显示，我国6月龄内婴儿纯母乳喂养率为29.2%，远低于43%的世界平均水平和37%的中低收入国家平均水平。而新手妈妈相关知识的缺乏和母乳喂养中遇到的各种困难，成为过早放弃母乳喂养的原因。

开设母乳喂养门诊可以拓宽产科延续性的服务，为产后母乳喂养的母亲提供专业咨询和辅导服务，也为家庭提供外界支援，帮助孕产妇成功地进行母乳喂养，提高我国6月龄婴儿纯母乳喂养率，从而达到服务社会、促进和提高出生人口素质的最终目标。

利用医院的条件宣传母乳喂养的相关信息，如提供母乳喂养咨询室的地址、咨询电话、开放时间等，为孕产妇及家属提供母乳喂养咨询，指导、解决相关问题。咨询师负责门诊的孕产妇母乳喂养咨询，解决哺乳妇女在母乳喂养中的实际困难，答疑解惑。对母婴同室病房的母婴进行巡视，做母乳喂养工作的督导检查和产妇的指导。对参加母乳喂养课程，在本医院分娩的产妇进行住院后的床旁随访和指导，以及出院后的电话随访，并为其出院后发生的母乳喂养问题提供免费咨询途径。

对咨询者主要针对以下问题进行指导：指导妈妈如何判断母乳是否满足宝宝的需求；指导各种哺乳带来的乳房问题，如乳头皲裂、乳房肿胀等；正确指导乳头异常的产妇进行母乳喂养（乳头凹陷、乳头平、乳头大等）；指导哺乳辅助工具的正确使用；指导上班后如何正确储奶、背奶，解决乳汁少、母乳不足问题，以及指导新生儿护理（脐部护理技术、新生儿沐浴）等。

12. 开展线上孕妇学校建设　在院领导、医务处、宣传处、门诊部、国际医疗部、信息处、工会、开发公司的大力支持和领导下，在妇产科、儿科、营养科、心理医学科、口腔科、麻醉科、运动医学科等多科的协作下，北京协和医院构建了线上孕妇学校——产科健康服务系统，打造智慧孕产妇诊疗保健一体化数字健康服务，为孕产妇提供多方位的健康管理服务。

本系统以健康管理平台为核心，形成了医生医院信息系统（HIS）端、医生应用程序（APP）端、患者 APP 端等多终端协同模式。依托互联网医疗技术，基于孕产妇个人信息构建孕产妇健康画像，为孕产妇提供符合孕育周期的健康宣教知识、线上线下学习、健康方案，提供血糖、血压、饮食、运动等家庭监测工具，为医护人员提供院内、院外一体化的孕产妇健康管理数据。产科健康服务系统使产科服务从以筛查、治疗为主的产检模式，转化为保健→预防→诊断→治疗→康复的医疗全链条健康服务新模式，从临床方案延伸到生活方式处方，由短期院内管理延伸到全孕程院内、院外结合管理。服务周期从孕妇建档到产后 42 天，健康教育内容包括产检、营养、运动、心理、口腔、中医、麻醉、用药、孕期疾病等多个维度。产科健康服务系统的建设提升了孕产妇对于优质医疗资源获取的便捷性，实现了孕产妇健康信息的闭环管理，保障了医院医疗服务的连续性，提高了妇幼保健服务水平。

（三）产科病房开展人性化服务

1. 为减轻孕产妇的分娩疼痛，提高其待产舒适度，产科医务人员全程为其提供非药物分娩镇痛（导乐陪产、自由体位分娩、音乐分娩镇痛、模拟产房教学）和药物分娩镇痛。

2. 在院期间采用多形式的产后健康宣教，为孕产妇提供健康指导，主要包括：床旁一对一指导、病房放置宣教手册、移动护理车播放等。

3. 数据监测纯母乳喂养率 通过在院期间进行母乳喂养数据收集、统计，出院后电话随访的方式来监测每月母乳喂养情况，积极分析、寻找母乳喂养不成功的原因，提出改进措施。

4. 多样化培训，提高专科技能。①母乳喂养知识全员培训。以线上、线下相结合的理论＋操作的培训形式，每季度进行考核。②多科协作急救应急演练。每季度进行医护急救演练，并对演练效果进行问题分析，提出改进措施。

5. 针对新手爸妈在新生儿照护也开设了特色服务内容，包括：奶爸训练营、袋鼠式育儿、早产儿陪伴指导、母乳库等，提高新手爸妈照护婴儿的能力。

第五节 社会资源参与及自媒体宣传的作用

一、孕产妇教育课程和健康管理服务的社会资源

除了产检医院提供的孕妇学校课程，越来越多的社会机构提供各种形式的孕产妇教育课程。比如，月子中心为签约的孕产妇提供营养、运动、分娩、哺乳等体验式课程；早教中心也会提供孕产妇的胎教课程；孕产妇的瑜伽馆、普拉提中心也在进行运动指导的同时，开

展孕产妇沙龙、体验式课程；专门开设的孕产妇教育中心为会员提供套餐或者独立课程，融合孕产期知识、科学胎教、孕产期运动为一体，通过音乐、美术、语言、抚触等多元化的形式，为孕产妇提供健康教育。

除了健康教育，还有专门提供孕产妇健康管理服务的社会机构，比如提供孕产妇体重管理服务、妊娠期糖尿病控糖服务、分娩陪伴服务、分娩创伤疗愈服务、孕产妇心理咨询服务、母乳喂养指导服务、孕产瑜伽服务、孕产运动指导服务、产后康复服务等。

二、基于互联网的自媒体

市面上有不少孕产育儿的书籍，也有很多孕产健康类 APP，内容包括孕产妇健康知识、孕产妇社群互动、孕产妇健康记录及健康管理。此外，还有孕产育儿的系列音频课程和视频课程，也有互联网平台医务人员及孕产妇受众来源的碎片化知识及经验分享。但是，互联网内容鱼龙混杂，建议通过正规渠道或者专业医生渠道获取正确的知识。

总之，加强围产保健、促进婴幼儿健康是提升国民综合素质、提高国家未来竞争力的关键一环。用科学的知识和有效的方法进行孕产期保健，让更多的孕产妇能够健康快乐，让更多的孩子能够茁壮成长，共同创造健康幸福的美好人生。

最后，推荐孕产妇每个月关注的重点内容如下。

孕前，准备一次意料之中的"意外"怀孕吧！

孕 0～4 周，学会爱自己，负责任，是为人父母最重要的功课。

孕 5～8 周，注意流产，要分清楚自己的事、别人的事。

孕 9～12 周，感恩生命，接受并享受孩子给你带来的变化。

孕 13～16 周，NT、唐氏筛查、无创基因、羊水穿刺都要了解。

孕 17～20 周，感觉到胎动，可以起个小名儿，做胎教。

孕 21～24 周，大排畸别紧张，只不过是公布答案。

孕 25～28 周，不管糖耐量过不过，都要坚持健康生活。

孕 29～32 周，体重要涨，运动要做，多吃富含蛋白质、钙、铁的食物。

孕 33～36 周，生孩子是需要体力的，更是需要学习和练习的。

孕 37～40 周，带着喜悦和希望迎接你的宝宝，对待分娩要有准备和期待。

产后 6 周内，新手妈妈，安心坐月子，照顾好自己，照顾好宝宝。

（马良坤　杨　毅）

参 考 文 献

[1] 谢幸,孔北华,段涛. 妇产科学. 9 版. 北京:人民卫生出版社,2021.

[2] 北京协和医院医疗诊疗常规 产科诊疗常规. 北京:人民卫生出版社,2012.

[3] 马良坤. 孕产期健康教育. 北京:人民卫生出版社,2021.

第七章

孕期风险评估与处置

第一节 孕产妇的风险分级

一、背景及现状

孕产妇死亡率和婴儿死亡率是衡量一个国家和地区卫生健康事业发展的重要指标。国内部分省市地区的孕产妇死亡率和婴儿死亡率并不乐观，还有出生缺陷（先天畸形）、剖宫产率高、医疗纠纷投诉多等诸多问题有待解决，这与各地的医疗水平参差不齐、转诊途径不通畅、围产保健不规范、孕产妇的教育水平和依从性都有关系，下面以北京市为例说明。

2021年，北京市孕产妇死亡率为2.72/10万，婴儿死亡率为1.44‰，创历史最好水平，达到国际先进水平，这得益于多年来北京市围绕母婴安全展开的系列保障工作和创新举措。

在健全救治网络方面，北京市遴选了11家市级危重孕产妇救治中心和7家危重新生儿救治中心，搭建市区两级转会诊网络，为母婴生命安全开辟绿色通道。并且，建立市级专家智库，对极危重孕产妇救治实时会商研判，举全市之力支持救治。同时，在严格实施母婴安全5项制度的基础上，启动区域母婴安全保障筑基行动，并系统开展分钟行动、多科行动、标化行动、升级行动、保障行动、全程行动6项母婴安全行动，建立区域母婴安全评价指数，全方位评价各区母婴保全保障工作。

在服务能力方面，北京市打造了2家助产培训基地、7家孕产妇救治培训基地，启动孕产期保健人员能力提升计划，连续3年培训产科骨干220余人、妇女保健人员约1 000人、订单式培养助产士180人；组织开展母婴保健技术服务同质化培训考核，完成全市100余家助产机构多学科团队抢救技能培训；创新开展妇幼健康名院、名科、名医"三名"下基层工作，强化区妇幼保健院30个产科、新生儿科基层服务点建设，推进优质资源下沉。为强化服务管理，北京市还建立了病例研讨、演练评价和指导帮扶"三项"制度，实施危重孕产妇和新生儿救治绩效考核，畅通转诊，强化帮扶，提高危重病例救治效率。

在健康保障方面，北京市围绕生育全程推行孕产期"八优"服务，即优化孕前保健服务、优化孕期服务网络、优化孕期建册流程、优化孕期建档流程、优化孕期服务环境、优化孕期服务模式、优化孕期服务内涵、优化产后保健服务。针对婴儿死亡的主要原因,制定北京市早产儿保健服务标准、服务流程、服务指南,搭建全市先天性心脏病转诊救治网络,开展技术培训。

从北京市的经验中不难看出,改善产科质量需要多重举措的管理措施逐步推进。

二、孕产妇妊娠风险评估与管理规范

孕产妇妊娠风险评估与管理是孕产期保健的重要组成部分,目的是通过规范孕产妇妊娠风险评估与管理工作来保障母婴安全。根据《中华人民共和国母婴保健法》《中华人民共和国母婴保健法实施办法》和《孕产期保健工作管理办法》等相关法律法规和规范性文件,2017 年国家卫生和计划生育委员会妇幼健康司发布了《孕产妇妊娠风险评估与管理工作规范》。

孕产妇妊娠风险评估与管理是指各级各类医疗机构对妊娠至产后 42 天的妇女进行妊娠相关风险的筛查、评估分级和管理,及时发现并干预影响妊娠的风险因素,防范不良妊娠结局,保障母婴安全。

(一)妊娠风险筛查

1. 筛查项目 筛查项目分为必选和建议两类项目。必选项目为对所有孕妇应当询问、检查的基本项目。建议项目由筛查机构根据自身服务水平提供。相关行政部门在制定实施方案时可根据当地实际适当调整必选项目和建议项目。

(1)必选项目:①确定孕周;②询问孕妇基本情况、现病史、既往史、生育史、手术史、药物过敏史、夫妇双方家族史和遗传病史等;③体格检查,测量身高、体重、血压,进行常规体检及妇科检查等;④注意孕妇需要关注的表现特征及病史。

(2)建议项目:血常规、血型、尿常规、血糖测定、心电图检查、肝功能、肾功能,以及艾滋病、梅毒和乙肝筛查等。

2. 筛查结果处置

(1)对于筛查未见异常的孕妇,应当在其《母子健康手册》上标注绿色标识,按照要求进行管理。

(2)对于筛查结果阳性的孕妇,应当在其《母子健康手册》上标注筛查阳性。筛查机构为基层医疗卫生机构的,应当填写《妊娠风险筛查阳性孕产妇转诊单》,并告知筛查阳性孕妇在 2 周内至上级医疗机构接受妊娠风险评估,由接诊机构完成风险评估并填写转诊单后,反馈筛查机构。基层医疗卫生机构应当按照国家基本公共卫生服务规范要求,落实后续随访。

（二）妊娠风险评估分级

妊娠风险评估分级原则上应当在开展助产服务的二级以上医疗机构进行。

1. 首次评估　对妊娠风险筛查阳性的孕妇，医疗机构应当对照《孕产妇妊娠风险评估表》（详见附录一），进行首次妊娠风险评估。按照风险严重程度分别以绿色（低风险）、黄色（一般风险）、橙色（较高风险）、红色（高风险）、紫色（孕妇患有传染性疾病）5 种颜色进行分级标识。

（1）绿色标识：妊娠风险低。孕妇基本情况良好，未发现妊娠合并症、并发症。

（2）黄色标识：妊娠风险一般。孕妇基本情况存在一定危险因素，或患有孕产期合并症、并发症，但病情较轻且稳定。

（3）橙色标识：妊娠风险较高。孕妇年龄≥40 岁或 BMI≥28，或患有较严重的妊娠合并症、并发症，对母婴安全有一定威胁。

（4）红色标识：妊娠风险高。孕妇患有严重的妊娠合并症、并发症，继续妊娠可能危及孕妇生命。

（5）紫色标识：孕妇患有传染性疾病。紫色标识孕妇可同时伴有其他颜色的风险标识。

医疗机构应当根据孕产妇妊娠风险评估结果，在《母子健康手册》上标注评估结果和评估日期。对于风险评估分级为橙色、红色的孕产妇，医疗机构应当填写《孕产妇妊娠风险评估分级报告单》，在 3 日内将报告单报送辖区妇幼保健机构。如孕产妇妊娠风险分类为红色，应当在 24 小时内报送。

2. 动态评估　医疗机构应当结合孕产期保健服务，发现孕产妇健康状况有变化时，立即进行妊娠风险动态评估，根据病情变化及时调整妊娠风险分级和相应管理措施，并在《母子健康手册》上顺序标注评估结果和评估日期。

（三）妊娠风险管理

各级医疗机构应当根据孕妇妊娠风险评估分级情况，对其进行分类管理，要注意信息安全和孕产妇隐私保护。

1. 对妊娠风险分级为绿色的孕产妇，应当按照《孕产期保健工作规范》以及相关诊疗指南、技术规范，规范提供孕产期保健服务。

2. 对妊娠风险分级为黄色的孕产妇，应当建议其在二级以上医疗机构接受孕产期保健和住院分娩。如有异常，应当尽快转诊到三级医疗机构。

3. 对妊娠风险分级为橙色、红色和紫色的孕产妇，医疗机构应当将其作为重点人群纳入高危孕产妇专案管理，合理调配资源，保证专人专案、全程管理、动态监管、集中救治，确保做到发现一例、登记一例、报告一例、管理一例、救治一例。对妊娠风险分级为橙色和红色的孕产妇,要及时向辖区妇幼保健机构报送相关信息,并尽快与上级危重孕产妇救治中心共同研究制订个性化管理方案、诊疗方案和应急预案。

(1)对妊娠风险分级为橙色的孕产妇,应当建议其在县级及以上危重孕产妇救治中心接受孕产期保健服务,有条件的原则上应当在三级医疗机构住院分娩。

(2)对妊娠风险分级为红色的孕产妇,应当建议其尽快到三级医疗机构接受评估以明确是否适宜继续妊娠。如适宜继续妊娠,应当建议其在县级及以上危重孕产妇救治中心接受孕产期保健服务,原则上应当在三级医疗机构住院分娩。

对于患有可能危及生命的疾病而不宜继续妊娠的孕产妇,应当由副主任医师以上任职资格的医师进行评估和确诊,告知本人继续妊娠风险,提出科学严谨的医学建议。

(3)对妊娠风险分级为紫色的孕产妇,应当按照传染病防治相关要求进行管理,并落实预防艾滋病、梅毒和乙肝母婴传播综合干预措施。

(四)产后风险评估与管理

医疗机构在进行产后访视和产后42天健康检查时,应当落实孕产妇健康管理服务规范有关要求,再次对产妇进行风险评估。如发现阳性症状和体征,应当及时进行干预。

第二节　常见的并发症与合并症

一、妊娠期糖尿病

孕期最常见的合并症就是妊娠期糖尿病,妊娠糖尿病分为妊娠前糖尿病和妊娠期诊断的糖尿病。文献表明,妊娠期糖尿病发生率增长到15%~20%,甚至高达35%。其原因与妊娠期胎盘分泌的激素、遗传因素、饮食习惯、运动习惯等相关。

妊娠期糖尿病会导致不良后果,比如自然流产比例增加,出生缺陷比例增加(包括先天性心脏病、胃肠道畸形、脊柱裂等),妊娠期高血压、巨大儿、胎儿生长受限、小于胎龄儿、羊水过多、难产、产道损伤、剖宫产、产后出血、新生儿窒息等风险增加,甚至是围产儿死亡等风险,以及孕妇未来患2型糖尿病的概率增加。

(一)妊娠期糖尿病的诊断标准

空腹8小时后服用75g糖,服用糖前和糖后1小时、2小时的血糖标准分别是5.1mmol/L、10.0mmol/L、8.5mmol/L。妊娠期糖尿病血糖控制目标值为空腹血糖3.3~5.3mmol/L,餐后2小时血糖4.4~6.7mmol/L,餐后1小时血糖小于7.8mmol/L。孕妇既不要发生低血糖,也不要发生高血糖,才能预防不良妊娠结局。

（二）治疗

对妊娠期糖尿病孕妇的基础治疗是医学营养治疗，目的达到血糖控制满意、体重增长合适、胎儿大小符合孕周的管理效果。

1. 主食选择建议杂粮饭，除大米之外，加上 1/3 杂米、杂豆。

2. 控制碳水化合物总量，少量多餐，正餐之间加餐，加餐选择麦片、低糖饼干、无糖酸奶、牛奶、坚果、低糖水果等。

3. 营养均衡，选择优质蛋白质，富含膳食纤维的绿叶青菜或者花菜，蘑菇、木耳等菌藻类，富含碘的海产品，含铁高的红肉、肝和血制品，含钙高的奶制品等。

4. 配合安全有效合理的运动。

5. 根据血糖控制情况，进行 1 周 2 天，1 天 4 次的自我指血血糖监测，也可以佩戴动态血糖仪监测血糖。

（三）妊娠期糖尿病与口腔科的关系

妊娠期糖尿病与孕妇口腔状况有诸多因果关系。

1. 孕早期的口腔健康状况不良，口腔的有害菌占优势状态，与妊娠期糖尿病的发生相关。

2. 妊娠期糖尿病的孕妇，每天 3 顿正餐、3 顿加餐，增加了口腔护理的难度，容易罹患牙周炎、牙龈炎和龋病。

3. 如果血糖控制不好，可增加口腔治疗感染的风险。

4. 妊娠期糖尿病的孕妇合并的口腔炎症，可增加早产的风险。

所以，妊娠期糖尿病和孕妇的口腔不良健康状况，互为因果，需要密切关注。推荐妊娠期糖尿病的孕妇及时进行口腔检查。

二、妊娠期甲状腺疾病

妊娠合并甲状腺疾病也是妊娠期常见的合并症。甲状腺疾病分为功能性疾病（甲状腺功能亢进症或甲状腺功能减退症）和器质性疾病（甲状腺结节或甲状腺癌），还有一些炎症状态，如桥本甲状腺炎、产后甲状腺炎等。甲状腺是一个表浅的器官，超声检查可发现甲状腺结节或甲状腺癌。甲状腺器质性病变需要手术，后续可能造成医源性甲状腺功能减退症，甚至甲状旁腺功能减退症。

社会普遍存在的压力、紧张等状况，引起甲状腺功能性疾病增加。甲状腺功能减退的原因有桥本甲状腺炎、甲状腺手术后、甲状腺 ^{131}I 治疗后、碘缺乏。甲状腺功能减退症的治疗一般为补充左甲状腺素，根据甲状腺功能和症状调整药量，随访甲状腺功能。此外，孕期还需要关注碘营养,维持孕期合适的碘营养状态,对于母胎结局也很关键。

甲状腺功能亢进症患者建议请内分泌科会诊综合评估,可能在口腔治疗之前出现过度紧张的状态,有必要询问患者目前的情绪状态,可以运用音乐、正念、冥想、催眠等简单易行的方法帮助其放松,必要时推荐心理咨询,通过倾听、共情,帮助其了解情绪控制、如何面对压力和挑战的方法。

三、妊娠期高血压

我国妊娠期高血压的患病率为 5% 左右,妊娠期高血压疾病可增加孕妇及胎儿的不良结局发生风险,子痫前期会导致产妇呼吸系统功能障碍、循环系统功能障碍、肝肾功能障碍、凝血功能障碍及神经系统功能障碍,特别是子痫发作多数合并严重的神经系统功能障碍,如昏迷、意识丧失、脑卒中等,是孕产妇死亡的重要原因。同时,早产儿、小于胎龄儿、胎儿围产期死亡的风险增加。

(一)定义

妊娠期高血压的定义为间隔至少 4h,2 次收缩压≥140mmHg 和 / 或舒张压≥90mmHg。若血压低于 140/90mmHg,但较基础收缩压升高≥30mmHg 和 / 或舒张压升高≥15mmHg,也属于妊娠期高血压。在诊断妊娠期高血压的基础上,合并以下一条及以上情况的,可诊断为子痫前期。

1. 蛋白尿(24h 尿蛋白定量≥300mg/24h)。

2. 合并其他靶器官功能障碍,包括急性肾损伤(肌酐≥90μmol/L)、肝脏受累(转氨酶升高,谷丙转氨酶或谷草转氨酶正常值上限 2 倍以上)伴 / 不伴有右上腹痛、神经系统并发症(如子痫、脑功能障碍、视觉障碍、严重头痛)、血液系统并发症(如弥散性血管内凝血、血小板计数 $<100 \times 10^9$/L、溶血)。

3. 子宫胎盘功能障碍(如胎儿生长受限、脐动脉多普勒血流波形异常、死胎)。

(二)高危因素

①年龄≥35 岁;②肥胖:孕前体重指数 >28kg/m²;③遗传:有妊娠期高血压疾病的家族史(尤其是母亲及姐妹);④既往有妊娠期高血压疾病史:既往有子痫前期、HELLP 综合征;⑤既往有妊娠期糖尿病史;⑥孕前合并疾病:孕前合并抗磷脂综合征、系统性红斑狼疮、肾脏疾病、高血压、易栓症、妊娠前糖尿病、睡眠呼吸暂停低通气综合征等;⑦子宫张力过高:羊水过多、双胎、多胎或巨大儿及葡萄胎等;⑧情绪因素:孕期精神紧张、负面情绪;⑨初次妊娠:子痫前期更容易发生于初次妊娠者;⑩应用辅助生殖技术的妊娠;⑪再次妊娠与上次妊娠间期 >10 年;⑫膳食因素:低镁低钙饮食。

（三）预测及干预

近年来产科临床上开展了妊娠期高血压的风险预测，即子痫前期筛查，妊娠 12 周左右做子宫动脉超声多普勒检测，结合病史、血压测量、血清学指标检查，计算孕妇患子痫前期的风险。对子痫前期高风险孕妇，建议睡前服用阿司匹林 100mg，肥胖孕妇需要服用 150mg，至妊娠 35 周，以降低妊娠期高血压的发生风险。

（四）白大衣高血压

白大衣高血压指诊室血压升高（≥140/90mmHg），家庭血压正常（＜130/80mmHg）。孕妇中白大衣高血压的患病率为 16%。怀疑白大衣高血压的孕妇应行 24h 动态血压监测或家庭血压监测。应警惕白大衣高血压孕妇发展为妊娠期高血压及子痫前期。

（五）子痫前期

如发生重度子痫前期，会导致胎儿宫内发育迟缓、胎儿宫内缺氧，以及孕妇肝脏、肾脏、血小板等指标异常，使孕妇有子痫，肝肾功能异常、胎盘早剥、产后出血等一系列风险，胎儿有胎死宫内的风险。

（六）高血压与口腔科的关系

白大衣高血压的孕妇比较容易紧张、焦虑，不能够控制自己的情绪，可以练习正念、冥想和呼吸，安静调整 15 分钟之后，再次测量血压。这个方法同样适用于对口腔科治疗紧张的孕妇。另外，在口腔科治疗之前进行家庭自我监测血压，携带血压记录就诊，以辅助评估病情。

如果口腔治疗引起疼痛，需要监测孕妇血压，与妊娠期高血压进行鉴别，必要时转诊产科。

四、子宫肌瘤

子宫肌瘤是常见的妇科良性肿瘤，发生率为 20%～30%，主要发生于育龄期女性。随着医学影像技术特别是超声技术的发展及普及，子宫肌瘤实际的发生率可能更高，这意味着越来越多的女性可能在生育之前发现子宫肌瘤。妊娠合并子宫肌瘤对孕妇的影响与子宫肌瘤的位置和大小相关。子宫肌瘤按位置分为浆膜下子宫肌瘤、肌壁间子宫肌瘤、黏膜下子宫肌瘤。大的子宫肌瘤会对妊娠和分娩产生很多影响，如果肌瘤过大或位于子宫下段、凸向宫腔的话，会对妊娠分娩以及产后各个阶段造成影响。

1. 子宫肌瘤导致孕早期、孕中期的先兆流产。因为大的肌壁间肌瘤也可以凸向宫腔，如果宫腔受压变形或影响到内膜血供，可能引起流产。

2. 子宫肌瘤导致孕晚期的先兆早产、胎位不正、胎膜早破，以及分娩期的难产、剖宫产、器械助产和产后出血。如果肌瘤过大或位于子宫下段的话，可能造成胎位异常、胎盘位置异常、产道梗阻，从而导致试产失败或失去试产机会最终以剖宫产结束分娩。此外，子宫肌瘤还会加大胎盘附着面，并引起子宫收缩不良。胎儿娩出后，由于胎盘排出困难或子宫收缩乏力引起产后出血。

3. 子宫肌瘤导致的月经过多、继发贫血、铁缺乏状态也会增加孕期和产后贫血的风险。

4. 妊娠对肌瘤也有影响，部分孕妇在孕期可能发生子宫肌瘤红色变性，表现为肌瘤迅速增大、腹痛、发热和血象升高。

口腔治疗之前如发现合并子宫肌瘤，需请产科会诊评估，治疗过程中警惕宫缩，警惕子宫肌瘤变性。

五、早产

早产是指在满 28 孕周至 37 孕周之间的分娩。文献报道，早产占分娩数的 5%～15%。在此期间出生的胎儿称为早产儿。早产儿身体各器官均未成熟，死亡率较高，国内报道为12.7%～20.8%。早产儿的死亡原因主要是围产期窒息、颅内出血、畸形、肺炎等。早产儿即使存活，亦多并发神经、智力发育缺陷。因此，防止早产是降低围生儿死亡率和提高新生儿存活率的主要措施之一。

早产的处理原则如下。

1. 妊娠 34 周后的早产，期待治疗。

2. 妊娠 34 周前，胎儿存活，无胎儿窘迫，无胎儿畸形，胎膜未破，无严重妊娠合并症及并发症，应设法抑制宫缩，延长孕周。

3. 早产不可避免时，应尽力设法提高早产儿的存活率。

4. 左侧卧位休息。

5. 抑制宫缩　宫缩抑制剂包括 β2 肾上腺素受体激动剂、硫酸镁、钙拮抗剂、缩宫素拮抗剂。

6. 促胎肺成熟　地塞米松 6mg，q12h 肌内注射，共 4 次，最佳效果出现在开始治疗后48 小时，不主张重复使用。

7. 控制、预防感染　对于口腔科来说，如早产期间出现口腔疾病，尤其是伴随疼痛和感染的疾病，建议尽早控制症状。

8. 早产分娩处理　吸氧，会阴侧切，儿科医生到场准备新生儿抢救。

口腔科治疗期间需要警惕早产相关症状，如重复出现的腹痛、腹部发紧或者发涨、阴道流血或流水等，出现类似症状应及时请产科会诊。

六、前置胎盘

妊娠 28 周后，若胎盘附着于子宫下段，下缘达到或覆盖子宫颈内口，位置低于胎先露部，称为前置胎盘。其病因目前尚不清楚，除与多次流产及刮宫、高龄初产妇（>35 岁）、产褥感染、多孕产次、辅助生殖技术受孕、子宫形态异常等高危因素有关外，还与子宫内膜病变或损伤、胎盘异常以及受精卵滋养层发育迟缓等有关。

其中，胎盘异常（包括大小和形状）的情形表现为以下几方面：①胎盘面积过大而延伸至子宫下段，前置胎盘发生率双胎较单胎妊娠高 1 倍；②胎盘位置正常而副胎盘位于子宫下段接近宫颈内口；③膜状胎盘大而薄扩展到子宫下段。

口腔科治疗前注意孕妇是否有胎盘前置情况，是否有阴道出血现象，应在治疗前请产科会诊。

第三节 孕期腹痛的鉴别和处理

口腔操作和治疗中，最担心的是宫缩相关的下腹不适，下面详细将下腹不适的可能情况分类鉴别。

一、孕早期下腹不适

孕早期下腹部不适，可归因于子宫早期收缩。由于逐渐长大的子宫会使得腹腔内的器官受到推挤移位，让孕妇难以区别部位和性质，需要医师仔细询问病史。

孕早期与妊娠有关的下腹不适多数属于正常的生理现象。因子宫撑大所产生的胀痛感，尤其以初次妊娠的孕妇感受颇深。这种胀痛感通常不会太痛，稍事休息可以好转。

以下属于异常状况。

1. 如果下腹感到持续如撕裂般的绞痛时，则有可能是宫外孕的征兆。

2. 若下腹感到一阵阵的收缩疼痛，同时合并阴道出血，就有可能是流产的先兆。

3. 有些孕妇会在孕早期形成卵巢黄体，或在妊娠前就有卵巢肿瘤，有可能因此产生扭转或破裂，造成下腹持续的剧烈疼痛。

遇到孕早期剧烈腹痛的情况一定尽快去妇产科就诊，待医师正确判断后给予适当的处置。

二、孕中期下腹不适

妊娠本身子宫增大可能会导致各种疼痛和不适。

1．子宫生长本身带来的下腹不适感。

2．圆韧带牵扯痛是身体适应妊娠状态的正常表现。当突然改变体位时，比如坐着突然站起来，骨盆部位过度扭转，或者大笑、咳嗽使腹压增大时，圆韧带可能就会被外力牵拉，产生疼痛的感觉。这种疼痛常常出现在下腹部（一侧或双侧）、髋关节处以及腹股沟部位（大腿根部的斜行凹陷区域），疼痛的感觉多为锐痛，痛感较强而持续时间较短（一般持续几分钟），就是孕妇所描述的那种"一抽一抽的痛"。

3．核心肌群力量不足导致的骨盆带疼痛和子宫敏感　子宫迅速增大，腹部逐渐隆凸使双侧腹直肌、腹内斜肌、腹外斜肌等逐渐被牵伸至极限，腹肌收缩能力与弹性显著降低，再加上孕妇日常不正确的姿势、松弛素分泌、核心肌群力量不足，就会导致背痛、腹壁紧张、子宫敏感、膀胱受压。有些孕妇就会因为子宫敏感，在膀胱充盈、走路等活动后出现子宫收缩而到急诊就诊。

4．先兆流产时出现的子宫收缩是像来月经一样的下腹正中坠胀不适，酸胀感、抽疼、牵涉痛可能持续十几秒，通常不会超过 1 分钟，医师需询问疼痛的程度、持续时间、间隔时间以及可能的诱发因素。

5．合并子宫肌瘤，子宫肌瘤变性导致的局部疼痛。子宫肌瘤红色变性表现为肌瘤迅速增大、腹痛、发热和血象升高。这种疼痛通常是子宫肌瘤局部明显，有压痛、反跳痛，同时伴有发热，有感染症状，也有可能同时伴随宫缩的疼痛不适。

三、孕晚期腹部不适

自孕 12～14 周起，子宫会出现不规律的、无痛性的收缩，这种宫缩是稀发的，不规律，不对称，宫缩时宫腔内的压力不高，通常为 5～25mmHg，持续时间不足 30s，称为 Braxton Hicks 收缩，就是假性宫缩。假性宫缩一般会逐渐趋向频繁，但是直到妊娠 37 周之前，这种宫缩都应该是偶发的、不规则的、无痛的。如果宫缩变得规律，间隔时间一致，持续时间变长而且强度增加时，特别是晚孕期，需要警惕。表 7-3-1 能够帮助分辨真假宫缩。

晚孕期如果伴随以下症状，提示早产风险增加。

1．宫缩进行性增强，经过休息、改变体位等无法缓解或控制者。

2．胎膜早破者。

3．脐带脱垂者。

4．腹痛明显伴阴道少量出血者。

5．阴道大量出血，产检时提示胎盘位置较低或明确诊断前置胎盘者。

6．宫缩逐渐规律，伴胎儿下降感明显和 / 或见红者。

表 7-3-1 真假宫缩鉴别表

宫缩特征	假性宫缩（Braxton Hicks 宫缩）	真宫缩（临产）
频率	无规律	规律
间隔时间	间隔时间不定,不会变得越来越短	间隔时间越来越短
持续时间	长短不定,通常短于 20 秒	至少 30 秒,逐渐变长
强度	不会变强	逐渐变强
疼痛程度	不会觉得疼	感觉到疼痛（开始时可能是像痛经或腹泻一样的腹部疼痛或腰痛）
位置	下腹部和腹股沟的中部	从背部到腹部
放射	无放射	放射状扩散至后背部和上腹部
加重诱因	走动、改变姿势时发生,休息后好转	无论做什么都不会消失,活动可能使之加强

7. 母亲有严重的妊娠合并症、并发症者。

8. 自觉胎动较前明显减少者。

但是,如曾经顺产过,或是有孕中期、孕晚期流产或引产病史,经历过真正的临产和分娩,即使临产,真宫缩也不会像上次分娩那么剧烈,那么痛,但是宫口已经开了。因此,如果是经产妇,任何形式的宫缩,不管痛不痛,看产科医生比较保险。及时识别急产,避免早产分娩。

（马良坤　杨　毅）

参 考 文 献

[1] 谢幸,孔北华,段涛. 妇产科学. 9 版. 北京：人民卫生出版社,2021.

[2] 北京协和医院医疗诊疗常规：产科诊疗常规. 北京：人民卫生出版社,2012.

[3] 马良坤,孕产期健康教育. 北京：人民卫生出版社,2021.

第八章

孕产妇的风险分级和并发症、合并症与口腔疾病诊疗的关系

第一节 常见观点解读

一、妊娠不是病，妊娠要防病

妊娠不是病，妊娠要防病是产科医生倡导的理念，这些理念对于口腔科医生来说非常重要。在接诊孕妇的时候要像对待儿童和老年人一样，及时解除她们罹患口腔疾病的痛苦，并提供有针对性的诊疗方案。因为孕期的特殊性，孕妇及其家人对这一时期都非常重视，所以在可能的条件下，应该尽量采取措施，预防口腔疾病的发生和发展。

二、预防是首选，治疗需要权衡

在孕期采取口腔治疗措施的时候，不可避免地会对孕妇造成一定的影响。越早采取治疗措施，过程相对简单，对孕妇的影响就越小。越晚采取治疗措施，治疗过程就可能相对复杂，对孕妇的影响就可能越大。

口腔疾病的诊疗就是一个权衡风险和收益的过程。常规的局部麻醉对孕期几乎没有影响，常规的影像学检查对孕期的影响也微乎其微。所以，无论全身状况好还是差的孕妇，越早采取治疗措施，治疗措施越简单，收益就越大，风险就越小，例如牙周洁治、龋病治疗、简单的根管治疗和简单的牙齿拔除术等等；而一旦需要采取比较复杂的治疗措施，例如创伤较大的复杂牙拔除，就需要仔细权衡风险和收益。

三、孕程与治疗时期的选择

孕早期、孕中期和孕晚期是妊娠的自然发展过程，在这一过程中出现的口腔疾病都应该给予相应的治疗。孕中期是最佳的口腔治疗时期，因为相对于孕妇的心理、生理发展变化而言，孕早期容易发生流产，孕晚期容易发生早产，这些不是不能进行口腔治疗的原因，

而恰恰是在进行口腔治疗时需要考虑的因素。例如，在孕早期要注意影像学检查的选择和防护，在孕晚期要注意控制治疗的刺激和评估患者的情绪。

第二节　孕产妇风险评估与口腔疾病诊疗的关系

一、评估孕妇全身情况的重要依据

受专业知识和临床经验所限，产科医生对孕产妇的风险评估结果是口腔科医生评估孕妇全身情况的重要依据。对于尚未经过评估的孕妇来说，如果没有急性疼痛和感染等症状，建议口腔治疗延后；如果出现了急性疼痛和感染，建议请产科医生会诊或口腔科对孕妇的全身情况进行评估后再治疗。

二、孕产妇风险评估的主要内容和口腔科医生的关注点

孕产妇的评估一般分基本情况、孕产期的合并症和孕产期的并发症三部分，且按危险的程度进行分级。口腔科医生主要关注的是和口腔诊疗密切相关的内容，例如与口腔疾病相关的因素、容易引起早产的因素和治疗中可能出现的出凝血问题等。

第三节　伴随不同疾病及危险因素时进行口腔治疗的注意事项

一、低体重或超重

一般来说，口腔科医生比较关注超重的孕妇，尤其是在孕晚期过于肥胖的孕妇，行动不便，配合口腔治疗困难，容易出现治疗过程中的体位性低血压，对治疗耐受度差。

同时，我们更应该关注低体重的孕妇，低体重的孕妇早产风险增加，在治疗过程中我们要注意控制治疗的刺激，尤其是治疗过程比较复杂，治疗时间比较长，要密切观察孕妇的全身情况。

对于低体重或超重的孕妇，建议监测血压和心率，孕晚期时，建议监测胎心和宫缩的情况。

二、妊娠期糖尿病

妊娠期糖尿病的发生率很高，达15%～20%，其与口腔疾病的诊疗密切相关，应该引起

口腔科医生的足够重视。

1．应采取特殊的口腔卫生保健措施，包括使用清洁类保健漱口液。为控制妊娠期的高血糖，孕妇经常会执行多餐饮食，如不采取相对应的保健措施，极易形成多发龋齿。

2．尽早进行系统的牙周治疗　妊娠期糖尿病与妊娠期的牙周病互为因果关系，如果相应的牙周病不控制，会影响妊娠期糖尿病的治疗。所以，对于有妊娠期糖尿病的孕妇应该尽早进行牙周治疗，即使在孕早期也应该进行系统的牙周治疗。

3．有创操作应预防感染　对于有妊娠期糖尿病的孕妇，妊娠期血糖的控制标准为空腹血糖 3.3～5.3mmol/L。如果空腹血糖低于 8.88mmol/L，可以执行拔牙等有创操作，建议预防性给予抗生素预防感染。

三、妊娠期甲状腺疾病

如果患者对自己的甲状腺极为关注，而且容易出现甲状腺功能异常，那么对于此类患者进行影像学检查时，一定要注意甲状腺防护，铅围脖一定要完整包裹甲状腺，以防引起不必要的医疗纠纷。

部分甲状腺疾病患者更容易出现紧张的情绪，对于此类患者尽量进行心理疏导，可以采用简单的正念音乐等放松减压方法。治疗时可监测心率的变化，必要时可请心理医生协助会诊。

四、妊娠期高血压

妊娠期高血压也比较常见，孕期常用拉贝洛尔、硝苯地平等降压药控制血压，血压控制目标是 130～140/80～90mmHg。此类患者的诊疗原则应较一般高血压患者更为严格，例如，如需拔牙，应在围手术期监测血压并维持在相对平稳状态。另外，以下两方面也需要注意。

（一）合并高危因素或子痫前期

有的妊娠期高血压在合并高危因素的情况下，有发展成子痫前期的危险，子痫前期孕妇通常会收入产科病房治疗，且可能会早产终止妊娠。此时，应请产科组织包括口腔科在内的多科会诊，评估口腔治疗的必要性及治疗时机。如果子痫发作或者面临医源性早产的风险，应该评估口腔治疗的必要性或只做急症的紧急处理，根据病情的变化再进行下一步的治疗方案。

（二）白大衣高血压

孕期合并白大衣高血压比较难处理，遇到常规的患者，可以给予镇静措施，比如笑气镇静、静脉镇静往往会取得比较好的效果。但是，在孕期要考虑到这些措施是否会对胎儿造成影响，可以在心理疏导、减压放松的前提下尝试分次治疗。治疗过程中应密切监测血压，一旦血压超出诊疗规则范围可停止治疗或是分次治疗。如必须采取镇静措施，可优先选择笑气镇静，若仍无法有效控制患者血压，建议请产科、麻醉科、心理医学科会诊，制订进一步的治疗方案。

五、贫血及出血性疾病

贫血及出血性疾病主要影响孕期的拔牙等有创操作，实施这类操作时应符合一般诊疗规范，例如，贫血孕妇的血红蛋白应在 $80\sim100g/L$ 以上，患出血性疾病孕妇的血小板计数应高于 $100\times10^9/L$，服用阿司匹林等抗凝药的孕妇凝血功能中的国际标准化比值（international normalized ratio，INR）应低于 $1.5\sim2.0$。

局部麻醉时可以使用含肾上腺素的药物，注意缓慢给药，术后严密缝合，必要时放置止血材料。

六、子宫肌瘤

子宫肌瘤可以诱发先兆流产。在孕早期、孕中期接诊此类患者，要留意产检医生对相关情况的评估，在签署知情同意书的时候要注明相关内容。子宫肌瘤还可以诱发先兆早产，在孕晚期接诊此类患者，尤其需要注意，治疗中尽量避免各种诱发宫缩的刺激。

七、早产与口腔治疗

早产的发生率很高，平均达 8%。口腔治疗的刺激可能诱发宫缩，增加早产的风险，感染性口腔疾病或治疗后并发的感染，也可能增加早产的风险。所以，孕期进行口腔疾病的治疗，一定要关注早产的问题，注意以下几方面。

（一）关注早产风险，制订合理的诊疗方案

一般说来，风险分级为绿色或者黄色的早产风险低。一旦风险分级为橙色、红色或紫色，一定要引起高度重视，及时请产科会诊，明确是否存在早产的危险因素，充分与患者沟通，制订合理的诊疗方案。

一旦产科医生已经提示孕妇注意早产，不论何种风险分级都要引起足够重视，明确危险因素。

（二）了解早产的诊断要素，及时发现可能的先兆早产和早产临产的临床指征

如果孕妇已经出现先兆早产或早产临产，进行口腔治疗时应慎重，在与产科医生充分沟通的前提下，只做紧急情况的对症处理。有些孕妇由于受口腔疾病的困扰，往往忽略了

可能出现的早产指征。对于存在较高早产风险的孕妇,应该询问近期是否有阴道分泌物增多、下腹坠胀、是否有血性分泌物、是否有宫缩、宫缩是否规律及持续时间等,一旦评估有早产的可能,一定要及时会诊或转诊。

(三)针对不同的危险因素,采取不同的口腔治疗措施

1. 孕妇如果存在核心肌群力量不足、宫颈功能不全、子宫张力过大等情况,疼痛或剧烈的刺激可能引发宫缩,增加早产的风险,治疗过程中要尽量采取完善的局麻。例如,可以采取阻滞麻醉代替局部浸润麻醉,必要的时候采用补充麻醉技术(如牙周膜麻醉或髓腔内麻醉)。治疗方案的选择尽量采取刺激小、预后好的方案,如临近预产期可以采取临时的对症治疗,缩短操作时间,必要时可以分次治疗。

2. 对于感染性疾病一定尽早、尽快控制感染。例如,智齿冠周炎感染,应该说服患者尽早使用抗生素。如果效果不好,尽早组织药剂科、感染科、产科多学科会诊,调整治疗方案。再比如根尖周炎、牙周脓肿等感染性疾病,尽早采取牙髓、牙周等对症治疗措施,如果效果不好,及早调整治疗方案,必要的时候可以拔除患牙。

3. 对于治疗后可能出现疼痛和感染的并发症,应积极给予预防性的对症措施,例如及时给予足量的止痛药、预防性的使用抗生素等。

(万　阔　马良坤)

参 考 文 献

[1] 张志愿. 口腔颌面外科学. 8 版. 北京:人民卫生出版社,2020.

[2] HARTNETT E,HABER J,KRAINOVICH-MILLER B,et al. Oral Health in Pregnancy. J Obstet Gynecol Neonatal Nurs,2016,45(4):565-573.

[3] GIGLIO J A,LANNI S M,LASKIN D M,et al. Oral health care for the pregnant patient. J Can Dent Assoc,2009,75(1):43-48.

第九章

孕期口腔疾病诊疗的安全保证

孕期口腔疾病诊疗对于很多医疗机构来说是一个新的领域。不仅如此,在现阶段,广大孕妇群体也极度缺乏和孕期相关的口腔保健及疾病诊疗的知识。如何有效、安全地开展相关的诊疗工作,需要从孕妇、医生和医疗机构三方面着手进行准备。

首先,对孕妇进行健康科普宣教,使其了解孕期口腔疾病的危害,了解积极预防的重要性,了解及时治疗的必要性和安全性。

其次,对孕妇进行口腔卫生宣教。对于很多孕期口腔疾病,如果做好口腔卫生保健措施,都是可以预防的。推广"妊娠不是病,妊娠要防病"这一理念,在整个口腔保健与治疗的过程中都是非常重要的。

再次,对相关的口腔科医生进行基础知识和基本技能的培训。为了保证诊疗工作的安全,培养医生评估风险的能力至关重要,在风险评估的基础上还要养成诊疗分级的习惯。

最后,从医疗机构的角度看,建立疾病分级诊疗制度可以为诊疗安全提供制度上的保证。

总之,保证孕期口腔疾病诊疗安全的核心就是做到心中有数、游刃有余,通过风险评估做到心中有数,通过诊疗分级做到游刃有余。

第一节 孕期口腔疾病诊疗规范化流程简介

一、科普宣传与口腔卫生宣教

若想开展有关孕期的口腔诊疗工作,并让孕期的口腔诊疗工作有序、安全地进行,宣传是至关重要的。宣传工作包括两部分,一部分是面向广大孕妇的科普宣传;另一部分是口腔科医生与孕妇一对一的口腔卫生宣教。只有做好了宣传工作,才能增进医患之间的了解,保证相关诊疗业务有序、安全进行。

(一)孕期宣传

宣传的目的是让孕妇了解孕期口腔疾病的危害、在孕期容易罹患口腔疾病的原因,以及相关口腔诊疗的安全性和必要性。为了达到相关的目的,提前做宣传是关键,越提前效果越好。比如,孕妇在建档之前,如果通过新闻媒体已经了解了孕期口腔疾病的危害,那么在建册或者建档时再对其进行有关孕期口腔疾病相关知识的普及教育,就容易取得很好的效果。再比如,如果孕妇在接受口腔科医生常规诊疗之前,已通过网络或其他形式了解过业内知名专家对这一问题的看法,那么再和口腔科医生进行具体交流的时候就会容易得多。

(二)科普宣传的意义

对于开展孕期口腔疾病诊疗工作的医疗机构来说,如能够组织相关的医护人员通过新闻、网络、讲座及孕妇学校等途径,开展有关孕期口腔保健与疾病诊疗的相关科普知识的教育,不但有利于澄清一些广泛存在的错误认知,比如孕期不能刷牙、孕期看牙不安全等,降低患者就诊时医患交流的难度。此外,还在一定程度上有利于提高相关医护人员及医疗机构的知名度。

(三)口腔卫生宣教的意义

我们推荐的口腔卫生宣教是以医生为主导的一对一的口腔卫生宣教,这项工作的意义更为重要。在一对一的口腔卫生宣教过程中,孕妇不但可以获得大量有关孕期口腔保健与诊疗的基本知识,更容易认可后续接受治疗的安全性,而且一旦孕妇从正确的口腔保健措施中获益,会增加医患之间的信任,有利于后续具体诊疗方案的执行。

二、风险筛查与评估登记

(一)孕期风险筛查与评估的目的

孕期风险筛查主要是指结合产检结果,评估孕妇全身的情况,风险筛查要全面,要有重点、有特点,不但要对孕妇产检的结果有详细的了解,而且对于未产检的孕妇也要对其全身状况进行相应的评估。筛查的重点是找出和口腔诊疗相关的因素,比如过轻或过重的体重、孕期高血糖,孕期高血压以及出凝血问题等,以及可能会引起早产的因素,尤其是要找到与口腔诊疗相关的具体因素。

风险评估主要是评估治疗的风险,根据整个治疗过程的难易程度,对治疗的风险进行评估,决定是否请会诊或者转诊。

(二)筛查与评估的具体内容

1. 筛查的具体内容 以北京协和医院国际部口腔科孕妇就诊登记表诊疗前部分为例,其内容包括以下几方面。

(1)基本信息:编号、姓名、年龄、ID号、登记日期、联系方式、产检医院、导流途径等。

（2）一般情况：孕周、妊娠分期、孕前／当前体重、身高、孕次（G）／产次（P）、受孕方式、妊娠风险分级。

（3）孕期合并症：心血管疾病（尤其是妊娠期高血压和心律失常）、糖尿病、贫血及出血性疾病和孕期甲状腺疾病等。

（4）孕期并发症：妊娠剧吐、双胎、宫颈功能不全、胎盘异常、孕晚期胎位不正和先兆早产等。

2. 风险评估具体内容（具体参见第三章第五节） 从医患交流及患者治疗依从性的角度讲，孕期治疗风险的评估主要包括：医患交流的难度、治疗过程中疼痛控制的难度、是否需要影像学检查、用药是否安全、操作的难度以及从全身情况来评估的结果。治疗风险评估主要是为医生是否需要请会诊，或者是否需要转诊提供一定的参考意见，以降低治疗风险。

三、诊断与治疗流程的规范化

（一）病历书写与记录

病历书写既包括常规的口腔诊疗方面的内容，又包括孕妇在孕期的检查信息，尤其是与口腔疾病诊疗有关系的内容。例如，产检的分级，不同分级的原因，孕期并发症、合并症，以及在这些产检异常的因素里是否有与口腔治疗紧密相关的因素。如果有，要详细阐述，包括相关的指标、目前患者的状态等。

病例书写内容如下。

1. 一般信息。

2. 主诉 口腔疾病的部位、症状及时间。

3. 现病史 口腔疾病的现病史，包括起病时间、原因、病情发展、伴随症状及治疗情况。

为表示重视，另起一行，描述产科情况，包括孕程、产检分级（如未产检填写问诊情况）、孕期合并症和孕期并发症。

为表示重视，再另起一行，进一步描述与口腔诊疗相关的产检指标或孕期情况。

4. 既往史 全身情况（既往病史、手术史、药物过敏史）。

5. 检查 口腔专科检查。如需要另起一行，描述与此次诊疗相关的全身检查，例如合并心血管疾病孕妇的血压、心率和末端指氧的治疗前检查结果。

6. 诊断 口腔疾病专科诊断。

7. 治疗计划 如可能，建议给出2种以上的治疗方案。如需要（例如需要强调或涉及产科会诊），建议包含可能影响孕妇全身情况的内容（例如，复杂根管治疗写明可能需要的治疗时间,创伤较大的操作写明可能出现的术后感染和疼痛情况),以及医患沟通后患者意见及最终治疗方案。

8. 处置 口腔专科处置情况,包括:①孕妇术中一般反应;②术中孕妇的全身监测情况(如实施),如胎心监测情况,孕妇的血压、心率及末端指氧变化情况等。

（二）医患交流及签署知情同意书

医患交流是保证孕期口腔疾病治疗安全的重要一环。通过有效的医患交流,可以让患者及其家属充分了解治疗的必要性,以及一旦延误治疗可能造成的后果,提前告知可能出现的各种情况及采取的预案,使患者对整个治疗过程有合理的预期,提高患者的治疗依从性,保证整个治疗过程顺利完成。高效、顺利地签署知情同意书是医患交流成功的标志。

在有条件的情况下,相关的文件最好请法务部门人员审核。

在有条件的情况下,建议签署两份知情同意书。一份是有关口腔专科诊疗的知情通知书,例如牙拔除术的知情同意书、根管治疗知情同意书等。另一份是有关孕妇进行口腔治疗的知情同意书,强调的是在孕期进行口腔治疗,可能给患者带来的影响以及各种治疗方案的选择。

孕期口腔治疗知情同意书包含的主要内容如下。

1. 孕期进行影像学检查的必要性、安全性和可能带来的影响。

2. 孕期进行局部麻醉的必要性、安全性和可能带来的影响。

3. 孕期进行牙髓根尖周疾病治疗的必要性、安全性和可能带来的影响。

4. 孕期进行相关牙周治疗的必要性、安全性和可能带来的影响。

5. 孕期进行拔牙等有较大创伤操作的安全性、必要性和可能带来的影响。

6. 孕期进行其他疾病治疗的安全性、必要性和可能带来的影响。

7. 疾病目前的诊断、治疗目的、可能出现的问题及处置预案,根据每个孕妇的不同情况,可在模板的基础上单独描述。

8. 孕期进行相关口腔治疗的术后注意事项。

（三）制订孕期诊疗专门的挂号、就诊和随访流程

各医疗机构根据各自的特点,在开展孕期口腔诊疗工作的过程中,最好能制订专门的挂号、就诊和随访流程,设置专门的诊疗区域,配备专门的护理人员、安排专门的人员对所有的孕妇患者进行专门的术后随访。

孕期是一个特殊的生理时期,在孕期进行口腔疾病诊疗需要一定的非口腔专业的知识和技能,尤其是对于没有接触过相关工作的口腔医护人员来说,需要相关的培训和经验积累,才能熟练掌握,所以最好有专门的团队来负责这些工作。

第二节　孕期口腔疾病诊疗过程的监测及防护措施

一、孕期口腔疾病治疗过程中的特殊监测项目及操作方法

在孕期进行口腔疾病治疗的过程中，对孕妇及胎儿的生命体征监测主要是协助口腔医护人员了解孕妇和胎儿的状况，由于临床经验的缺乏，单纯临床观察可能无法及时发现孕妇及胎儿的生命体征变化，借助相关监测指标的变化可以协助口腔医护人员作出判断。

在口腔治疗过程中，首先，要预防因临床操作、孕妇的紧张情绪等造成孕妇或胎儿缺氧；其次，要预防疼痛刺激、紧张情绪等造成的持续性宫缩，诱发早产等情况。在口腔治疗过程中，可以使用胎心监测仪协助了解胎心的变化和宫缩的情况，这于常规产检中的胎心监测检查有所不同，主要表现在以下三方面。

（一）胎心变化及宫缩情况的监测

1. 监测时长不同　常规产检进行胎心监测的时候，不建议长时间进行，主要是因为使用胎心监测仪时，孕妇需要仰卧位，仰卧位可能会造成孕妇缺氧。

在口腔治疗过程中，大部分医生习惯的是仰卧位治疗，为了避免仰卧位可能造成的孕妇缺氧，而采取坐位或是侧卧的方式，不符合大部分医生的操作习惯，可能会影响治疗效果和延长治疗时间，除非孕妇情况特殊，一般不建议采取这样的措施。在仰卧位的情况下控制治疗时间和监测血氧是更为可行的临床选择。因口腔治疗需一直采取仰卧位，所以全过程可以进行胎心监测。

2. 监测目的不同　口腔治疗过程中采用胎心监测仪进行检查的主要目的是协助口腔科医护人员判断孕妇的宫缩情况，同时根据胎动的情况、胎心率的变化以及孕妇的血氧监测协助评估胎儿出现缺氧的可能。

一旦出现持续宫缩，要评估孕妇是否因治疗的刺激出现持续的紧张、焦虑情绪，是否存在较严重的疼痛刺激等。一旦孕妇的血氧降低，要及时检查胎动是否增加，胎心率是否过快或持续减低等，评估治疗过程中是否有造成缺氧的情况，例如是否因橡皮障的操作阻碍了孕妇的呼吸，是否因治疗时间过长造成了体位性的血液回流不畅。

3. 监测的主要注意事项　首先，观察宫缩压力波形，如果出现压力持续增加，要结合临床进行评估。其次，观察胎心率曲线，出现持续心率过快或持续心率过缓，都要引起重视。例如，胎心大部分时间小于 120 次 / 分或大于 160 次 / 分超过 10 分钟。另外，在孕晚期对于胎动的评估也很重要，如果出现超过 5 分钟的不停胎动或者治疗超过 1 小时一直不出现胎

动,都要引起重视。

一般孕龄超过 24 周时,可以正常监测胎心和宫缩,小于 24 周,如果无法监测到胎心,可以只监测宫缩。

探查子宫压力的探头一般放在子宫底部。探查胎心率的探头,随着胎儿的生长位置不断变化。胎儿小于 6 个月时,一般在脐下腹中线两侧,随着胎儿的长大,6～8 个月时,胎心的位置会上移。如果左侧胎动频繁,胎心一般在右侧,反之如果右侧胎动频繁,胎心一般在左侧,头位时胎心在脐下,臀位时胎心可能在脐上。

(二)孕妇血压、血氧和心率的监测

1. 有心血管合并症或并发症时监测相关指标　有妊娠期高血压的情况要着重监测孕妇的血压,存在心率异常的时候,要着重监测孕妇的心率。

2. 评估孕妇对疼痛刺激的反应及治疗过程中的紧张程度　孕妇如果对疼痛刺激反应敏感,或者在治疗过程中非常紧张,首先就会表现为心率加快,所以心率是评估疼痛刺激与紧张情绪的重要指标。

3. 评估孕妇治疗过程中是否缺氧　血氧监测在孕期口腔治疗过程中非常重要。口腔治疗的一些措施,例如橡皮障的使用,本身就有可能造成孕妇缺氧,长时间仰卧位以及孕妇持续的紧张、焦虑也可能造成缺氧。一旦发现孕妇的血氧对比治疗前有较明显的下降,要引起足够的重视,进行对症处理。

二、孕期口腔疾病诊疗的特殊防护措施

(一)一般性防护措施及防止治疗意外的措施

孕期是特殊的生理时期,一般性防护措施包括为孕妇提供一个安全的诊疗环境,尤其是在孕早期要防止其他患者治疗过程中甲醛、树脂单体等的侵害,在孕晚期孕妇会行动不便,要注意诊疗过程中的防护,防止治疗意外的发生。

(二)X 线检查的防护措施(甲状腺、腹部和头帽)

应该明确放射防护的原则是没有过度防护,只要不影响诊疗过程能够采取的防护措施都应该尽量采取,在孕期更是如此。我们采取的防护措施越专业、越全面,在进行影像学检查时就越容易获得孕妇的理解、信任和配合。

1. 防护铅头帽的使用　按照国家放射诊断防护的标准,在进行口腔影像学检查时应选用头帽。在孕期进行口腔影像学检查,建议使用头帽。因为口腔影像学检查的部位就是在头部进行,头帽的使用可以极大减少孕妇对放射剂量的吸收,而且头帽的使用不会影响拍片的质量。

2. 防辐射围领的使用　孕期口腔影像学检查时，建议使用专业的防辐射围领对颈部进行防护，尤其是对甲状腺进行保护。

进行口腔影像学检查时，有时候技术人员担心防辐射围领的使用会影响拍片质量，会把防辐射围领过度下拉，而孕期孕妇的甲状腺经常出现异常，一旦出现这样的情况，容易引起不必要的医疗纠纷。使用专业的防辐射围领进行防护，既可以保证拍片质量，又能充分保护甲状腺（图 9-2-1）。

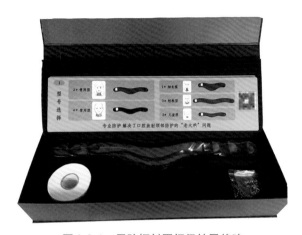

图 9-2-1　用防辐射围领保护甲状腺

3. 防护铅衣的使用　对孕妇的腹部防护可以使用铅围裙和铅衣。有条件的情况下，建议尽量使用铅衣，这样可以增加孕妇的安全感。尽量选择防护当量高、重量轻的高质量铅衣，以减少孕妇的不适感。

（三）预防体位性低血压的措施（特殊体位）

口腔治疗的过程中，常常需要患者采取仰卧位，对于部分孕妇来说容易引起体位性低血压。为了预防这种情况的发生，一般做法是让孕妇侧卧位，或者将右侧臀部垫高，以达到子宫重量向左侧转移的目的。但是，这样会影响口腔科医生操作，而且孕妇长时间不适体位也会增大治疗风险。建议使用专业的防护垫，放在右侧臀部外缘，架空并减少对相关血管的压迫，这样既可以有效防止口腔治疗过程中体位性低血压的发生，又不影响操作。专业防护垫（图 9-2-2）应该具备如下特点。

1. 患者感到舒适、易清洁　防护垫应该由医用硅胶制成，便于清洁且具有足够的支撑力度，患者与之接触的部位没有明显的不适感。

2. 不妨碍治疗操作　防护垫大小适中，高度在 10～20mm 之间。过高的防护垫会增加孕妇在治疗过程中的不适感，而且过度左侧倾斜体位也不利于长时间的口腔科治疗操作。

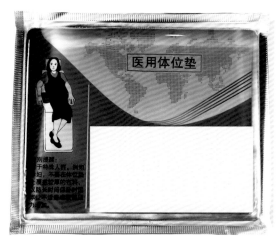

图 9-2-2　用专业防护垫预防体位性低血压

第三节　孕期疾病分级诊疗制度的建立

建立分级诊疗制度是保证孕期口腔疾病诊疗安全的有效手段之一,技术水平最好高于诊疗难度,医疗条件最好优于患者预期。

一、安全＝心中有数＋游刃有余

如何保证诊疗安全,我们一直提前提倡的理念就是心中有数、有刃有余。心中有数就是通过对患者的全身情况、治疗难度的充分评估,了解患者的诊疗要求、整个治疗过程的难度、预后的走向等。游刃有余就是根据评估的结果对孕期的口腔疾病进行分级诊疗,通过分级诊疗,保证接诊相应孕妇的医疗机构或医护人员具有较充裕的条件或足够的技术能力处理相关的问题。

二、评估(心中有数)是分级诊疗的基础

为了做到心中有数,就要对孕妇的全身情况及所涉及的口腔疾病的治疗难度进行充分评估。根据诊疗流程,评估者应该对自身的技术能力和本医疗机构的诊疗能力有充分的认识,在初诊时就应该作出是否会诊或转诊的决定。当然在后续的诊疗过程中,也可以根据病情的变化,再次作出会诊或转诊的决定。

三、游刃有余是分级诊疗的关键

分级诊疗制度的建立是保证孕期口腔诊疗安全的重要一环。在孕期对口腔疾患进行诊

疗的重要目的之一就是保证孕期生产的安全。一旦全身情况复杂，口腔疾病治疗困难，留给口腔科的容错空间就很小。而且，病情随着孕期的发展而变化，留给口腔科的观察时间也很短。分级诊疗的目的就是让接诊的医疗机构有足够充裕的条件，接诊的医生有足够的能力，进而提高诊疗的安全性。

四、分级诊疗的建议

（一）医疗机构内部按技术水平分级

建议在医疗机构内部，按医生的技术水平进行分级。技术水平的内容既包括相关医生诊疗口腔专业疾病的能力，也包括相关医生评估患者全身情况及处理相关孕期并发症、合并症的能力，尤其是处理在孕期出现的与口腔疾病治疗相关状况的能力。

（二）医疗机构之间按诊疗条件转诊

医疗机构本身也应该对自身接诊孕妇治疗口腔疾病的条件作出评价，具体包括是否有相关专业的会诊条件，例如产科会诊，必要时麻醉科、重症监护病房（ICU）等也需配合治疗，诊疗孕妇是否有专门的团队、特殊的区域，据此作出转诊决定。

综上所述，确保孕期口腔疾病诊疗安全的关键要素如下。

1. 注重宣传，将医患沟通的关口前移。

2. 严格执行规范化的诊疗流程，从制度上提供保障。

3. 根据医疗机构的能力提供必要的监测与防护措施。

4. 建立分级诊疗制度，设置防范风险安全阀。

附：

孕妇口腔治疗知情同意书

姓名：　　　　年龄：　　　　ID 号：　　　　联系方式：

目前的诊断：

拟行手术（操作）名称：

基本情况：

孕周：

产检分级：未产检　绿色　黄色　橙色　紫色　　　其他：

妊娠期合并症（孕期糖尿病／孕期高血压／甲状腺疾病／贫血／血液病）：

妊娠期并发症（双胎／先兆早产／妊娠剧吐／大于 36 周胎位不正）：

（您现在的情况需要接受口腔治疗，整个治疗过程是权衡风险和收益的过程，如无意外情况,治疗过程会非常顺利安全,母子平安。但基于目前医学水平的局限性,孕产妇及胎儿、新生儿情况偶尔会瞬间出现变化,可能会发生意外。医生将根据情况进行相应的处理。特向您详细介绍和说明治疗中及治疗后可能会出现的并发症、治疗风险等。)

本次口腔手术 / 操作 / 治疗有如下风险 / 并发症:

1. 目前没有证据表明口腔治疗中的诊断性影像学检查会给孕妇及胎儿带来较一般情况不同的伤害,我们将根据诊疗需要,建议进行相关检查,并做好防护。

2. 目前没有证据表明口腔治疗中常规的局部麻醉措施会给孕妇及胎儿带来较一般情况不同的伤害,我们将根据治疗需要进行局部麻醉。

3. 孕期接受口腔治疗时可能会出现非孕期治疗的并发症,例如根管治疗中器械离断、侧穿和根管钙化不通等,拔牙断根、创口出血和拔牙术后疼痛、感染等,牙周治疗术后出现牙齿敏感和牙龈出血等。一旦出现这些情况,我们会采取对应措施。

4. 孕期口腔治疗中可能出现与口腔治疗相关或不相关的缺氧、宫缩、先兆早产甚至早产。一旦出现这些情况,我们会立即采取对应措施。

5. 妊娠过程有一定的流产率,一般与口腔治疗无关,妊娠过程有一定的早产率,口腔疾病的疼痛刺激与较严重的感染可能会增加早产的危险。

6. 其他说明:

相关替代治疗方案:

选择相关替代治疗方案的风险:

医生声明:

我已向患者本人 / 近亲属 / 代理人告知如下情况:

1. 目前患者病情的特殊性、发展程度、所需治疗的必要性及风险。

2. 相关替代治疗方案及风险。

我已充分解答患者本人 / 近亲属 / 代理人提出的针对上述情况涉及相关医疗和风险问题,以及其他疑问等。

患者本人 / 近亲属 / 代理人声明:

1. 医生已向我充分解释患者的病情及本次牙科治疗的具体方案。我已了解相关风险及后果,包括本患者最易出现的风险 / 并发症以及这些风险 / 并发症带来的后果。

2. 医生已解释患者预后及不进行本次牙科治疗所面临的风险。

3. 医生已解释替代治疗方案及其风险。

4. 我了解医生无法保证本次牙科治疗可以缓解患者病情。

5. 我同意授权本次牙科治疗相关医生根据术中情况选择下一步或其他治疗方案。

6. 我确认所提供的患者信息准确无误并且无所保留。我确认本人具备合法资格签署本同意书。

7. 我已就患者病情、本次牙科治疗、相关风险以及替代治疗方案提出相关问题。医生已回答相关问题。对医生的回答感到满意。

经过医生详细告知，我已充分了解上述内容。经过认真考虑，我决定接受本次口腔治疗，愿意承担治疗可能出现的风险并遵从医嘱，配合医生完成口腔治疗并同意支付所需全部费用。

患者签名：

患者近亲属（或患者代理人）签名：　　　　　　　与患者的关系：

签字日期　　　　　年　　　　月　　　　日

医生签名：

签字日期　　　　　年　　　　月　　　　日

（万　阔）

<h2 align="center">参 考 文 献</h2>

[1] MARK A M. Oral Health in Pregnancy. J Am Dent Assoc，2021，152（3）：252.

[2] NAYAK A G，DENNY C，VEENA K M. Oral healthcare considerations for the pregnant woman. Dent Update，2012，39（1）：51-54.

[3] MICHALOWICZ B S，DIANGELIS A J，NOVAK M J，et al. Examining the safety of dental treatment in pregnant women. J AM DENT ASSOC，2008，139（6）：685-695.

第十章

围产期口腔护理工作

　　规范的围产期保健是保障孕产妇安全健康、提高出生质量的重要手段。口腔健康是围产期预防性保健的一个重要组成部分，良好的口腔卫生状况可提高围产期妇女的生活质量，降低不良妊娠结局的发生，减少口腔致病菌母婴间垂直传播。国家卫生健康委员会发布的《健康口腔行动方案（2019—2025 年）》极力推进孕产妇口腔保健的实施。但令人遗憾的是，目前国内围产期口腔卫生服务利用率较低，如何推动围产期的口腔保健及治疗，提高口腔卫生服务利用率，是当前围产期保健中又一亟待关注的问题。护理人员是执行这一任务的"侦察兵"与"突击队"，本章将对围产期口腔护理工作进行系统介绍。

第一节　安德森模型对围产期口腔护理工作的启示

一、安德森模型

　　口腔卫生服务利用率在一定程度上反映了围产期口腔保健的普及情况。分析围产期口腔卫生服务利用率的障碍及促进因素，有利于针对性地推进围产期口腔卫生服务的利用，进而提高孕产妇口腔健康水平。

　　国内外大量研究以医疗保健行为模型为理论框架去分析影响卫生服务利用的因素。其中，最著名的是安德森（Andersen）等人开发的卫生服务利用行为模型（Andersen's behavioral model of health services use）。经典模型认为，个人在决定是否利用医疗保健服务时主要受倾向性特征（predisposing）、能力资源（enabling）和需要（need）三方面影响。此模型也被国际口腔健康结局合作研究所用于围产期口腔卫生服务利用影响因素的分析，便于解释和探寻推进围产期口腔服务利用和改进的相关变量，也有利于护理人员全面探寻改善围产期口腔护理的策略，提高围产期口腔护理工作的质量，进而提高围产期口腔卫生服务率（图 10-1-1）。

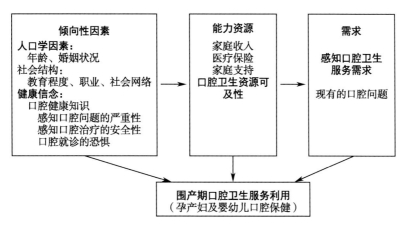

图 10-1-1　围产期口腔卫生服务利用行为模型

二、影响围产期口腔卫生服务利用率的因素

影响孕产妇接受口腔卫生服务的因素是多种多样的,开展工作时要分析相关的因素,有针对性地制订口腔卫生服务计划。为更好寻求干预的切入点,常将影响因素分为两大类:客观固有因素及可干预因素。客观固有因素帮助识别低口腔卫生服务利用率的高危人群或可利用的资源。可干预因素常常是措施制定针对的靶点。

(一) 客观固有因素

客观固有因素包括年龄、婚姻状况、教育程度、职业、社会网络、家庭收入、医疗保险、家庭支持及外部环境因素(医疗政策、自然环境如疫情)等。调查显示,年龄较小、教育程度低、无业或失业、低收入家庭及无社会医疗的孕产妇是低口腔卫生服务利用的高危人群,而良好的社会网络及家庭支持是口腔卫生服务利用的有利因素。因此,在推动口腔保健策略时充分考虑客观固有的因素,关注高危人群,利用好促进因素,因地制宜制定相关的策略。如制定口腔宣教时充分考虑人群特点,除利用当前流行的网络平台推送、视频等,对于部分农村、低收入人群通过社区发放宣教册、现场讲解等方式仍是主要的宣教方式。

(二) 可干预因素

可干预因素往往指通过协调、教育、治疗、政策等外部因素可以改变的因素。在口腔卫生服务中包括健康信念(如口腔健康知识、感知口腔问题的严重性、感知口腔治疗的安全性等)、口腔就诊的恐惧、口腔卫生资源可及性、感知口腔卫生服务需求等,这些是制定推动口腔卫生服务策略时关注的靶点。

研究显示,感知口腔治疗需求及口腔卫生资源的可及性是影响孕产妇口腔卫生服务利用最重要的预测因素。围产期口腔保健知识不足,特别是对孕期口腔问题严重性的认知不足,以及对于孕期口腔治疗安全性的担忧及恐惧,是造成孕妇口腔治疗需求低的重要因素。也就是说即使孕妇存在口腔问题,其也不认为是当前迫切需要解决的,往往会将口腔就诊安排推迟至分娩后。未经治疗的口腔问题可能会给牙周和牙齿结构带来不可挽回的损伤,甚至对胎儿发育造成不良影响。当孕妇感知到口腔治疗需求时,由于其存在一定的特殊性,而且部分口腔科医生对孕期口腔疾病治疗存在认知不足,无法准确评估治疗收益和损害,加之国内尚未发表统一的共识和指南,担心一旦出现纠纷难以处理,常常会拒绝为孕妇提供口腔治疗服务,这也加剧了孕妇获取口腔卫生服务的难度,成为孕妇口腔卫生服务利用的又一"拦路虎"。

我国口腔科医生资源匮乏,2021统计数据显示我国平均每百万人对应的口腔医师(包括口腔助理医师)数量约为1 985名。尽管与国际卫生组织(WHO)建议值的距离已拉近,但距离发达国家仍然有很大的距离。另外,我国口腔资源分配不平衡,特别是农村及经济水平相对较低的地区,口腔卫生服务获取更为困难。护士是社区及医院内孕产妇接触最频繁的人员,也是医生与患者沟通的重要桥梁。如何在我国当前口腔人力资源的大背景下,提高医务人员的孕产妇口腔宣教及诊疗能力,提高口腔卫生资源的可及性,发挥护士的积极作用,提高孕产妇的口腔健康素养及口腔就诊意愿,是提高孕产妇口腔健康水平的关键环节。

第二节　推进围产期口腔护理工作

一、做好宣传工作,普及口腔健康理念,提高孕产妇口腔健康素养

妊娠是生命历程中的敏感期,对母体以及胎儿的健康有重要的影响,女性往往有着较大动力追求健康行为。因此,围产期成为提高孕产妇口腔健康素养、预防幼儿龋病、促进儿童口腔健康的关键时期。口腔健康素养是指个人获得、处理和理解基本的口腔健康信息和服务以做出适当的口腔健康策略的能力。以口腔健康素养的概念为框架,抓住宣教关键时机、讲解关键内容、注重宣教形式、强调家庭协同教育,帮助孕产妇获取、理解、评估和应用口腔健康信息成为推动围产期口腔健康的重要策略。

(一)抓住宣教的关键时机

孕期是接受健康行为教育的黄金时间。美国孕期口腔保健国家共识声明已提出接触孕妇的卫生保健人员都应给予孕妇有关口腔保健的指导。基于预防性口腔保健理念,特别强调在妇女备孕咨询、孕前期、产检等关键时期告知围产期口腔健康的相关知识,并建议其于口腔科就诊行口腔检查,甚至有国家强制将口腔检查纳入常规孕前筛查。此外,在结婚登

记处等可将孕前口腔检查融入优生优育的科普材料，告知新婚夫妻孕前口腔检查的重要性。根据我国孕妇保健的要求，妇女一般在妊娠满 6 周时会去基层社区建立《母子健康手册》。此阶段作为围产期口腔保健宣教的关键窗口，通过在社区设置宣传展板，播放相关视频等，发放围产期口腔保健宣传手册介绍孕期口腔保健的重要性，并建议孕妇到口腔门诊进行口腔检查。之后，孕妇去目标医院建档，建档期间也可作为口腔保健宣教的时机。由于门诊环境较为嘈杂，建档工作人员往往是产科护士，一般无法详细讲解口腔保健知识，因此该环节更强调产科护士应用简明快捷的方式进行口腔筛查，并建议孕妇到口腔科进行专业检查，有条件的医院可进行直接转诊或预约口腔科。建档后孕妇将在此医院进行规律产检，建议在门诊候诊区、B 超等候区等设置相应宣传栏或播放宣教视频，充分利用候诊时间，缓解孕妇等候的焦虑，提高口腔保健宣教的效果。在产后出院前及新生儿 42 天常规体检时也是口腔保健宣教的黄金时机，特别是对于产褥期口腔护理及婴幼儿口腔护理的宣教。

（二）设置讲解的关键内容

根据围产期各阶段的特点设置口腔保健的宣教内容，在备孕期强调的是提高口腔保健的意愿，关注口腔健康，尽早进行口腔检查。此环节建议采用图表、统计数据等方式，简洁清晰地介绍孕期口腔问题的易感性、孕期常见口腔疾病及其危害、孕前口腔检查的重要性、口腔健康状况不良的潜在风险和后果，以及孕期口腔治疗的安全性。

孕早期利用产检候诊时间充分向孕妇宣教定期口腔检查的重要性、口腔问题监测、如何避免孕吐对牙齿的伤害、如何做好孕期口腔保健、口腔用具选择及使用注意事项等。对于需要口腔治疗的孕妇应解释口腔治疗的安全性，提高其治疗意愿，避免延误治疗从而加重口腔问题。孕中期和孕晚期除上述的宣教内容外，更强调定期复查的重要性和及时彻底治疗的必要性。

产后宣教的重心应转向产褥期口腔护理、新生儿常见口腔问题、使用母乳喂养及奶瓶喂养等的注意事项。居家随访及婴幼儿体检时的宣教内容更注重清洁婴儿口腔和牙齿的方法、安抚奶嘴等使用的注意事项、预防乳牙龋病的措施、儿童首次进行口腔检查的时间等。

（三）注重宣教形式的多样性

随着互联网和智能手机的发展，获取信息的来源及形式更加多样化，除医疗机构内增设宣传册、板报、视频宣传外，可以充分利用医院孕妇学校及其他社会资源，多采用参与式的宣教方式，特别是在口腔保健用具的使用方面。有学者指出，一个人可能对具有熟悉内容的材料有足够的理解，但却难以理解具有不熟悉的词汇和概念的信息。因此，利用动画、漫画等方式将复杂的孕期常见口腔问题、易感性因素，孕期口腔疾病的危害等直观化，利用互联网技术和人工智能技术，将口腔知识融入现有的孕期保健 APP 等，使孕妇可在各孕周自我监测妊娠变化及胎儿生长时,关注自身口腔的问题。并且,利用智能可视的口腔镜等帮助孕妇查看自身口腔的变化,推动其做出健康行为的改变。另外,可开发口腔相关的应用程序及口腔保健游戏,帮助孕妇接受、理解和内化有关其口腔健康的信息。

（四）强调家庭协同教育

家庭支持是孕妇重要的社会支持来源,家庭成员特别是母女之间往往有着共同的饮食及卫生习惯,容易形成对健康行为的一致看法。来自上一代人错误的孕期口腔护理经验（如孕期口腔治疗易导致胎儿流产、早产,产褥期刷牙易导致牙列松弛等）等都会在不同程度上对口腔保健产生影响。而积极的行为因素（如丈夫的陪伴、积极应对孕吐反应等）是促进孕妇口腔保健的积极因素。在进行孕期口腔宣教时,鼓励家庭成员参与,提高家庭成员对于围产期口腔保健重要性的认知。改变陋习要充分发挥家庭的作用,督促孕妇进行产前口腔检查,协助其预约、就诊,陪同其进行口腔检查,以缓解孕妇口腔就诊的恐惧。利用妊娠这个黄金宣教阶段,阻断家庭口腔保健的危险因素（如用嘴尝试食物温度、嘴对嘴喂食等）,推动家庭整体的口腔健康行为改变。

二、跨专科培训,发挥护士在围产期口腔工作中的作用

围产期口腔健康知识普及不仅需关注宣教接受方——孕产妇及其家庭,更需要扩展到口腔保健的提供方——为孕产妇提供口腔保健的专业人员,甚至需要延伸至整个医疗保健系统。部分发达国家已要求接触孕产妇的卫生保健人员都应给予其有关口腔保健的指导。妇产科医生接触孕妇最频繁,但调查显示很少有产科医生会主动关注孕妇的口腔健康,认为其超出日常工作范围,只有孕妇有疑问或症状时才会建议其到口腔科就诊。尽管大部分口腔科医生认同孕期口腔保健的重要性,但有超过50%的口腔医生建议孕妇推迟到产后治疗口腔疾病。这反映了当前妇产科医生对于口腔保健和治疗认知的缺乏,以及口腔科医生对孕产妇风险评估相关知识的缺乏,对孕期口腔治疗的信心不足等问题。因此,积极推进妇产科与口腔科之间的跨专科培训,通过举办讲座、研讨会等方式提高对孕期口腔健康的认识水平,树立跨专科照护理念,积极推动制定临床实践指南,鼓励医学院设置相关课程,从而提高孕期口腔保健和治疗的认知水平,提升孕妇口腔诊治水平。

除缺乏孕产妇口腔保健及治疗知识这一主要的障碍性因素外,医生短缺、工作负荷重也是重要的阻碍因素。关于非口腔科医护人员进行口腔健康干预的有效性的系统综述显示,助产士及产科护士在临床实践中加入口腔保健内容,可有效改善孕产妇的口腔健康状况。既往心血管系统、糖尿病等慢性病研究也已证实以护士为主导的健康宣教能有效改善孕产妇的健康行为。因此,加强护士对孕产妇口腔专业知识的培训,推动以护士为主导的

孕产妇口腔保健宣教体系，提供口腔保健与治疗信息和咨询服务，可有效帮助孕产妇理解并积极参与口腔健康卫生和求医行为，并促进孕产妇与医生之间的沟通及共同决策。另外，积极培养口腔专科护士，通过开展线上咨询及开设专科门诊等方式，提高护士在推动孕前口腔保健、口腔评估、口腔治疗配合、随访中的积极作用，以应对医生短缺造成孕产妇口腔保健及治疗推行困难的状况。

第三节　合理安排诊疗布局，掌握孕期护理技巧，确保诊疗安全

一、合理的环境布局与诊疗流程

为提高孕妇就诊的便捷性及舒适性，在口腔诊室布局时需考虑孕妇特殊时期的生理及心理特点。对于综合性医院，妇产科与口腔科门诊尽可能安排在同一空间内，各区域标识清晰明确，为孕妇提供顺畅的就医引导，最大限度地缩短步行距离。设置一个相对独立的孕妇候诊区，色调以暖色为主，可放一些绿植，候诊椅需设有扶手并能调整座位高度，使孕妇感到舒适安全。候诊区域设有宣教区，循环播放孕期口腔治疗相关的视频，选择轻松活泼的科普动画等，避免播放视觉冲击力大、易使人感觉不适的临床图片等，同时可放置孕期口腔保健和治疗相关的宣教手册及实物模型等，便于孕妇学习。此外，可准备适量的糖果、一次性口杯、一次性塑料袋、纸巾等，以备孕妇出现低血糖或孕吐反应时使用。

孕妇口腔诊室应相对固定，减少其接触口腔科治疗过程中可能产生的有害化学物质，如修复时常用的牙托水（甲基丙烯酸甲酯）及汞、铅、苯、砷等重金属物质。诊室环境温馨舒适，诊椅旁配置适量垫枕以协助孕妇保持舒适体位。诊室内设置心电监护、胎心监护，利于诊疗过程中便捷取用。对于孕妇禁用及慎用的药品粘贴醒目的特殊标识，便于医务人员识别，增加用药的安全性。

除急重症外，孕妇口腔就诊尽可能实行预约制，提前进行简单线上或电话问诊，明确就诊目的，合理安排就诊时间，交代就诊注意事项。对于初诊或有妊娠并发症的孕妇，在候诊期间完成孕期基本情况、相关基础疾病、口腔状况的评估及生命体征的监测，便于医生顺利接诊，减少等候时间。

二、孕期护理技巧

（一）心理护理

牙科恐惧症是口腔治疗中常见的心理障碍性疾病，加之对于胎儿安全的担忧，使得牙

科恐惧症在孕妇中更为常见。焦虑情绪可使交感神经系统兴奋，由于胎盘存在大量皮质类固醇和儿茶酚胺等激素的受体，使得胎儿血供减少，导致胎儿宫内窘迫、生长受限、死胎、死产等。因此，对于孕妇心理的疏导尤为重要。了解孕妇焦虑的具体原因，通过讲解孕期口腔治疗的重要性及安全性，纠正其常见的认识误区等，解除其对口腔治疗的顾虑。鼓励家属陪同就诊，发挥家庭支持作用。治疗前向孕妇及家属详细介绍治疗项目的步骤、可能出现的感受、配合方法等，使其做到心中有数。治疗过程中与孕妇保持良好的沟通，每次治疗后鼓励其表达自己的体验，并给予正向反馈。对于单纯牙科恐惧症的孕妇，护士可引导其进行正念训练，将注意力转移到呼吸上，配合调整呼吸，进行身体"扫描"，头—颈部—肩部—大臂—前臂—胸部—腹部—背部和腰部—大腿—小腿—双脚，逐渐放松身体，达到缓解焦虑的目的。针对焦虑的核心为胎儿安全的孕妇，在治疗前可给予胎心监测，使其在口腔治疗过程中能听到胎儿心跳的声音，缓解其紧张情绪。对于有些孕周较小的孕妇，由于胎儿在宫内活动范围较大，可出现胎心时有时无或显示不理想的情况，护士需向孕妇解释出现此现象的原因，适时调整监护探头位置，确认听到正常胎心即可有效缓解其焦虑。

（二）舒适护理

无痛口腔治疗是实现口腔诊疗舒适化的关键环节，也是提高治疗依从性、预防早产等风险的重要手段。因此，治疗前可向孕妇传达无痛口腔理念，告知孕期局部使用麻醉药物的安全性。对于高风险且有严重口腔问题的孕妇，局麻下无法取得充分的镇痛效果，需采取全麻方式，此时需与孕妇及其家属充分沟通，分析疾病走势及治疗方案的优缺点，必要时请麻醉科、产科、药剂科等联合会诊，权衡全麻的风险利弊，共同制订最佳的治疗方案，减轻患者治疗顾虑，实现无痛舒适诊疗。此外，保持诊室环境舒适，温度适宜，播放舒缓的轻音乐，在诊室的天花板处投影一些轻松、温馨、愉快的画面或视频，治疗过程中与孕妇积极沟通，使其放松心情，提高耐受不适的阈值。由于口腔治疗时间较长，体位舒适尤为重要，用头枕和腰枕等协助摆放体位，并提醒孕妇自主变换。治疗时注意牙椅角度不能放得太低。更换治疗体位时，应先告知孕妇，再缓慢调整牙椅高度。治疗中熟练进行四手操作，尽量缩短治疗时间。此外，正确使用橡皮障，阻隔水、雾、气味、碎屑等可能造成的不适，及时吸唾，减少孕妇反复起身的次数。孕晚期的孕妇腹部明显增大，宫底明显抬高，部分孕妇会有明显腰骶部疼痛及憋气、反酸等症状，尤其对身材娇小的孕妇，治疗前提醒孕妇少食多餐，避免饱餐后进行口腔治疗。在治疗过程中，应主动询问孕妇是否有不适症状，可适当中断治疗，让其手扶椅背或桌子，采用前倾位，以减少腹部张力缓解腰骶部疼痛。最后，要注重隐私保护，为孕妇连接心电监护和胎心监护仪时注意遮挡，必要时给予毛毯为其保暖。

（三）保障孕妇口腔治疗的安全性

1. 完善诊前评估 诊疗前评估是口腔治疗和护理的第一步，是保证治疗安全的重要环节，孕妇口腔科评估不仅涉及常规口腔评估，如一般资料、现病史、既往史、家族史、过敏史、口腔就诊原因、目前的症状、既往是否做过口腔检查等，还需重点评估妊娠相关问题，如孕吐反应、妊娠风险评估等，详细填写孕妇信息登记表。若发现异常，进一步深入评估，必要时请产科、麻醉科等联合充分评估治疗的必要性及可行性。根据评估内容与孕妇及家属进行沟通，在充分告知、签署知情同意书的前提下，医患共决策，制订最佳的治疗方案。建立值班呼叫系统，当孕妇出现产科相关紧急情况时，立即呼叫产科等相关科室，及时获得相关团队的支持。需注意的是，在签知情同意书时，医务人员需给予充分信息支持，加强人文关怀，协助孕妇做出理性决策，避免其无助及恐惧感。

2. 执行"五防"策略 口腔治疗的安全性是孕妇最为关注的问题，也是开展孕妇口腔诊疗的重要前提，医务人员需严格执行"五防"策略，即防辐射、防跌倒、防误吸、防循环血量减少及缺氧、防异常宫缩，保障诊疗过程中的安全。

（1）防辐射：孕妇拍牙片或 CBCT 时需权衡利弊，必要时在充分解释告知的前提下做好全套防护（铅衣、铅帽、铅围脖）后进行，佩戴铅帽和铅围脖前戴上一次性头套及围脖以减少交叉感染。熟练掌握牙片的拍摄技巧，保证良好的拍摄效果，减少拍摄频率。

（2）防跌倒：由于诊室空间相对狭小且仪器设备众多，电源线、导线尽可能整理好，避免散落在地面。孕妇移动时需给予提醒，必要时全程搀扶。在穿脱铅衣时，考虑到铅衣的重量可能造成孕妇站立不稳，应提前告知并协助其穿脱。

（3）防误吸：妊娠恶心、呕吐是孕期口腔治疗误吸发生的重要原因，其可出现在 50%～70% 的孕早期妇女，常于妊娠 17 周左右消退，气味、噪声、光亮等不利条件均可诱发。口腔治疗前需详细评估孕妇恶心、呕吐的发生时间、频率、诱因、性质等。对于症状严重的孕妇，如果病情允许可将治疗延期进行。对于呕吐严重者且需及时治疗的孕妇，需提前告知禁食。对于单纯恶心的孕妇，尽量避开易感时间，减少可能的诱因如饥饿，建议其食用碳水化合物类零食。吸唾时应注意吸唾管放置的位置、手法及力度，尽量避免碰及口腔后半部分。橡皮障常被用于隔湿、保持视野清晰及防止口腔操作时异物掉入引起的误吞及误吸，但对于呕吐明显的孕妇慎用橡皮障，提前嘱咐其若有异物掉落不要紧张，保持舌头不动，待医生将异物取出即可。孕妇出现恶心呕吐症状时，应立即将其头部偏向一侧，以避免水或口腔器械进入气道内，待其恢复平静后，协助其漱口。建议孕妇饮用含有电解质的饮料，补充身体所需。

（4）防循环血量减少及缺氧：孕妇应尽量避免平卧位，考虑到口腔治疗的特殊性，护士应帮助孕妇摆放体位，将垫枕置于右侧腰背部以保持偏左侧卧位，避免由于增大的子宫压迫下腔静脉造成循环血量减少。严格控制治疗时间，避免长时间平卧位，提醒孕妇更换舒适体位。必要时给予心电监护及鼻导管吸氧，监测血压、心率、氧饱和度等，特别是患有妊娠高血压等疾病的孕妇。治疗过程中需密切观察生命体征，询问有无胃部不适、憋气、头晕等症状。当孕妇主诉憋气等症状时，暂停口腔治疗，缓慢将牙椅抬起，由治疗位改为坐位，安慰孕妇，待其症状缓解，各项指标正常时，再继续治疗。

（5）防异常宫缩：对于孕中期和孕晚期的孕妇，口腔治疗过程中需关注异常宫缩。避免不良刺激诱发宫缩，治疗前充分解释说明，缓解其焦虑、恐惧情况，保持舒适的治疗体位、合适的温度，采取必要的镇痛措施。正确使用橡皮障及时吸唾以减少因水、雾、气味等因素诱发呛咳而引发宫缩。治疗全程给予胎心监测，监测胎心率、宫缩次数和强度。如在治疗中出现宫缩加强、胎心变化等，应暂停治疗，寻找可能的原因，引导孕妇调整呼吸，放松身心，待症状缓解继续治疗或择期再行治疗。若孕妇出现持续宫缩、腹痛、阴道流血或流水，嘱其立即平躺于牙椅上，给予心电监护及胎心监护，联系产科医生会诊，准备平车，必要时转运至急诊进一步处理。

第四节　推动个体 - 医院 - 社区联动的围产期口腔卫生服务

为推进围产期口腔卫生服务利用率，除了提高孕产妇口腔保健的意愿、治疗的安全性及舒适性，实现围产期口腔卫生服务的可及性更是将这一理念转化成临床实践行为的保障，其中包括社区发展、相关政策和法规。

一、将预防性口腔保健纳入常规孕前检查

美国、英国、澳大利亚等国家均已将预防性口腔保健纳入常规孕前检查。孕产妇可在孕期和分娩后 12 个月内接受国家卫生服务计划下的现有口腔服务的免费治疗。强调预防性口腔保健及早期口腔干预，将口腔问题对孕妇的影响降至最小。尽管我国目前尚无相关政策支持，但已有大量专家呼吁有必要将口腔健康管理纳入包括备孕期在内的全孕期健康管理中去。部分地区医院已尝试开始投入临床实践，这对于在我国全面推行围产期口腔保健有着重要的意义。我国人口基数较大，孕产妇的数量相对较为庞大，将预防性口腔保健纳入常规孕前检查需要政府部门的政策支持及家庭、社区、医院的通力合作。享受口腔保健服务需要一定的经济基础，通过将口腔检查纳入产前保健和产前检查方案中，使经济条件落后的妇女有机会获得口腔保健服务，结合社区卫生口腔服务的建设及社区 - 医院双向

转诊制度的推进,提高孕产妇口腔保健的可及性。

　　我国妇女妊娠后需要在社区建立《母子健康手册》及在医院建档,这是将预防性口腔保健纳入常规孕前检查的关键时机。改进现有的《母子健康手册》及产科评估档案,将口腔保健内容融入其中,将口腔教育、评估和转诊等口腔健康指南纳入社区建册及产科建档的工作实践中。对于社区卫生服务机构发展成熟的地区,孕妇初次在社区护士处建册时,社区护士通过询问简单的问题(图 10-4-1)来评估孕妇的口腔健康风险,根据孕妇的回答将她们转移给相应的社区口腔科进行初步检查并登记。对于农村、偏远地区或口腔卫生资源薄弱的区域,卫生部门可以登记孕产妇口腔保健相关信息并上报到上级部门,由上级卫生部门定期为孕产妇提供口腔检查服务等,对于存在严重的口腔问题需要治疗时开启转诊模式。当孕妇到医院进行初次产检建档时,产科护士除检查孕妇携带建档需要的资料外,需要询问口腔保健相关的病历资料,再次评估孕妇的口腔健康风险,并进行必要的口腔科转诊。在此过程中,社区护士和产科护士评估的关键目的是导流,通过反复问诊和宣教提高孕妇对口腔检查重要性的认识及口腔检查执行率。专业的口腔健康风险则由孕妇在口腔科就诊时由口腔科医生及专科护士完成。在与孕妇交流过程中,社区护士及产科护士还需要向其传达孕期口腔检查及治疗的安全性知识,以克服其对于口腔科检查的恐惧心理。建立口腔宣教列表,在随后的产检及随访中逐步向孕妇提供加强口腔健康教育和预防的策略。

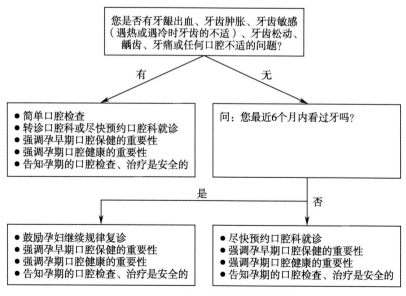

图 10-4-1　孕妇口腔健康风险筛查表

二、依托互联网，助力分级诊疗，建立孕产妇口腔保健的绿色通道

通过跨专科合作的模式建立妇产科和口腔科之间的便利转诊体系。综合医院可考虑建立妇产科和口腔科便利转诊系统，在口腔科或妇产科设立孕期口腔保健专门咨询宣教诊室，由口腔科护士或经过口腔科培训的妇产科护士出诊，根据孕妇口腔基本情况制订院内转诊流程并引导就诊。对于口腔健康习惯良好且定期于口腔科就诊的孕产妇给予围产期口腔卫生保健宣教。对于存在慢性口腔问题或属于高风险期的孕产妇给予口腔科预约就诊。对于存在急性口腔问题的孕产妇开辟绿色通道，实现当日就诊。对于口腔专科医院可考虑就近与周边综合医院或妇产科专科医院建立合作关系，依据综合医院医疗体模式，开辟便利转诊通道。

随着移动互联网、人工智能、5G 等的发展，为口腔诊疗模式提供了新的可能。比如，建立互联网孕产妇口腔保健大平台，将基层医疗卫生机构逐步纳入平台，通过互联网把口腔科医生、护士和孕产妇联系在一起，利用智能可视的口腔镜等设备为孕产妇提供在线咨询、在线复诊、精准预约、远程会诊，建立电子病历共享、医生协作以及口腔知识检索、宣教、预约提醒等智慧服务，融合线上与线下就诊流程，优化资源配置，构建布局合理、分工协作的口腔保健服务体系和分级诊疗就医格局，提高围产期口腔卫生服务普惠性，增强协作效率，将优质口腔健康资源下沉，让更多的孕产妇群体，特别是口腔卫生资源薄弱地区的孕产妇得到实惠，同时也降低了国家整体围产期口腔保健的成本，利于孕产妇口腔保健有序推进，从而提高孕妇围产期的身体健康，降低医疗支出。

三、产后口腔健康的延续管理

产后口腔健康宣教也是围产期口腔保健的重要部分，直接关系着婴幼儿的口腔健康乃至儿童终生的口腔健康。病房护士在进行产后母乳喂养宣教时，需要将口腔保健的内容融入其中。母乳喂养时母亲需注意清洗乳头，保持乳头清洁卫生，避免孩子养成含乳头或奶嘴入睡的习惯，逐步减少夜间喂养次数，孩子 6 月龄以后最好不再夜间喂养。对于由于各种原因需要进行人工喂养的产妇，器具应注意消毒，防止细菌滋生。出院时需进行产褥期口腔保健宣教，避免"月子期间不能刷牙"等陋习对产妇口腔健康的损害。

出院后再次回归社区卫生妇幼保健，社区护士再一次成为口腔健康宣教的主力军，在产后居家访视期间再次进行口腔保健知识的宣传。通过发放宣传册、关注官方科普互联网平台等方式向产妇及其家庭成员介绍喂养注意事项、清洁婴儿口腔和牙齿的方法、乳牙萌出的时间及可能出现的问题、预防乳牙龋病的措施。在婴幼儿第 1 颗牙齿萌出后 6 个月（通

常为出生后 12 个月）内建议家长带孩子进行第 1 次口腔检查，由口腔科医生帮助判断婴幼儿牙萌出及口腔颌面部发育情况，并评估患龋风险，提供有针对性的口腔卫生指导，如发现龋病等口腔疾病宜及早诊治。

四、围产期口腔护理同质化的培训

实现口腔护理同质化是缓解我国临床口腔资源短缺的一个重要的解决方法。总结针对护理人员的孕期口腔护理培训材料，联动社区护士、产科护士、口腔科护士、病房护士，根据不同区域护士的工作重点建立一整套连续的培训体系。针对社区护士及产科护士，围产期口腔护理的培训重点以孕产妇口腔病理生理基础、口腔状况的基本评估及围产期口腔保健方法为主，便于其发挥在口腔宣教及导流的关键作用。口腔专科护士则需在熟练掌握口腔理论知识及专业技能的前提下，了解孕产妇整个妊娠阶段的生理及病理的改变及其对于口腔治疗的影响，掌握妊娠相关风险评估的要点、孕产妇常见问题的识别及处理、孕产期口腔治疗原则及配合技巧。这就要求口腔专科护士必须深入产科门诊进行实地学习，增加与产科医生、孕产妇的沟通与交流，充分理解孕期各种风险及关键评估要点、孕期的变化对于孕妇口腔治疗的影响及孕产妇的生理、心理需求等，这对于提高口腔科护士接诊孕妇的能力，推进孕妇口腔诊疗全面落地十分关键。对于病房护士，则更强调其对产褥期及新生儿口腔保健的宣教。因此，借助现代互联网技术等，通过云课堂、线上培训班等方式设置相关的培训内容，指导不同区域护士根据工作需要选择针对性的培训课程，结合案例分析、情景模拟、线下现场学习、交叉临床实践等方式进行人文及操作等培训。根据工作内容及培训需求设置不同的考核目标，考核内容包括理论及实践分析，采用标准化病人、情景模拟等考核方式，注重临床实际应用，护士通过考核后可获取相应的证书。通过统一的培训，实现跨地域口腔护理质量均衡化，最终推动个体—医院—社区联动的围产期口腔卫生服务。

（张志媛　谢　嫣　郑丹萍）

参 考 文 献

[1] COMMITTEE ON HEALTH CARE FOR UNDERSERVED WOMEN. Committee Opinion No. 569: oral health care during pregnancy and through the lifespan. Obstet Gynecol，2013，122（2 Pt 1）：417-422.

[2] BASKARADOSS J K，GEEVARGHESE A. Utilization of dental services among low and middle income pregnant，post-partum and six-month post-partum women. BMC Oral Health，2020，20（1）：120.

[3] NASEEM M，KHURSHID Z，KHAN H A，et al. Oral health challenges in pregnant women: Recommendations for dental care professionals. The Saudi Journal for Dental Research，2016，7（2）：138-146.

[4]　ADENIYI A，DONNELLY L，JANSSEN P，et al. Integrating oral health into prenatal care：a scoping review. Journal of Integrated Care，2020，28（3）：291-310.

[5]　HARNAGEA H，COUTURIER Y，SHRIVASTAVA R，et al. Barriers and facilitators in the integration of oral health into primary care：a scoping review. BMJ Open，2017，7（9）：e16078.

[6]　谭雍慧，吕娇，聂小汉，等. 北京市口腔科、妇产科医生孕期口腔保健服务障碍的调查. 解放军预防医学杂志，2020，38（01）：56-58.

[7]　YUN Q，LIU M，ZHAO M，et al. The willingness to attend the first dental visit within 1 year of age：An analysis applying Andersen's behavioral model of health service utilization. Int J Paediatr Dent，2022，32（3）：324-333.

[8]　吴敏，刘曼，陈少武. 专科医生对孕期口腔保健的认知及实践现状. 国际口腔医学杂志，2019，46（01）：84-88.

[9]　国家卫生健康委员会. 2021 中国卫生健康统计年鉴. 北京：中国协和医科大学出版社，2021.

第十一章

孕期口腔疾病预防与诊疗的研究现状与协和模式

第一节　孕妇口腔疾病预防、诊疗的研究现状

近些年，全世界范围内有关孕妇口腔健康促进和孕期口腔疾病治疗方面的研究有所增加。尽管这方面的研究会受到伦理学等其他客观因素的影响或者阻碍，在研究的设计、实施上有一定的难度，但是仍然有很多研究为我们提供了非常好的临床依据和参考资料。

最近 5 年发表的临床随机对照研究、系统综述和 Meta 分析主要涉及以下几方面：①口腔材料在孕期的安全性、有效性评价；②口腔药物在孕期的安全性有效性评价；③影像学检查在孕期的安全性评价；④孕期口腔治疗操作的方法评价；⑤龋病、牙周病、牙周健康与妊娠结局；⑥孕期口腔疾病的流行病学、卫生经济学、行政政策调研，以及相关人员如孕妇、口腔科医生、产科医生、妇幼保健和护理人员等对孕期口腔健康管理方面的认知、态度、健康管理方法。

一、口腔材料在孕期的安全性、有效性评价

在口腔材料安全性有效性评价方面，Björkman L 等（2018）的研究认为在孕期接受大量牙齿的银汞材料充填，可能与胎停育和新生儿死亡风险相关。Paula 等（2019）提出，临床上应采取一些预防措施来减少口腔科树脂中的双酚 A（BPA）的释放，如使用橡皮障，立即抛光所有充填的树脂，使用阻氧剂避免最后一层树脂不聚合，治疗后漱口等。除上述措施外，另一项预防措施是尽可能减少树脂充填物，每次就诊最多充填 4 颗牙齿。这些措施对儿童、青少年和孕妇至关重要。

二、口腔用药的孕期安全性、有效性评价

2020 年 Erchick 等研究发现，尼泊尔农村地区的孕妇坚持并接受 3 种不含酒精的消毒漱口水的比例很高。在基线时患有轻度牙龈炎的参与者中，与对照组相比，氯己定漱口水

在减少疾病迹象方面最有效。在使用漱口水不常见和获得口腔卫生服务有限的环境中，应考虑将漱口水作为孕妇当前口腔自我护理常规的补充。

三、影像学安全性评价

Ortiz 等的研究发现，由于近红外光透照（NILT）在检测邻面原发性龋方面具有良好的整体准确性，因此可常规用于口腔科检查，特别是在高危龋患者群和应减少使用辐射的患者，如孕妇或儿童。Ghazali 等（2021）发现，通过减少60%的牙科数字全景片扫描参数和30%的头颅侧位片扫描参数使辐射暴露最小，但并不影响图像的质量和诊断性能。因此在拍 X 线片时，应减少牙科数字全景片（DPT）和头颅侧位片（LC）的扫描参数。

四、孕期口腔治疗操作方法的安全性评价

Adham 等（2021）认为在治疗孕期龋病方面采用微创去腐，相对于传统的非创伤性修复治疗更舒适和高效。Omar 等（2020）的研究发现，在孕期和哺乳期间发生的代谢变化可能会影响动物的牙齿移动速度。虽然这些动物实验结果应该谨慎处理，但在临床环境中考虑这些生理变化的影响会增加安全性。Pucci 等（2021）指出，严重的孕期牙源性间隙感染往往需要采用手术和大剂量抗生素治疗，可导致孕期妇女发生严重的危及生命安全的后果，并且可能导致多种不良妊娠结局，尽管发生率不是很高，应该受到足够重视。

五、龋病、牙周病、牙周健康与妊娠结局

Musskopf 等（2018）发现，孕期全面的牙周治疗能有效减少口腔健康相关生活质量（OHRQoL）受到的负面因素影响。Novak 等（2018）在匈牙利的研究再次证实，针对孕妇的口腔治疗可以有效降低早产和围产期并发症的发生率。Yarkac 等（2018）发现，牙周治疗可明显改善患者牙周状况和应激水平。此外，孕期牙龈炎症的严重程度与精神压力有关。Wagle 等（2018）认为，孕妇患龋病不是早产的危险因素。Dassatti 等（2019）认为，妊娠可能会增加患牙周病的风险。临床和实验室数据都表明，专业的牙周洁治可以影响妊娠诱发牙周病的进程，使其更快地愈合和恢复。Yousefi 等（2021）指出，在孕晚期，大多数与龋病有关的唾液因素发生变化，并可增加未来患龋病的风险。孕期预防龋病的干预和筛查应在妊娠的前3个月或后3个月开始。Govindasamy 等（2021）分析发现，接受牙周治疗的孕妇早产的发生率为0～53.5%，对照组早产的发生率为6.4%～72%，牙周病治疗组低体重儿的发生率为0～36%，对照组为1.2%～53.9%。Zhong 等（2021）的研究发现，孕妇在孕期吸烟与儿童龋病有显著相关性，二者之间的因果关系尚无法确定。Jang 等（2021）发现，孕期口腔

菌群保持相对稳定。然而，妊娠与产后、未妊娠状态相比，口腔微生物的成分和丰度明显相关。孕期的口腔菌群似乎受到口腔和全身性疾病的影响（如妊娠期糖尿病、子痫前期等）。产前口腔护理可减少口腔病原体（如变异链球菌）的携带。早产妇女龈下菌斑中牙龈卟啉单胞菌较多。由于有限的研究报告了相同衡量尺度下的结果，Meta 分析的结果是不确定的，因此未来需要更多的研究来阐明孕期口腔微生物群与母亲口腔／全身健康和分娩结果之间的关系。

六、孕期口腔疾病的流行病学、卫生经济学等其他相关问题

George 等（2018）认为，由助产士发起的口腔健康服务方案可以改善孕妇接受口腔服务和口腔健康的情况，建议在产前护理期间进行。Khamis（2017）等认为使用简单的宣传页提供信息，提高了科威特孕妇遵守刷牙和使用牙线的水平，而对于社会认知和规划的口腔健康教育并没有带来额外的好处。Ghaffari（2018）等的研究发现，设计并实施基于健康信念模型的教育干预，可使实验组孕妇对龋病预防措施的认识、态度及表现有显著改变。这可以进一步证实教育计划的有效性及其在促进预防行为的有计划的教育干预中的重要性。因此，在医疗保健中心的教育项目中使用精心设计的模型，如健康信念模型。值得注意的是，根据目前的研究结果和相关文献，健康信念模型的应用可以指导制订正确的教育计划，并有助于形成更健康的牙齿和口腔行为。Riggs 等（2019）认为，中等确定性的证据表明，向有 1 岁以下儿童的孕妇、母亲或其他照顾者提供饮食和喂养建议，可能会略微降低儿童早期龋病的风险。Saffari 等（2020）认为，应用动机性访谈技术进行健康教育干预，可能有助于改善孕妇口腔健康相关的自我效能和行为。Sampaio 等（2021）认为，以孕妇综合口腔保健为基础的干预表明，社会经济和行为因素必须被视为妇女和儿童健康质量的决定因素，在产前护理期间的多专业合作干预有助于妊娠的积极结果。Liu 等（2020）的研究表明，在孕早期阶段为孕妇提供以家庭为中心的行为和教育咨询，并加以强化，可以改善其口腔卫生状况，减少牙龈炎症。这种效果可以持续很长一段时间，比单纯发放口腔健康宣传单的效果更好。Foratori 等（2022）发现，孕期超重、肥胖和牙周炎之间存在正相关。Fakheran 等（2020）提出，口腔科和牙龈疾病的体征和症状的存在，对孕妇的口腔健康相关生活质量的自我感知有负面影响。就生活质量方面而言，孕期口腔健康问题首先影响孕妇的精神情绪，其次才是机体的生理和功能。

第二节　孕妇口腔健康管理的协和模式

一、北京协和医院无痛牙科治疗中心在孕妇口腔疾病诊疗方面面临的问题及解决方案

一直以来,北京协和医院口腔科不拒绝接诊患口腔疾病的孕妇,即使这些诊疗活动的主要发生场所在急诊。此外,这些诊疗活动绝大多数是对症的,缺乏整体的管理,也没有一个固定的部门去专门、有针对性地进行这方面的医学教研工作。但是我们也逐渐注意到,从2016年以后,孕妇发生口腔急诊疾病到我院就诊的数量不断增加。因此从临床需求上讲,我们认为有必要成立专门的部门,由专门的人员开展相关医疗服务并且从事相关的研究。同时,我们也认为北京协和医院在这方面具备一定的优势,即有强大的内科、产科、儿科、药剂科等部门提供非常好的支持,之前已经完成了医院的无痛牙科治疗中心门诊的建立并成功运行。因此,我们只需要在这个中心的框架基础上引进孕妇口腔治疗的内容就可以达到非常好的复制性效果。

(一)面临的问题

从2016年起我们正式在国际部与产科等专业科室开展多学科合作,专门接诊孕期出现口腔疾病的患者。在2年内,经过大量的案例调研和分析,总结出如下问题。

1. 绝大多数孕期出现口腔问题的孕妇,都是因为症状驱使(如疼痛、咀嚼功能障碍)来就诊的,很多患者通过急诊途径转入,少有自行预约前往的。

2. 所有病患及家属的共同需求是在保证产妇和胎儿安全的前提下,初次就诊就能够解决因急性的牙齿病症引发的疼痛、睡眠障碍、饮食障碍以及相关的全身问题(感染状态、精神焦虑等)。

3. 当孕妇出现牙疼的时候,她们中相当一部分人会首先咨询自己的产科医生。但是,几乎没有产科医生会向患者主动说明应当在备孕前以及孕期进行口腔科检查,而且产科医生对于孕期口腔疾病的治疗用药等诸多方面意见不一。

4. 大多数孕妇缺乏口腔卫生知识。几乎没有孕妇主动要求在孕期进行口腔科检查,也很少有孕妇在备孕的时候进行口腔相关的检查和洁牙。大多数育龄女性没有定期检查牙齿包括洁治牙齿的习惯。绝大多数孕妇不知道孕期口腔疾病可能影响胎儿健康,并可能影响孩子出生后的口腔健康。这一情况明显与所在地域、教育水平和经济状况相关。

5. 很少有口腔科医生愿意为孕妇进行拔牙、根管治疗这样的有创治疗,更不愿意给患

者开具药物。很多口腔科医生甚至连局部过氧化氢冲洗都不愿意给患者进行。究其原因，一方面，是担心发生一些风险引发医疗纠纷；另一方面，口腔医务人员在这方面的知识有所不足。绝大多数口腔科医生都认为只有在第二孕程能开展口腔治疗，其他两个孕程则可能导致早产和流产。

6. 有一部分口腔科医生出于无意或者保护性医疗原则，向患者传递了不正确的观念，甚至是误导，延误了病症的及时处理。

7. 很多孕妇缺乏基本的口腔保健知识，不知道如何正确刷牙、使用牙线，也不了解在备孕期间和孕期应当定期看牙。甚至很多患者因为孕期牙龈出血就停止刷牙，这些情况都普遍存在。

8. 几乎所有的孕妇都可以接受这样一个事实：宁可自己遭受巨大的痛苦，宁可错过最佳的牙齿治疗时机，甚至导致拔牙或者付出更为严重的代价，也希望尽力保证胎儿的安全。

（二）解决方案

针对这样的状况，我们团队通过分析，结合科室现有资源和既往经验，并查询文献和国内外的诊疗规范、指南，制订了相应的对策。

1. 依托现成的团队、体系和软硬件资源，建立一个基于口腔舒适化治疗为基调的孕妇口腔疾病诊疗中心。

2. 查阅国内外文献、指南等，制订了一套基于循证的并且以解决患者需求为出发点的治疗服务流程和诊疗规范，所有医务人员形成共识并统一执行，追求治疗方案的同质化。

3. 着力解决患者就诊便利问题，增加医疗服务的可获得性。

4. 充分利用国际部多学科和优质的软硬件资源，形成 MDT，并进行跨专业教学。

5. 通过各种媒体以及医院的互联网平台进行宣传。

6. 为患者提供全面专业的评估，以获得最佳的治疗决策。

7. 全流程管理和人员培训。

8. 制订孕妇治疗难度评级，根据难度评分进行相应的处理。

9. 建立信息登记收集数据，支持科研和教学。

10. 引入生命最初 1 000 天理念，加强患者围产期口腔健康教育，并将这一教育延伸到产后婴幼儿口腔保健。

11. 与其他的口腔医疗机构合作，包括专科医院、口腔诊所、妇幼保健机构及其他医疗单位，接受孕妇转诊。

12. 总结经验，开展研究和教学，向基层口腔科医生和妇幼保健医务人员传递理念、经验、知识、技术。

二、孕期口腔诊疗的协和模式

经过 6 年的不断实践、总结、改进,目前孕妇口腔诊疗体系的各个方面都趋于完善,逐步形成了协和模式的孕妇口腔诊疗中心。

从部门定位的角度来说,整个中心建立在国际部。国际部是协和医院的高端医疗部门。这个部门能够给患者提供比较好的诊疗体验,国际部产科和之前建立近 20 年的无痛牙科治疗中心(以下简称本中心)的相关服务体系已十分成熟和完善,因此在这个平台上能够实现口腔科和产科的强强联合,非常具有优势,而且能够在短期就达到一个比较好的合作程度。此外,国际部其他的专业平台,如护理、药剂、商业保险、急诊、麻醉等,也可以提供非常强大的支撑。借鉴梅奥医学中心"patient first"的模式,将服务和治疗有机地融为一体。

(一)愿景与目标

1. 愿景 母婴口腔健康从生命最初 1 000 天开始。

2. 目标 为孕期女性提供安全、舒适、便捷、及时、高质量的口腔医疗服务,将口腔疾病治疗与口腔健康促进并重,并在此基础上将口腔保健服务延伸到产后和哺乳期,关爱、助力生命最初 1 000 天的母婴口腔健康。

(二)医疗团队的构建

以目标为导向构建医疗团队。核心医务人员都具有口腔全科培训和临床实践经验,副主任医师以上职称,能够高质量诊疗孕期常见的口腔疾病。此外,还专门配备牙周科医生和儿童口腔科医生。护理团队人员除了具有口腔护理本科教育背景,还要作为培训护士在医院的多个临床科室轮转 2 年以上,其中妇产科、急诊科、儿科是必须轮转的科室,这样能够让所有的护理人员都具备一专多能的专业知识和技能——专在口腔,兼顾产科、儿科、急诊科等多个相关临床科室的工作背景和培训基础。这样的一个医疗团队能够互补,并在一起发挥整体优势。

(三)双向转诊绿色通道

本中心的另一个特色是口腔科 - 产科双向绿色通道。当有孕妇在产科就诊,并向产科医生咨询口腔相关疾病或症状时,产科医生会根据病情通过院内的 HIS 系统向口腔科医生发出会诊要求,口腔科医生通过 HIS 系统收到患者的简单病情描述立刻可以进行会诊、加号或者预约等操作。同样地,当口腔科医生接诊到有全身合并症或者孕期并发症的孕妇时,也可以通过 HIS 系统向产科医生提交会诊需求,产科医生也可以及时相应处理。举例来说,如果一个本来身体健康但是有妊娠期糖尿病的孕妇罹患了智齿冠周炎,可能需要拔除牙齿,这种情况首先由口腔科医生提起会诊,产科医生给予指导建议;但是一个需要剖腹产的孕妇，在手术前一天晚上突然发生牙齿的急性疼痛，这种情况则一般由产科医生来提请口腔科医生会诊。双向转诊方式能够加强孕妇获得医疗资源的便捷性，保证患者得到及时的专业咨询和服务，对于患者的医疗决策只需要口腔科医生和产科医生共同指导就可以完成的案例，是一个非常有效的方法。对于一些急诊、重症案例（孕期间隙感染、急性牙痛），也可以通过双向转诊获得非常及时的医疗服务。

（四）多学科会诊机制

对于全身状况或者是情况更为复杂的患者，比如患者在孕期同时还存在免疫系统相关疾病、药物不良反应、全身严重感染状态、人工辅助妊娠或者是多次发生的不良妊娠结局，抑或患者的治疗决策牵扯到麻醉科、药剂科、儿科以及专业护理等领域，首诊医生会启动多学科会诊程序。

北京协和医院的国际医疗部承担着很多疑难复杂疾病的诊疗工作，因此多学科合作诊疗模式已经应用多年，成熟完善。本中心的多学科会诊主要由口腔科、妇产科、急诊、儿科、护理部、药剂科、心理医学科、麻醉科等主要科室参加。

1. 首诊医生（一般是口腔科医生）根据病情评估，在征得患者同意后，启动多学科会诊程序，通过国际部预约中心召集相关科室的医生参加。

2. 首诊帮助患者预约多学科会诊时间，收集准备相关资料。

3. 会诊当日，各科会诊专家就位，首诊医生向会诊专家介绍病情和相关资料。

4. 患者及家属进入会议室，会诊专家继续询问病情，补充所需内容。

5. 患者及家属暂时离开，专家讨论，形成共识，制订下一步诊疗决策方案，首诊医生汇总记录。决策方案包括：目前的诊断，面临的风险，经过专家会诊建议的下一部诊疗方案（有的需要进一步化验检查明确诊断）及患者的风险收益，可以选择的第2方案或第3方案以及相应的利弊，治疗所需要的费用、周期等。

6. 患者及家属再次进入会议室，首诊医生向其告知专家意见会诊，患者可以就个别疑问再次咨询专家。

7. 多学科会诊结束，主治医师将会诊内容及医患双方意见记录在病历中。

需要注意的是，首诊医生也是多学科会诊的总协调人。在多学科会诊过程中，任何医生都应该注意自身专业知识的边界，不要向患者去解释非自己专业的问题以免形成矛盾或者谬误。多学科会诊应该充分明确患者的需求，尊重患者及家属的意见。

通过多学科会诊工作机制，可以将风险弱化和分摊，避免对某个科室、专业或者某一位医务人员造成过大的诊疗压力和风险压力。将患者的和家属的意愿融入多学科会诊整个的决策过程中，增加患者对自己健康的自主权和医疗决策参与感。能够提出合理的第2诊疗意见,往往反映出多学科会诊团队整体的医疗知识水平,同时医疗方案也会尽量满足不同社会背景患者的多元化需求。

（五）跨专业教学

与孕妇口腔诊疗相关的科室会定期进行跨专业教学活动。例如,口腔科医生向产科医生讲解口腔治疗的常规内容、自身所担忧的风险和关注的方面;产科医生也会向口腔科医生讲解孕期常见的合并症、并发症,以及产科的处理方案;药剂科会和大家分享孕期用药的一些注意事项;护理专业和儿科专业的人员以及麻醉科的人员,也会通过小讲座、病例讨论、会诊等机会跟大家一起分享本专业与孕妇口腔治疗相关的内容。通过跨专业教学,能够弥补大家知识上的不足,同时能够让大家对很多临床问题形成共识。因此,在进行医疗决策的时候能够更高效。通过跨专业教学大家发现了很多在各个专业教科书中都没有提及的"盲点"问题,而对这些问题进行相关的研究和解答,有助于提高孕期口腔疾病诊疗的效果和规避风险,同时还能发现交叉学科的科研兴趣点。

（六）零伤害的医疗安全管理

1. 对于安全性的深入认知 在孕妇口腔疾病诊疗过程中,医患双方都不能接受因为治疗牙齿导致胎儿受到任何形式的伤害。尽管通过教育,多数患者都可以认可常规的口腔治疗以及经过全身评估后合理地使用一些药物,在理论上并不会导致产妇和胎儿发生任何不可逆转的损害。但是,首先,在这一领域的研究受到伦理学限制;其次,很多结论需要设计严谨的评价系统,并且随访足够长的时间;最后,基于现有的科学认知形成的医疗决策,长远来看永远是具有局限性的。特别是在孕期用药这一方面,四环素、沙利度胺等都已经给了我们足够的教训。

在保证医疗安全这个过程中,仍然有很多方面需要医务人员加以重视。这些内容有些是责任心层面的,有些则是技术和知识层面的。医务人员孕期口腔管理这个胜任能力的核心之一就是必须要尽力保证诊疗的安全性。与常规患者所不同的是,在孕期诊疗中,口腔科医生面对的其实是两个人:母亲和腹中的胎儿,因此所有的医疗决策都必须同时满足这两方面的安全要求,并且在此基础之上还要尽量及时彻底地解决口腔内的病灶,以防止口腔感染或其他病症给这两方面带来的威胁。因此,孕期口腔诊疗的决策永远是一个妥协的过程,这个妥协的过程本身不仅需要遵循循证原则、各种指南和规范,同时也需要医务人员有综合判断、充分评估的能力和经验,需要各种合理的、必要的"变通"。

2. 影响安全性的因素与应对方法 在目前的社会环境下,口腔科医生开展孕期口腔诊疗特别是孕期复杂口腔疾病的治疗,一定要注意医疗风险的防控。这是一个不允许犯错的过程。我们的经验是几乎所有的准妈妈都愿意牺牲自己来保证胎儿的健康和安全。从医疗安全角度讲，真正意义上的优质医疗服务不能只看患者的满意度，患者的体验不能简单地被翻译成满意度。看似满意的过程可能也蕴含着巨大的医疗风险，只是说这个风险没有爆发而已。如果主观人为失误与系统内部潜在问题同时发生就会导致医疗伤害。有研究证实，10^{-3} 是人类可靠性的极限，正常情况下每 1 000 次操作就会出现一次错误疏忽或问题。为了应对这种天生的缺陷，有专家提出，我们无法改变人类的状况，但我们可以改变人类工作的条件。医务人员一般会犯 3 类错误：技能性错误、规则性错误和知识性错误。对犯错误的认识是非常重要的，不仅对于团队领袖来说很重要，对于团队的个体也非常重要。人孰无过，从根本上减少医疗差错、提高医疗质量的行之有效的办法其实是打造团队或者科室的文化，即整个医疗团队需要有一套基本价值观、行为规范和准则，只有规章制度是不够的，在任何的体系中文化都是最强大的因素。

因此，在本中心的医疗安全管理方面，我们有以下共识。

（1）安全无小事，医疗安全和医疗质量同样重要。

（2）当出现了医疗安全问题，第一件事不是指责、抱怨、推脱，而是马上行动起来，将损失减小到最低。

（3）对于医疗安全问题，要鼓励大家及时指出，鼓励大家在内部公开讨论。

（4）任何的医疗安全问题不是个人的错误，不要过于苛责个人，它是一个系统性的问题，越是严重的医疗问题越是由系统存在的多个漏洞导致的。

（5）解决医疗安全问题的最终目标就是进行系统的改进。

在这样的共识之下，我们实施了一系列医疗安全措施，包括：专门聘请法务工作者参与医疗流程梳理。知情同意书的起草和撰写，特别是对知情同意书相关内容的措辞进行润色、斟酌、修改，以达到既保护医生正常的诊疗工作，也不会让患者因文字内容产生巨大的恐慌而不敢治疗。这样的法律文书内容可以让患者感受到一种人文关怀和尊重，以及科学知识的传递，通过讲解和签署知情同意书会增加医患之间的相互信任。

建立医疗安全上报体系，要求所有医护人员对于疗安全相关问题，在团队成员的工作群随时发布、周知、讨论。本中心主任万阔教授会定期带领大家回顾前一阶段的医疗安全问题，并且组织大家分析讨论，进行系统性的改善，写入流程和培训内容。定期举行多学科会诊或者邀请相关专业人员开展复杂病例、不良事件讨论。所有医护人员都必须严格遵守治疗流程，对于一些关键点、危机值、阳性结果要引起足够的重视和周知。医护人员和其他辅助科室之间形成相互的监督和提醒机制。但是需要注意，这些工作有一个重要的前提，即不能把过程暴露在患者和家属面前，以免引起恐慌和不必要的纠纷。当有人在工作中及时发现或者提醒医疗安全问题，本中心领导会对其进行表扬。

3. 几个实例 团队内一个医生治疗的患者出现了术后不良反应，要求处置，恰巧这位医生不在，团队其他的人员马上加号，接手处理，及时解决问题并给予患者宽慰。我们要求所有医务人员以一种支持式的职业态度对待此类问题，随时补足他人缺陷，着力解决相应的问题，减少患者损失，提高患者就诊便利性，增加患者对团队的信任，而不要公开苛责或者急于推卸责任。

有一次，本中心的一位口腔科医生给孕妇开具了某药物，但是因为该药物换了新的说明书，最新的药品说明书上标识这种药物不适合孕妇使用，而医生并没有及时更新相关知识。在患者取药的时候，药房发现了这一问题，于是一边让患者暂时等待，一边和医生私下通电话说明了情况，医生马上在后台修改了处方，并向患者做出适当解释。事后，本中心人员和药剂科把这个问题反映给医院的 IT 团队，于是进行了 HIS 系统修改，当患者诊断为妊娠状态的时候，如果医生开具不合适的药品，会出现弹窗提示。由此可见，在多个可能的环节中互相补足、互相检查医疗安全相关问题是非常重要的。

在孕妇的口腔治疗中，当医生给患者做根管冲洗的时候，如果使用次氯酸钠而忘记给患者上橡皮障，护士会提醒医生："您使用了次氯酸钠。"这样简单的一句话并不挑战医生的治疗主导性，但是其中善意的提醒让医生容易接受，并且及时安放橡皮障更不会影响患者对医生的信任程度。

当患者在治疗中表现出比较明显的不适，比如皱眉、出汗、面色苍白、心率加快、有痛苦表情的时候，护士会询问患者是否觉得难受，同时用目光告诉医生患者确实很痛苦，是否可以停下来或者进行相应的疼痛管理。

当需要给患者注射局麻药物的时候，护士会和医生共同确认注射局麻药物的种类、包装和有效期。

当孕妇初次就诊进行了相关登记之后，护士会当着患者的面向医生口头汇报在登记过程中所有的阳性结果，便于医生评估。

零伤害的医疗安全保障体系并不是遥不可及，事实上在我们的临床实践中，抓住以上几个重点环节，是完全可以实现的。

（七）增进医患互信

孕妇口腔疾病治疗最重要的起点就是医患互信。很多口腔疾病要达到比较理想的治疗效果往往需要多次复诊，考虑到金钱和时间的花费，患者能够坚持完成治疗，很大程度取决于对医生的认可和信任。孕妇对口腔科医生的信任主要来源于医生是否认真倾听陈述、解答疑虑和满足需求，医生的态度是否和蔼，医生是否表现得自信而专业，医生是否充分尊重患者的意见并且制订医疗决策是以患者的利益为中心的。此外，在诊疗中减少患者疼痛，实施舒适化口腔治疗也非常重要。我们的团队非常注重为孕妇提供口腔疾病治疗时的舒适无痛，尽管在孕期能够使用的麻醉药物、镇静药物、镇痛药物非常有限，但是通过良好的局麻注射技术，保证镇痛效果，轻柔操作，减少治疗的并发症，特别是导致疼痛的治疗并发症，如拔除阻生智齿后的干槽症，牙体牙髓治疗的诊间急症，牙周治疗后的牙龈牙齿敏感不适等，对这些问题的有效处理能够极大增加医患之间的信任。相反，如果治疗常常引发一系列的术后不适，甚至是比原有疼痛更为剧烈的疼痛或肿胀，那么将极大损害医患之间的信任。因此，消除焦虑疼痛、注重解决症状，往往是孕妇口腔疾病治疗的重要抓手和切入点。

（八）患者管理

孕期很多口腔疾病的治疗往往需要多次就诊，需要诊前告知、诊后随访，甚至一直到孩子出生。这就需要对患者进行管理，包括初次就诊的信息登记、治疗后的医嘱告知、复诊预约、随访、患者教育、婴儿生产后的健康状况随访、哺乳期的咨询和指导等。为了能够更好地提供医疗服务，由护理团队专人负责这一工作，使整个诊疗过程衔接紧密，同时也可以及时发现问题，便于患者及时获得医生的帮助。通过这一工作还可以获得完整的数据，便于开展相关的科研活动。

我们希望未来能够实现患者在不同医疗机构间的电子病历共享，包括各种检查结果、产科就诊信息、口腔科就诊信息、用药信息等。信息共享能够最大程度地满足患者的就诊需求，便于医生制订治疗决策，增加诊疗的安全性。

（九）群体教育与个体教育

孕期健康教育是一个非常大的课题，而口腔健康教育又是其中重要的内容。这一教育不光针对孕妇本人，还将延伸到生产后的婴幼儿口腔健康教育和管理。因此，本中心团队把这一内容作为重中之重，除了在患者就诊后分阶段进行相关的健康教育，团队的主要成员还与产科定期联合开展针对孕妇群体的孕妇课堂。这一公益课堂举办了很多期，除了服务于北京协和医院产科的患者，还通过网络直播的形式服务于社会大众，反响非常好。事实上，绝大多数的孕期口腔疾病和低龄儿童龋是完全可以通过早期干预得以预防的，能够及时把这些知识传递给育龄女性，是医务人员的责任。医学科普胜任力也是对医务人员的一种职业要求，而这种能力和意识应当从住院医师规培阶段就开始进行培养。

（十）教学活动和学术社团

北京协和医院无痛牙科治疗中心从2018年开始，已经举办了4期有关孕期口腔健康管理的国家级继续教育学习班，来自全国各地的150多位口腔医务人员、妇幼保健医务人员参加了培训，反响很好。开展教学活动对医疗机构来说有重要的意义。

1. 通过大量临床工作的积累，将获得的经验进行总结，并进行数据分析，汇总成课程内容,有助于提升临床诊疗能力,规避临床风险。

2. 将本中心团队在垂直领域获得的核心技术进行扁平化传播,最终让更多的患者受益。有一位外地来本中心进行口腔治疗的孕妇,经过急诊处置,又转诊给当地一位参加过培训的口腔科医生继续完成后期相对简单的处置,形成了很好的医疗服务延续。

3. 通过继续教育,汇集对孕期口腔健康管理有兴趣的人员,并于2021年4月23日成立了中国医药教育协会妇儿口腔保健分会,全国的口腔医务人员、护理人员、妇幼保健人员等群策群力,开展合作,制定专家共识或指南,将有助于这一领域的发展,以及技术推广普及,从而惠及中国妇幼群体。

4. 通过社团活动和教学平台,达成本中心与基层医疗机构诊疗合作,实现双向转诊。基层口腔医疗机构和妇幼机构将口腔病症复杂的孕妇转诊到本中心处理,而后续的维护性的治疗再转回给基层医疗机构,这样既节省资源,也互补不足。

从一开始,本中心的国家级继续教育培训就本着以目标为导向的原则,培训的课程设置都是以胜任能力为导向的,即患者需要什么,在医务人员端就重点培训什么。把能够达成为患者提供最佳医学实践的各种要求,细化为若干个方面的胜任力,针对这些胜任力来开发相应的培训目标、课程大纲等,然后根据这些课程来研究制订授课方法,比如讲授、专家论坛、模拟教学、实操、场景演练等形式。在此期间,还进行相应的评估,以确保学员能够完全掌握。因此,我们本中心的孕妇口腔疾病诊疗国家级继续教育培训是一个以胜任力为导向的医疗技术项目(表11-2-1)。

(十一)开展科研活动

本中心团队通过大量临床实践、收集数据、撰写科研文章和专业书籍、定期举行文献讨论从而更新知识。这些第一手资料可以助力未来撰写专家共识或者临床指南。尽管以孕妇口腔诊疗或者以孕妇群体为目标人群的科研存在很多伦理问题,开展有一定难度,但是通过回顾性的研究或者是多中心、足够大量的临床病例总结,仍然能获得有非常高参考价值的临床经验。

综上所述,北京协和医院孕期口腔疾病诊疗特色门诊是以临床需求为导向的,以解决患者实实在在的病痛为目标建立的。其充分发挥了所在医疗机构的优势,引入了一系列的医疗、管理、护理、教学、科研相关的理念,以目标为导向搭建团队,以循证指导临床实践,医疗质量和医疗安全并重,以孕妇口腔健康服务及相关科研、教学为输出,形成了一个比较成熟的运行流畅的体系。当然,这个体系还需要在未来的运行中,定期复盘、分析、总结、查缺补漏、不断改进和自我完善,形成一个更加成熟的协和模式,供国内其他医疗机构学习、参考,也成为北京协和医院口腔医学学科建设的新亮点。

表 11-2-1　2021 年度孕妇口腔疾病诊疗国家级继续教育培训班课程安排

时间		内容	人员	授课方式
第一天	全天	大会报到 开幕式及孕妇治疗经验沙龙	万阔　教授 马林　副教授 王欣欣　护师	讨论
第二天	上午	1. 口腔业务的下一个热点——孕妇的口腔保健与治疗	万阔　教授	讲授
		2. 孕妇口腔治疗规范化培训（术前检查、评估；医患交流、知情同意；局麻注射；治疗方案制订；材料、药物的选择；治疗过程安全性的保证；预后评估及复杂病例处理） 3. 孕妇口腔治疗内容的风险分级	万阔　教授	讲授
	下午	1. 孕妇口腔治疗国内教科书论述解读 2. 孕妇口腔治疗国外指南解读 3. 孕妇口腔保健指南草案讨论与解读 4. 孕妇口腔治疗病例解析 5. 孕妇口腔治疗的护理流程简介 6. 孕妇口腔治疗护理经验总结	马林　副教授 马林　副教授 马林　副教授 景泉　副教授 谢嫣　主管护师 谢嫣　主管护师	讲授、病例展示与分析
第三天	上午	1. 北京市海淀区妇幼保健院孕妇口腔治疗经验分享 2. 孕妇口腔保健与治疗的重要性及风险管理 3. 口腔治疗相关材料及药物的安全性评估	苗江霞　教授 马良坤　教授（产科） 朱珠　教授（药剂科）	讲授
	下午	1. 视频直播：孕妇口腔治疗全流程展示与讲解 2. 论坛：如何在不同医疗机构推广孕妇口腔保健与治疗	全体讲师 所有与会专家	视频会议、专家讨论

（景　泉）

参 考 文 献

[1] BJÖRKMAN L，LYGRE G B，HAUG K，et al. Perinatal death and exposure to dental amalgam fillings during pregnancy in the population-based MoBa cohort. PLoS One，2018，13（12）：e0208803.

[2] PAULA A B，TOSTE D，MARINHO A，et al. Once Resin Composites and Dental Sealants Release Bisphenol-A，How Might This Affect Our Clinical Management?-A Systematic Review. Int J Environ Res Public Health，2019，16（9）：1627.

[3] ERCHICK D J，AGRAWAL N K，KHATRY S K，et al. Adherence to and acceptability of three alcohol-free，antiseptic oral rinses: A community-based pilot randomized controlled trial among pregnant women in rural Nepal. Community Dent Oral Epidemiol，2020，48（6）：501-512.

[4] ORTIZ MIG，DE MELO ALENCAR C，DE PAULA BLF，et al. Accuracy of near-infrared light transillumination（NILT）compared to bitewing radiograph for detection of interproximal caries in the permanent dentition: A systematic review and meta-analysis. J Dent, 2020, 98: 103351.

[5] GHAZALI L，MOHD YUSOF MYP，NORMAN N H. Effects of scanning parameters reduction in dental radiographs on image quality and diagnostic performance: A randomised controlled trial. J Orthod, 2021, 48（1）: 5-12.

[6] ADHAM M M，EL KASHLAN M K，ABDELAZIZ W E，et al. Comparison of two minimally invasive restorative techniques in improving the oral health-related quality of life of pregnant women: a six months randomized controlled trial. BMC Oral Health, 2021, 21（1）: 221.

[7] OMAR M，KAKLAMANOS E G. Does the rate of orthodontic tooth movement change during pregnancy and lactation? A systematic review of the evidence from animal studies. BMC Oral Health, 2020, 20（1）: 237.

[8] PUCCI R，CASSONI A，DI CARLO D，et al. Severe Odontogenic Infections during Pregnancy and Related Adverse Outcomes. Case Report and Systematic Literature Review. Trop Med Infect Dis, 2021, 6（2）: 106.

[9] MUSSKOPF M L，MILANESI F C，ROCHA JMD，et al. Oral health related quality of life among pregnant women: a randomized controlled trial. Braz Oral Res, 2018, 32: e002.

[10] NOVÁK T，RADNAI M，KOZINSZKY Z，et al. Fogágybetegség kezelésének hatása a terhesség kimenetelére [Effect of the treatment of periodontal disease on the outcome of pregnancy]. Orv Hetil, 2018, 59（24）: 978-984.

[11] YARKAC F U，GOKTURK O，DEMIR O. Effect of non-surgical periodontal therapy on the degree of gingival inflammation and stress markers related to pregnancy. J Appl Oral Sci, 2018, 26: e20170630.

[12] WAGLE M，D'ANTONIO F，REIERTH E，et al. Dental caries and preterm birth: a systematic review and meta-analysis. BMJ Open, 2018, 8（3）: e018556.

[13] DASSATTI L，MANICONE P F，IAVARONE F，et al. Proteomic evaluation of GCF in the development of pregnancy related periodontal disease: a pilot clinical study. Eur Rev Med Pharmacol Sci, 2019, 23（12）: 5030-5039.

[14] YOUSEFI M，PARVAIE P，RIAHI S M. Salivary factors related to caries in pregnancy: A systematic review and meta-analysis. J Am Dent Assoc, 2020, 151（8）: 576-588.e4.

[15] GOVINDASAMY R，PERIYASAMY S，NARAYANAN M，et al. The influence of nonsurgical periodontal therapy on the occurrence of adverse pregnancy outcomes: A systematic review of the current evidence. J Indian Soc Periodontol, 2020, 24（1）: 7-14.

[16] ZHONG Y，TANG Q，TAN B，et al. Correlation Between Maternal Smoking During Pregnancy and Dental Caries in Children: A Systematic Review and Meta-Analysis. Front Oral Health, 2021, 2: 673449.

[17] JANG H，PATOINE A，WU T T，et al. Oral microflora and pregnancy: a systematic review and meta-analysis. Sci Rep, 2021, 11（1）: 16870.

[18] GEORGE A，DAHLEN H G，BLINKHORN A，et al. Evaluation of a midwifery initiated oral health-dental service program to improve oral health and birth outcomes for pregnant women: A multi-centre randomised controlled trial. Int J Nurs Stud, 2018, 82: 49-57.

[19] AL KHAMIS S，ASIMAKOPOULOU K，NEWTON T，et al. The effect of dental health education on pregnant women's adherence with toothbrushing and flossing - A randomized control trial. Community Dent Oral Epidemiol，2017，45（5）：469-477.

[20] GHAFFARI M，RAKHSHANDEROU S，SAFARI-MORADABADI A，et al. Oral and dental health care during pregnancy：Evaluating a theory-driven intervention. Oral Dis，2018，24（8）：1606-1614.

[21] RIGGS E，KILPATRICK N，SLACK-SMITH L，et al. Interventions with pregnant women，new mothers and other primary caregivers for preventing early childhood caries. Cochrane Database Syst Rev，2019，2019（11）：CD012155.

[22] SAFFARI M，SANAEINASAB H，MOBINI M，et al. Effect of a health-education program using motivational interviewing on oral health behavior and self-efficacy in pregnant women：a randomized controlled trial. Eur J Oral Sci，2020，128（4）：308-316.

[23] SAMPAIO JRF，VIDAL S A，DE GOES PSA，et al. Sociodemographic，Behavioral and Oral Health Factors in Maternal and Child Health：An Interventional and Associative Study from the Network Perspective. Int J Environ Res Public Health，2021，18（8）：3895.

[24] LIU P，WEN W，YU K F，et al. Effectiveness of a family-centered behavioral and educational counselling approach to improve periodontal health of pregnant women：a randomized controlled trial. BMC Oral Health，2020，20（1）：284.

[25] FORATORI-JUNIOR G A，MOSQUIM V，BUZALAF MAR，et al. Salivary cytokines levels，maternal periodontitis and infants' weight at birth：A cohort study in pregnant women with obesity. Placenta，2021，115：151-157.

[26] FAKHERAN O，SAIED-MOALLEMI Z，KHADEMI A，et al. Oral Health-Related Quality of Life during Pregnancy：A Systematic Review. Curr Pharm Des，2020，26（32）：4014-4021.

第十二章

孕期口腔疾病的诊疗及临床病例解析

第一节 孕期口腔疾病的诊疗原则及要点

一、孕期龋病的诊疗原则及要点

（一）诊疗原则

1. 根据孕程选择治疗方案　孕早期和孕中期能够治疗尽量治疗，孕晚期可以观察随诊。

龋病的治疗安全性高，预后风险小，收益明显大于风险，所以在孕早期和孕中期应该尽量尽早治疗。因龋病的进展较慢，在孕晚期可以观察随诊。关于深龋和在治疗中可能及髓的龋齿，孕早期和孕中期可以酌情进行牙髓治疗。孕晚期可以给予安抚治疗，如出现牙髓的不适症状，可以及时进行牙髓治疗。

2. X线检查酌情采用　不能明确诊断或可疑有牙髓及根尖周病变应行X线检查，否则可直接治疗。龋病不一定非要行X线检查，如果没有牙髓症状，病变时间不长，牙髓活力正常，可以不行X线检查直接治疗，但应告知患者密切观察，如出现牙髓症状及时复诊。

3. 局麻可用可不用　龋病的治疗是否使用局部麻醉技术应该看患者的反应，如果医生操作手法轻柔，患者对疼痛不是非常敏感，患者没有紧张或不适也可以不用局麻。如果龋损距离神经较近，患者痛感明显，就应该及时采用或补充局部麻醉措施。

（二）诊疗要点

1. 充分医患交流，告知诊疗的安全性和必要性　孕期龋齿治疗的受益是明显的，对预后也容易控制，治疗的障碍主要来源于患者的焦虑，尤其是对疼痛的恐惧和对使用局麻措施的恐惧，应该与患者进行充分的交流，告知治疗的安全性。对仍无法接受治疗的患者要告知其正确的预防措施以及出现症状要及时就诊。

2. 尽量采用树脂充填　龋齿的充填材料目前可以选择的是银汞充填和树脂充填。在使用橡皮障的基础上进行银汞充填一般也被认为是安全的。树脂是大家公认的安全的材料。

二、孕期牙髓炎的诊疗原则及要点

（一）诊疗原则

1. 全孕程都应及时处理　无论是急性牙髓炎还是慢性牙髓炎，都会对孕妇造成即时性的伤害，所以对于牙髓炎来说，在全孕程都要及时处理。除了在接近预产期的时候可以做暂时的根管封药，一般不超过 2 周，其他的时间段都应该按一般诊疗常规处置，需要永久充填即做永久性的根管充填治疗。

2. 进行 X 线检查　有牙髓炎症状的患牙可能合并根尖周病变，为了明确预后，如需要则必须进行 X 线检查，至少进行根尖片的检查。

3. 实施局部麻醉　牙髓炎的治疗都会产生一定的痛感，即使孕妇主观认为能够忍受治疗的疼痛，也应该充分解释，尽量进行局部麻醉，至少要保证每一步先试验，再操作，以预防突然的疼痛刺激造成不可预判的情况。

4. 尽量进行永久充填　一定要纠正对于牙髓炎来说孕期可以姑息治疗的错误观念，如果只进行开髓开放治疗，而没有后续的跟进，一旦牙髓炎造成较严重的根尖周感染，医师会处于比较被动的地位。

按照正常的诊疗规范需要根管预备治疗、永久充填就要及时进行永久充填。即使治疗原则允许临时根管封药，也要密切观察患者的病情，尤其是不能超过相应药物的治疗有效时间。

（二）诊疗要点

1. 疼痛控制是成功完成孕期牙髓治疗的关键　牙髓炎的治疗本身就极易引起疼痛，孕期的疼痛，尤其是孕晚期的疼痛，容易引起早产等不良后果，孕妇会对疼痛的反应非常敏感，也极易引起焦虑。所以，完善的疼痛控制是成功完成孕期牙髓治疗的关键。

对于能够进行阻滞麻醉的患牙，尽量进行阻滞麻醉，阻滞麻醉的效果和患者的感受都要优于局部浸润麻醉。需要补充麻醉的时候要及时补充，不要反复测试患者的疼痛反应，以防因疼痛刺激造成不必要的伤害。如果确实无法完成完全无痛的治疗，一定要充分告知治疗疼痛可能造成的后果，并对相应后果做好充分的预案，尤其是对于孕晚期或者有早产危险的孕妇。

2. 对治疗预后的判断要更加仔细和谨慎　牙髓炎的症状往往是剧烈疼痛，治疗效果不佳，也会出现难以忍受的疼痛，所以对于预后的判断要仔细而谨慎，尤其是孕晚期有早产风险的孕妇。对于有根尖渗出的病例要仔细权衡，过早根管充填可能因引流不畅造成胀痛，反复封药会增加患者就诊次数，开放时间过长，增加难治性根尖周炎的风险。

三、孕期根尖周炎的诊疗原则及要点

(一)诊疗原则

1. 全孕程均需及时处理　根尖周炎比牙髓炎更容易造成间隙感染,一旦形成间隙感染,对孕妇造成的伤害要远远高于牙齿的疼痛,所以对于根尖周炎全孕程都必须及时处理。

2. X 线检查应做尽做　如需要应进行 X 线检查,必要时进行全口牙位曲面体层片(简称全景片)或 CBCT 检查。

为避免根尖周炎进展成间隙感染,同时为了准确地判断预后,对于根尖周炎的孕妇必须进行 X 线检查,必要的时候可以进行全景片或 CBCT 检查,以明确感染的范围。

3. 实施以阻滞麻醉为主的局麻措施　对于根尖周炎的病例实施局部浸润,麻醉效果往往不好,主要是根尖局部炎症组织所致,阻滞麻醉效果要远优于局部浸润麻醉,所以应该实施以阻滞麻醉为主的局麻措施。对于阻滞麻醉效果仍不理想,或者无法实施阻滞麻醉的病例,可以采取特殊的补充麻醉措施。

4. 及时使用抗生素　为了防止根尖周炎进展为间隙感染,应该及时使用抗生素,对于使用一线抗生素效果仍然不理想的情况,要及时选择作用更强、效果更好的抗生素,必要的时候可以请产科或药剂科会诊。

5. 尽量完成全部治疗过程　完成全部治疗,切忌开髓开放后不处理。

对于根尖周炎的患者,要及时完成全部治疗,切忌开髓开放以后延迟处理,有的时候开髓开放以后,患者的症状明显减轻,可能不及时复诊,或者因为医师的不重视没有提醒患者及时复诊,一旦病变进展,感染范围扩大,将极大增加后续处理的难度。

(二)诊疗要点

1. 明确诊断及准确判断预后　根尖周炎可能进展为间隙感染,一定要引起重视,防止漏诊和误诊,要结合 X 线检查明确感染的范围,准确判断预后,根据可能出现的情况制订详细的治疗方案,包括感染扩散可能采取的措施,充分与患者进行交流,引起患者的足够重视。

2. 及时控制感染　防止病情加重是根尖周炎治疗的核心要点,包括及时开放,及时引流,及时使用抗生素控制感染。一旦出现局部脓肿,要及时切开,防止感染扩散,同时开放引流以后一定要提醒患者及时复诊,防止因为长时间开放引流,造成难治性根尖周炎或者根尖周感染加重而增加后续治疗的难度。

四、孕期智齿冠周炎的诊疗原则及要点

（一）诊疗原则

1. 准确判断预后及制订分级治疗方案　智齿冠周炎必须进行干预，否则感染一旦扩散会引起比较严重的后果，根据治疗的难易程度以及患者所处的孕程对治疗方案进行分级，在不同的孕期实施不同的治疗措施。

2. X 线检查　如需要尽早进行 X 线检查，尤其是全景片，评估治疗难度。对于埋伏阻生且可能或已经造成感染的智齿要尽早进行 X 线检查，尤其是全景片，用来评估治疗的难易程度以及制订相应的治疗方案。

3. 完善麻醉措施并及时切开引流　完善的局部麻醉是必要的，对于智齿拔除来说，都应该实施阻滞麻醉。有的时候继发间隙感染，在切开引流的过程中，甚至需要对患者实施全身麻醉，否则因为疼痛造成引流不彻底，就需要二次治疗，反而会增加孕妇的治疗风险。

（二）诊疗要点

1. 根据难易程度制订阶梯型的治疗方案是诊疗的核心要点　局部冲洗是风险最小、最简单的治疗措施，一般对于已萌出的智齿、较容易清洁的冠周效果较好。如果预判局部冲洗效果不理想，应该及时进行抗感染治疗，给予抗生素以及止痛药物的对症治疗。对于龈瓣切除可以有效改善冠周炎症状况的病例，要及时给予龈瓣切除术以预防感染再次发生。对于拔牙难度低、容易控制术后感染的病例，可酌情尽早拔除患牙，以预防冠周炎发生。对于反复发作、局部清洁处理及抗感染治疗效果均不理想的患牙，尤其是拔牙难度较大的患牙，应该在做好充分预案的基础上实施牙齿拔除。

2. 对预后的判断以及对病情发展趋势的控制是治疗的难点　智齿冠周炎的治疗，尤其是切开引流以及拔除牙齿等侵入性的治疗，是预防疾病发生以及及时控制疾病发展的主要手段，但是这些治疗措施本身也会带来治疗刺激以及术后感染等各种风险。对治疗预后的判断以及如何选择治疗方法，综合评估治疗带来的收益和风险，是智齿冠周炎治疗的难点。

3. 智齿牙髓炎治疗的选择　智齿牙髓炎可以选择拔除或牙髓治疗。如选择拔除，要评估拔除的难度、拔牙后疼痛和感染的情况；如选择牙髓治疗，要评估牙髓治疗的复杂程度，充分告知患者治疗效果的不确定性。

五、孕期牙周疾病的诊疗原则及要点

（一）诊疗原则

1. 预防为主　对于牙周疾病来说，如果早期给予口腔卫生宣教及洁治等治疗措施，可

以起到预防疾病发展的作用。如果已经发生较严重的牙周疾病,常规的洁治、刮治等治疗措施,也可以起到延缓病情发展的效果。

2. 根据疾病对患者的影响对症治疗 对于牙周疾病的治疗,还要根据患者的口腔卫生习惯、饮食习惯等评估疾病对患者造成的影响,给予对症治疗,以尽量减少对患者的影响,保证正常的进食及营养摄入作为治疗的目的。

（二）诊疗要点

1. 采取常规治疗措施 孕早期、孕中期应实施常规的洁治和刮治等常规治疗措施。在孕早期、孕中期常规的洁治包括刮治等牙周治疗措施,对于患者来说风险非常低、效果非常好、收益大,应该积极实施。

2. 孕晚期以对症治疗为主 在孕晚期的时候,为尽量减少患者的就诊次数以及治疗刺激,可以以对症治疗为主,例如进行部分牙齿的洁治、刮治以及牙龈瘤的切除等。

六、孕期间隙感染的诊疗原则及要点

（一）诊疗原则

1. 明确诊断及感染来源 孕期的间隙感染可能来源于智齿冠周炎的感染、根尖周脓肿或牙周脓肿等,其诊疗要点首先要明确感染来源,通过包括询问病史,尽可能进行临床检查以及必要的 X 线检查等手段,尽早正确诊断。正确的诊断是制订合理治疗方案的基础,切忌"头痛医头,脚痛医脚",单纯的对症治疗的风险往往会高于合理的检查,包括 X 线检查带来的风险。

2. 把握时机尽早给予干预治疗 间隙感染本身对孕妇带来的危害比较大,同时相应的治疗也会给孕妇带来一定的风险,越早治疗,采取的治疗措施越简单,带来的风险越小;越晚治疗,感染加重的可能性越大,采取的治疗措施也会给孕妇带来更大的风险。

（二）诊疗要点

1. 在充分医患沟通的基础上把握治疗时机 不同于一般的口腔疾病,间隙感染给患者带来的危害更大,相关的治疗给孕妇带来的风险更高。如何说服孕妇及其家属尽早进行相应的检查,明确诊断,尽早接受相关的治疗措施,控制感染具有较高的难度。而把握时机,尽早诊断和治疗,是孕期间隙感染诊疗的第一要点,所以充分的医患沟通,向患者及家属讲明早期诊断及治疗的重要性就尤为关键。

2. 如需要及时组织多科会诊 对于孕期的间隙感染,尤其是较为严重的间隙感染,一般的口腔医师处理起来有一定的困难,即使是口腔颌面外科医师,对于患者孕期本身的生理状况评估,也会感到经验不足。所以,必要的时候,咨询其他专业的医师,包括产科或者药剂科的医师,对于制订合适的治疗方案、提高治疗效果、保障孕妇本身的安全等都有重要的意义。

第二节 孕期口腔疾病病例解析

【病例1】

患者,女,29岁。

主诉:右侧上颌后牙自发痛2天。

病史:2天来右侧上颌后牙自发痛,逐渐加重。近1天伴有明显的头痛、夜间痛、冷刺激疼痛,无咬合痛。在外院急诊诊断为"急性牙髓炎",因考虑怀孕未予处理,建议来我中心进一步诊治。

孕 17^{+3} 周,产检分级为低风险(绿色)。无系统性疾病史,无手术史,有磺胺过敏史。近日无腹痛、无宫缩、无阴道分泌物、无出血。

口内检查:口腔卫生可,菌斑、软垢少量,牙龈无明显红肿,牙石(−)~(+),未及牙龈退缩。16咬合面近中牙隐裂达到咬合面中央,冷测疼痛,持续十数秒钟,叩(−),不松动,牙龈健康。

影像学检查:治疗前未做。

诊断:16急性牙髓炎、牙隐裂。

治疗方案:16根管治疗、择期修复。

进一步检查和治疗

1. 第一次治疗 16颊侧阿替卡因浸润麻醉,上橡皮障,开髓,揭顶拔髓4根管(MB2),出血多,鲜红色,成形。显微镜观察隐裂局限于近中牙本质内,髓底完好(图12-2-1A)。测定工作长度,Protaper Next镍钛根管预备,3%次氯酸钠+17%乙二胺四乙酸(EDTA)冲洗加超声波荡洗、干燥,iRoot SP+热牙胶垂直加压充填,铅围脖+铅衣防护下拍片确认(图12-2-1B)。流动树脂封闭髓室底,光固化复合树脂分层永久充填,降低咬合。

术中无宫缩、无腹痛、无出血及分泌物。

2. 3周后患者在住所附近医院进行贵金属全冠修复。

此病例一直随访到分娩后6个月,患牙无不适症状,咀嚼功能正常。胎儿无异常,阿氏评分10分。

病例分析:患者为年轻女性,处于孕中期,术前沟通良好,对局麻注射、牙体牙髓治疗及拍摄X线片的必要性有比较正确的认知,对医师信任度高,治疗意愿强烈。患者一般状况

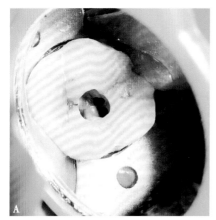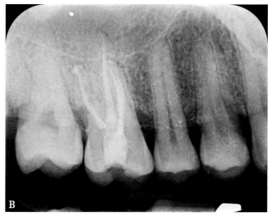

图 12-2-1　16 根管治疗

A. 根管预备后　B. 根管充填后影像学表现

良好，产检无口腔治疗相关并发症和合并症，可以较长时间躺在牙椅上接受治疗，根管结构稍复杂，预约时间充分，治疗难度评分为 2 分。因此，一次性完成根管治疗并永久性充填。考虑牙隐裂，开髓孔采用比较保守的方法，尽量保留较多牙体组织，术后及时转诊住所附近口腔医疗机构完成牙冠修复。

病例特色及解读：对于全身情况和治疗耐受性良好，沟通顺畅，牙体牙髓感染不严重，根管治疗不复杂的孕妇，可以尽量行一次性根管治疗并尽快修复，达到及时止痛、阻断感染、恢复咬合功能的目的。

【病例 2】

患者，女，25 岁。

主诉：右侧下颌后牙牙龈肿胀 1 周。

病史：1 周来，右侧下颌后牙牙龈肿胀伴有轻微咬合痛，当地医院因孕期未予治疗。孕 19^{+2} 周，产检分级为一般风险（黄色）。轻度贫血，阑尾炎手术史，无药物过敏史。

口内检查：45 牙冠颜色发灰，咬合面可疑畸形中央尖折断痕迹，Ⅰ度松动，颊侧根方牙龈肿胀，范围波及两邻牙颊侧，扪痛，叩（±），余略。

影像学检查：铅围脖＋铅衣防护下，全景片可见 45 根尖周阴影，边界清（图 12-2-2）。

诊断：45 根尖周囊肿继发感染。

治疗方案：患者不愿拔牙，也不接受根尖手术，希望保留患牙。

进一步检查和治疗：45 橡皮障下直接开髓，牙髓腔内空虚，3% 次氯酸钠＋17% EDTA 冲洗加超声荡洗，测定工作长度，Protaper 根管预备，暂封氢氧化钙氯己定糊剂，玻璃离子充

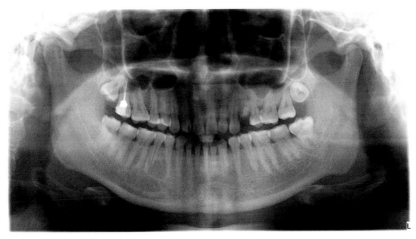

图 12-2-2 治疗前全景片可见 45 根尖周阴影，边界清

填。治疗后患者返家。当天晚间患牙疼痛明显加重，伴有咬合痛，经电话联系，次日复诊。

1. 第 1 次复诊 去除暂封，见根管内较多渗出液体，用生理盐水冲洗，在窝洞内放置干棉球开放引流，疼痛逐渐缓解。嘱 3 日后复诊。

2. 第 2 次复诊 1% 次氯酸钠冲洗根管，渗出减少，再次封入氢氧化钙氯己定糊剂，玻璃离子充填。患者返家后，次日患牙又出现明显自发性疼痛，至傍晚出现浑身发冷、低热等不适症状，建议口服阿莫西林 0.25g t.i.d，至次日下午，低热消退，疼痛仍明显，建议在住所附近医院去除暂封，患者拒绝，要求来院处理。晚间患者来院，急诊医生接手处理，去除暂封，见大量脓血渗出，冲洗，在窝洞内放置干棉球开放引流，继续口服阿莫西林，4 天后疼痛、肿胀逐渐缓解。

3. 第 3 次复诊 患者及家属情绪不佳，认为治疗前虽然牙龈肿胀，但是没有明显疼痛，询问为何治疗后出现反复剧痛，而且因为路程远，反复就诊不便，增加时间和费用上的负担。医生予以耐心解释。用生理盐水冲洗根管，无明显渗出，充分干燥根管，封入氢氧化钙糊剂，用牙胶暂封。建议患者在医院附近住酒店观察 1 天，患者希望返家。医生给予患者牙科探针，嘱如有疼痛可自行去除暂封牙胶，并联系患者住所附近一处牙科诊所医生，同意如有疼痛情况代为处理。返家后，患者未诉明显疼痛。观察 1 周复诊。

4. 第 4 次复诊 去除牙胶，根管内无明显渗出，用 1% 次氯酸钠冲洗，患者因反复多次就诊不便，希望尽快结束治疗，干燥后封入 Vitapex 糊剂，玻璃离子＋树脂充填（图 12-2-3A），嘱随诊。此后未有不适，直至分娩，婴儿顺利产出，阿氏评分 9 分。

5. 第 5 次复诊 产后 3 个月复诊。拍片可见根管充填糊剂部分吸收，根尖病损愈合良好（图 12-2-3B）。经建议，患者希望在当地医院进一步完成根管治疗。

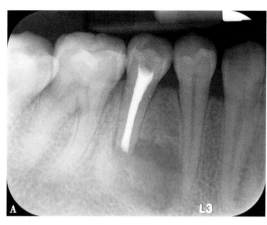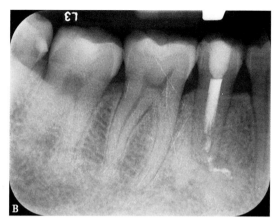

图 12-2-3　患者根管治疗后即刻及复诊牙片

A. 充填 Vitapex 后拍片　B. 分娩后 3 个月，X 线片见根管充填糊剂部分吸收，根尖周病损愈合良好

病例分析： 根管治疗中出现诊间急症，导致患者疼痛加重，损害医患信任。

病例特色及解读： 根管治疗诊间急症（flare-up）发生率并不低，是一个特别影响治疗效果和医患信任的问题。诊间急症的发生原因多样，有生物学原因、机械原因和化学原因，而且没有非常好的预防方式。大量的研究发现，这种情况特别容易发生在没有根尖周病变的死髓牙，以及反复多次封药、换药的牙齿。对孕妇来说很麻烦的一点是，当返家后出现此情况，往往没有其他口腔机构愿意接手，所以这样的患者可能还要找原来的治疗医生，所以这期间的疼痛刺激、时间成本、交通成本、费用等一系列问题往往会损害医患关系。

根据我们的经验，应预先告知患者，避免超预备和加压冲洗根管，注意充分冲洗根管和适当干燥，当暂封氢氧化钙糊剂的时候，诊间急症的发生似乎较封入氢氧化钙加氯己定糊剂稍微减少。此外，建议提前开具抗生素和镇痛药物。当疼痛剧烈、持续时间长，则需要短时间开放减压（1～2 天）。很多专家建议，如果在可行的情况下，在能够有效控制感染的情况下，应尽力一次性完成根管治疗，或者减少根管治疗反复换药的次数。

【病例3】

患者，女，38 岁。

主诉： 双侧下颌后牙间断疼痛 4 天。

病史： 4 天来双侧下颌后牙间断疼痛，逐渐加重，近 1 天来出现夜间痛、放射痛，影响睡眠。在居住地医院就诊，诊断为"智齿牙髓炎"。

孕 37[+1] 周，产检分级为一般风险（黄色）。轻度肥胖，无系统性疾病史，无手术史，无药物过敏史。

口内检查：38、48高位近中阻生，不松动，牙龈红，近中咬合面可及深大龋洞，叩（±）。47叩（-），不松动，冷测一过性敏感。患者情绪焦虑。近日无腹痛，有较频繁宫缩，无阴道分泌物，无出血。

影像学检查：铅围脖＋铅衣防护下拍片，全景片示双侧下颌阻生智齿深龋及髓，47远中深龋（图12-2-4）。

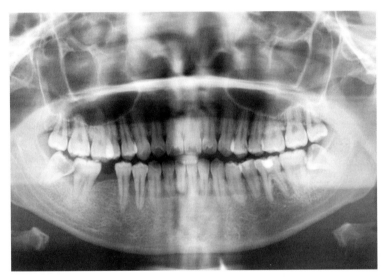

图12-2-4　全景片示双侧下颌阻生智齿深龋及髓47远中深龋

诊断：38、48阻生齿，急性牙髓炎；47远中深龋。

治疗方案：38、48拔除，47远中暂充填。

进一步检查和治疗：与患者沟通，患者要求尽快止痛，希望一次性完成诊疗，隔日需要返回原居住地待产，请产科会诊，产科认为目前无拔牙手术禁忌，注意使用胎心监护，尽量控制好疼痛。

评估智齿拔除难度。采用复方利多卡因表面麻醉＋牙周膜麻醉技术，共2mL，胎心监护下顺利拔除双侧智齿（图12-2-5），冲洗搔刮伤口。47远中去净腐，近髓，氢氧化钙间接盖髓，GI暂时充填。术后口服阿莫西林及对乙酰氨基酚缓释片。

术后患者伤口无明显疼痛，未服用对乙酰氨基酚缓释片，3周后分娩，胎儿无异常，阿氏评分10分。随访至分娩后第5个月，47在产后4个月因未及时就诊出现自发痛，后在当地医院行根管治疗及牙冠修复。

病例分析：高龄，孕晚期，外地患者，需要一次就诊解决问题，治疗难度评分2分。

病例特色及解读：高龄孕晚期患者，治疗复杂，请产科会诊。为尽量少用局麻药物，以及注射不适和术后广泛麻木，下颌高位智齿可采用牙周膜注射法，起效快，不适感少，较传

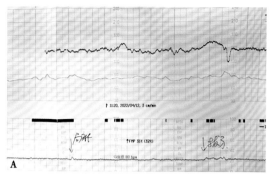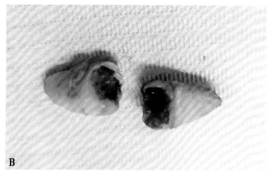

图 12-2-5　胎心监护下拔除双侧下颌阻生齿
A. 治疗全程胎心监护平稳　B. 完整拔除患牙

统传导麻醉可减少局麻药物入血和损伤神经、血管的可能。从胎心监护观察，局麻药物中肾上腺素对于胎心率和孕妇心率无明显影响，术中疼痛控制良好。根据我中心经验，孕期拔除各种阻生智齿的干槽症发生率远低于普通患者。

【病例4】

患者，女，37岁。

主诉： 右侧上颌后牙咬合疼痛1个月，加重2天。

病史： 患者6个月前备孕期间，因为右侧上颌后牙偶发咬合酸痛，在外院就诊，当时诊断为"牙隐裂"，医生认为备孕期间不适宜进行局麻注射下处理，予以调𬌗。3个月前怀孕。1个月前，患牙咬合酸痛感明显，曾到2家口腔医疗机构就诊，都诊断为"牙隐裂"，因怀孕3个月和试管婴儿，担心出现风险未处理，建议不吃硬食物，观察。近2天患牙出现明显的咬合痛、牙龈胀痛，咨询产科医生，建议来我院就诊。目前孕 13^{+4} 周，试管婴儿，双胎，产检分级为一般风险（黄色）。无系统性疾病史，无手术史，有青霉素过敏史。近日无腹痛、无宫缩、无阴道分泌物、无出血。

口内检查： 16近远中向牙隐裂（图12-2-6），轻微裂开，牙体 I 度松动，牙龈红，颊侧根方有压痛，未做叩诊。

影像学检查： 未做（患者拒绝）。

诊断： 16牙隐裂。

治疗方案： 拔除16。

进一步检查和治疗： 请产科会诊，认为无拔牙手术禁忌，注意镇痛和控制感染。与患者沟通，说明如不彻底处理，可能引发局部脓肿，因此首选拔牙。备选方案为口服抗生素，将牙齿截冠，形成无咬合状态观察。权衡利弊，患者选择拔牙。16颊侧复方利多卡因表面麻醉＋阿替卡因浸润麻醉,腭侧牙周膜麻醉,顺利完整拔除(图 12-2-7),过程无痛。充分搔刮伤口,确认未穿通上颌窦,过氧化氢＋盐水冲洗拔牙窝,压迫止血。患者拒绝服用抗生素及镇痛药物。

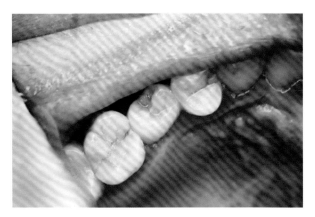

图 12-2-6　16 可见近远中向隐裂纹

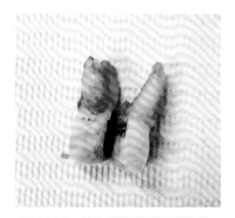

图 12-2-7　拔除患牙后可见牙根纵裂

术后随访,患者无明显疼痛,直至分娩,顺利产出双胞胎,阿氏评分 9 分及 10 分,此患者随访至分娩后 1 年,尚未修复患牙。

病例分析: 高龄产妇,备孕期和孕早期已经发现牙隐裂,保守处理失败,孕期患牙发展为纵裂,很可惜。

病例特色及解读

1. 备孕期间如发现牙隐裂,特别是高风险的上颌磨牙,建议积极处理。

2. 此例孕妇为珍贵儿病例,对于珍贵儿应充分考虑风险和收益,可以提供备选方案,但是不能因为治疗风险高而简单采取保守策略,必要时可以请产科医师会诊,充分与患者沟通,尽量说服其选取积极方案。

【病例 5】

患者,女,36 岁。

主诉: 左侧下颌后牙咬合疼痛 3 天。

病史: 左侧下颌后牙多年前因龋齿在外院治疗,近几天自觉咬合酸痛,逐渐加重。在 2 家口腔医疗机构就诊,医生考虑怀孕不适宜拍摄 X 线片,无法明确诊断,未予处理,建议来我院进一步治疗。

孕 26^{+1} 周,产检分级为较高风险(橙色),宫颈短,甲状腺功能减低,服用药物治疗之前有 2 次自然流产历史(分别为胎膜炎和基因突变)。无系统性疾病史,2 年前右踝关节骨折复位手术，无药物过敏史。近日无腹痛、无宫缩、无阴道分泌物、无出血。

口内检查：36、37咬合面树脂充填物，边缘可，不松动，牙龈红，36叩（+），37叩（-）。近日无腹痛、无宫缩，无阴道分泌物，无出血。

影像学检查：36、37根尖周小块阴影。36近中根管影像不清，髓腔内有高密度影像充填物。37根管内高密度充填物，根尖周小块阴影（图12-2-8）。

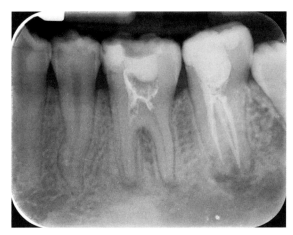

图12-2-8　治疗前X线片见36、37根尖周小范围低密度影

诊断：36急性根尖周炎，37慢性根尖周炎。

治疗方案：建议36根管治疗，37可暂不处理。请产科会诊。产科医生建议：患者因孕期全身情况复杂，每次治疗时间尽量缩短，避免在牙椅上以仰卧位接受治疗，减少疼痛刺激和焦虑情绪。与患者商量，一次性根管治疗可能较困难，建议采用分次治疗或定期复诊、反复换药的方法控制感染，待生产后再彻底治疗。考虑37治疗复杂，无症状，暂不处理。

进一步检查和治疗：36上橡皮障，去除咬合面充填物，见髓腔内有白色充填物，超声去除，8#扩大针探查根管，两个近中根管不通畅（可疑为塑化物），用3%次氯酸钠荡洗，氢氧化钙氯己定糊剂暂封，玻璃离子充填。向患者说明情况，患者同意定期换药。患者返家后局部胀痛，持续2天后原有症状明显缓解。

第1次复诊：1周后复诊，无明显自发痛及咬合痛，去除暂封，取出封药，无渗出、无异味，3%次氯酸钠超声波荡洗，氢氧化钙氯己定糊剂暂封，玻璃离子充填。患者术后无不适。

此后，患者分别在孕30周、34周、38周各换药1次，均使用玻璃离子充填，其间在换药后有过轻微疼痛，均1~2天缓解。孕期牙齿可以咬合咀嚼较软食物，未再出现明显咬合疼痛及自发痛。

患者生产顺利，新生儿阿氏评分9分。分娩后1个月复诊，显微镜下疏通近中根管，完成根管治疗并永久充填（图12-2-9）。

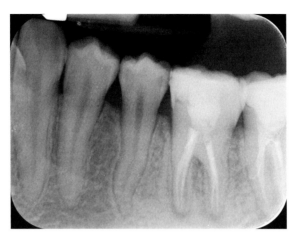

图 12-2-9　患者分娩后完成 36 根管充填

随访至分娩后 4 个月,患牙使用正常,建议患者在就近医疗机构完成 37 根管再治疗及 36、37 牙冠修复。

病例分析: 本例患者治疗难度评分 3 分,有较复杂孕期合并症(宫颈短),无法长时间耐受复杂牙科治疗,根管治疗比较复杂,口腔治疗过程中要注意避免剧烈刺激,控制每次治疗时间,同时加强监测及临床观察,避免出现子宫及胎儿状态异常。

病例特色及解读: 对于在孕期因为各种原因,导致患者无法长时间耐受复杂牙科治疗,如复杂根管治疗。同时,患者主观不接受拔牙手术,且复诊方便。在这些情况下,对于牙髓根尖周感染,可以采用定期换药的姑息方法。此方法最主要的内容就是充分去除冠方的腐质和不良充填物,邻面缺损可以用树脂形成假壁,尽量去除感染牙髓,根管长度测定及根管预备可酌情选择性进行,然后充分荡洗,封入氢氧化钙氯己定糊剂,采用密闭性较好的玻璃离子进行充填,充分防止冠方渗漏。一般 3～4 周换 1 次药即可,可以一直持续到分娩后。这样通过更换药物保持根管内相对无菌的状态,待分娩后适宜时机再彻底完成根管治疗。

【病例 6】

患者,女,34 岁。

主诉: 左侧上颌后牙自发痛 5 天,缓解 1 天。

病史: 左侧上颌后牙自发痛 5 天,夜间加剧,未用抗生素及止痛片,近 1 天缓解。

孕 28 周,产检分级不清楚,有孕停史,自诉胎盘略低,其他无异常。

口内检查: 28 残冠,牙龈长入(图 12-2-10)。温度测试冷刺激无反应,热刺激痛,无松动,叩(+)。

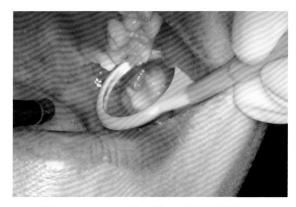

图 12-2-10　口内检查见 28 残冠,牙龈长入

影像学检查:未见根尖区大面积阴影(图 12-2-11)。

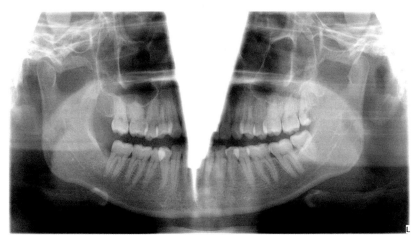

图 12-2-11　全景片示 28 未见根尖区大面积阴影

诊断:28 根尖周炎早期。

治疗计划:28 拔除或牙髓治疗。

处置:患者考虑后再定。

进一步检查和治疗:9 天后患者第 2 次就诊,疼痛症状加重,另一位医师接诊后拔除 28。

病例分析

1. X 线检查　患者孕 28 周,一般 X 线检查基本不影响胎儿,为提供完整治疗计划,包括可能需要拔除,故拍摄全景片(图 12-2-11),对患牙、根尖及周围骨质进行完整评价。全景片上部白色伪影为头帽不正确佩戴所致,因不影响诊断,考虑孕妇特殊情况,未重新拍摄。

2. 治疗风险评估见表 12-2-1。

表 12-2-1　治疗风险评估表

评分	疼痛管理难度	影像学检查	用药安全	治疗操作	医患交流	预后评估	全身情况	医师分级
3	非常疼痛	CBCT	较高风险	间隙感染处理、复杂手术	非常困难	预后不好或并发症重	妊娠风险分级为橙色或红色	相关专家或建议会诊及转诊
2	比较疼痛	全景片	全身用药（C类：说明书中禁用）	复杂牙拔除、复杂根管治疗	困难	预后不明确且并发症轻	妊娠风险分级为黄色或紫色且有口腔相关并发症或合并症	高级医师（高级培训＋丰富经验）
1	轻微疼痛	根尖片	全身用药（B/A类：说明书中无明确评价/说明书中有明确评价）	充填治疗、简单牙拔除、简单根管治疗、牙周基础治疗、简单手术	容易	预后相对明确且并发症轻	妊娠风险分级为黄色且无口腔相关并发症及合并症	普通医师（高级培训）
0	无痛	无检查	只用局麻药或安全的局部冲洗药物或收敛药物	个性化牙周治疗、冲洗上药	简单	预后明确且并发症轻或无	妊娠风险分级为绿色或相当评估结果	普通医师（普通培训）
结果	1	2	0	1	2	1	1	2

病例特色及解读：

1. 患者为 28 牙髓炎或根尖周炎早期，孕 28 周，高龄，产检有早产风险。

2. 治疗方案的制订　根管治疗费时、费用高、效果不明确。拔除虽有术后感染可能但效果明确，经 X 线检查发生术后感染疼痛的风险小，拔牙为首选。

3. 治疗难度总评分为 2 分，2 分来源于 X 线检查和医患沟通。X 线检查情况见前文分析，已经顺利完成并得到预期结果。医患沟通的难度主要来源于患者的顾虑，患者第一次就诊时因疼痛情况有所缓解，故有推迟治疗的想法。医患沟通时需向患者清晰介绍病情可能的发展趋势及不同治疗方案的优缺点，供患者选择，患者犹豫 1 周后选择了拔除治疗方案。

【病例 7】

患者，女，32 岁。

主诉：左侧下颌牙肿痛，头疼 2 周，近 10 天服药缓解，仍有夜间痛症状。

病史：2 周前左侧下颌牙自发痛，伴头疼，肿胀伴开口受限，10 天前自服抗生素（具体名称不详）后稍缓解，近日头疼消失，仍有夜间痛，下唇麻木 2 周，曾自己局部使用碘甘油 2～3 次。

孕 28^{+2} 周，产检分级不详，自述无异常。

口内检查: 38 冠端龈袋，红肿，叩（－），口内触诊下颌升支咬肌间隙部位压痛明显，口外皮肤不红，咬肌外侧压痛明显，开口 1 指（图 12-2-12）。

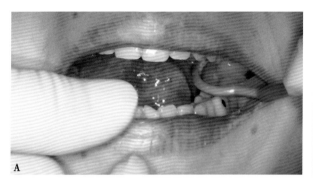 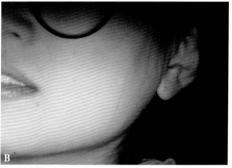

图 12-2-12　口外观
A. 患者张口受限　B. 患者正面

影像学检查: 全景片示 38 牙体宽大，低位垂直阻生（图 12-2-13）。

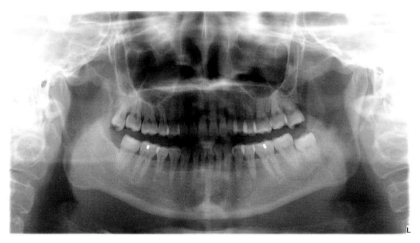

图 12-2-13　全景片示 38 低位垂直阻生

诊断: 38 智齿冠周炎，咬肌间隙感染。

治疗计划

1. 抗感染及对症治疗。

2. 观察随诊。

处置

1. 过氧化氢冲洗。

2. 头孢呋辛酯片 0.25g 2 次 / 日。

3. 对乙酰氨基酚缓释片 650mg 2 次 / 日。

4.3 天后复诊。

进一步检查和治疗

1.患者 2 天后复诊症状减轻,继续对症治疗,拟 4 天后复诊,确定用药情况,确定是否激光切除 37 远中龈瓣。

2.4 天后再次复诊症状持续减轻,开口基本正常。临床检查:开口受限明显缓解,约 3 指,皮肤无红肿,口内黏膜无红肿,探诊可及阻生智齿(图 12-2-14),上次压痛部位压痛检查无明显压痛。之后,行激光切除术。表面麻醉(图 12-2-15A),无痛局麻麻醉(12-2-15B),激光切除 37 远中、38 冠端的龈瓣(图 12-2-16)。术后用西吡氯铵含漱液 10mL,3~5 次 / 日。

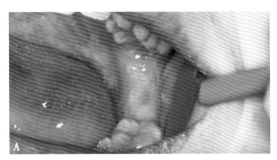 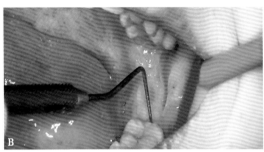

图 12-2-14　左侧下颌智齿口内观
A. 张口度改善　B. 口内可探及左侧下颌阻生智齿

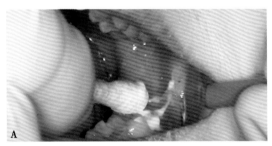 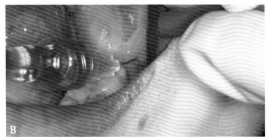

图 12-2-15　治疗前局部麻醉
A. 表面麻醉　B. 局部注射麻醉

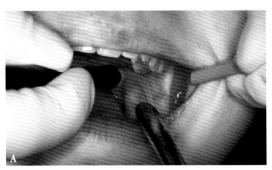 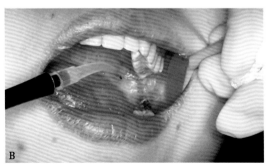

图 12-2-16　激光切除 37 远中、38 冠方龈瓣
A. 激光切龈前　B. 激光切龈后

术后 2 个月电话复诊（孕 38 周），牙龈切除造口未封闭，未再出现感染与疼痛症状，拟产后拔除 38。

病例分析

1. 患者已有间隙感染，属于必须高度关注及及时处理的情况，故安排患者及时复诊 3 次，直至情况明显缓解。

2. 患者前期自行处理不当，但沟通容易，依从性好。

3. 本病例的主要问题在预后评估，使用抗生素适应证明确，患者易于接受，但预后不确定，需有进一步对症治疗预案。激光切除龈瓣也无严重并发症，但预后也不十分明确，需充分告知患者。治疗风险评估见表 12-2-2。

表 12-2-2　治疗风险评估表

评分	疼痛管理难度	影像学检查	用药安全	治疗操作	医患交流	预后评估	全身情况	医师分级
3	非常疼痛	CBCT	较高风险	间隙感染处理、复杂手术	非常困难	预后不好或并发症重	妊娠风险分级为橙色或红色	相关专家或建议会诊及转诊
2	比较疼痛	全景片	全身用药（C类：说明书中禁用）	复杂牙拔除、复杂根管治疗	困难	预后不明确且并发症轻	妊娠风险分级为黄色或紫色且有口腔相关并发症或合并症	高级医师（高级培训＋丰富经验）
1	轻微疼痛	根尖片	全身用药（B/A类：说明书中无明确评价/说明书中有明确评价）	充填治疗、简单牙拔除、简单根管治疗、牙周基础治疗、简单手术	容易	预后相对明确且并发症轻	妊娠风险分级为黄色且无口腔相关并发症及合并症	普通医师（高级培训）
0	无痛	无检查	只用局麻药或安全的局部冲洗药物或收敛药物	个性化牙周治疗、冲洗上药	简单	预后明确且并发症轻或无	妊娠风险分级为绿色或相当评估结果	普通医师（普通培训）
结果	0	2	2	1	2	2	1	2

病例特色及解读

1. 对于智齿造成间隙感染的孕妇必须进行及时有效的处理，一旦效果不明显应该及时调整用药，所以对患者症状的监测非常重要。

2. 患者孕 28 周，如拔牙难度较大，激光切除龈瓣预后不确切，但并发症轻，综合考虑选择后者,同时充分告知患者风险及密切关注病情变化。

3. 整个治疗过程无痛、微创,患者体验好。

【病例 8】

患者,女,25 岁。

主诉: 右侧下颌牙自发痛,肿痛 8 天,加重 2 天,开口受限。

病史: 右侧下颌牙肿痛 8 天,近 2 天加重,外地就诊 3 家医疗机构,局部处理后症状无缓解。孕 22^{+2} 周,产检分级为低风险(绿色)。

口内检查: 48 近中倾斜阻生,残冠,叩(++),冠周肿胀,压痛明显,黏膜不红,冷测无反应。47 远中龋坏,叩(-),冷测无反应,热测痛,牙龈无异常,无松动(图 12-2-17)。18 残根,与下颌黏膜有咬痕。

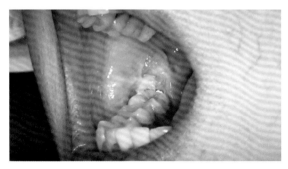

图 12-2-17 48 近中倾斜阻生,47 远中龋坏

38 近中倾斜,𬌗面龋坏深,冷测极敏。36 残根,叩(-),无松动,牙龈无异常(图 12-2-18)。牙石(+)~(++),牙龈红、肿胀、充血,以下颌前牙为重。口内牙周情况见图 12-2-19。开口度 2 指。

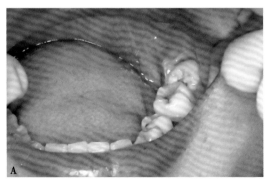
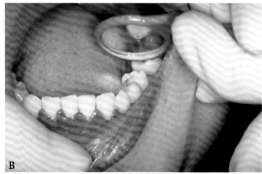

图 12-2-18 患者左侧口内检查
A. 38 近中阻生 B. 36 残根

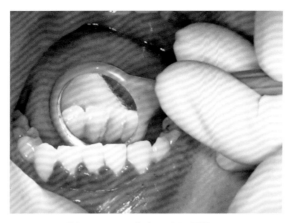

图 12-2-19 患者口内牙周情况

影像学检查: 全景片示 47 龋坏距离髓腔近(图 12-2-20)。

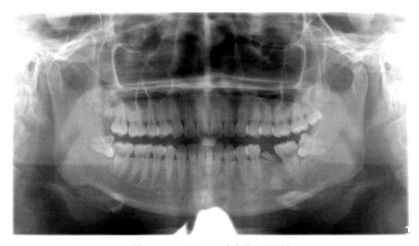

图 12-2-20 47 远中龋坏近髓腔

诊断

48 根尖周炎待诊,冠周炎。

47 牙髓炎,妊娠期牙周炎。

治疗计划

1. 48、18 拔除。

2. 47 牙体治疗。

3. 其他牙进一步检查治疗。

处置

1. 头孢呋辛酯片 0.25g 2 次 / 日。

2. 对乙酰氨基酚缓释片 650mg 2 次 / 日。

进一步检查和治疗：1天后复诊症状减轻，开口受限缓解，拟继续对症治疗3天。右侧牙疼抗感染、止痛对症治疗5天后复诊，症状明显缓解，无自发痛，可正常张口。48叩痛较上次明显减轻，牙龈无明显肿胀，开口正常。

在阿替卡因局部浸润＋利多卡因阻滞麻醉下，47去净腐，及髓，根管治疗，近中同根双管，远中单根管，工作长度18mm，iRoot SP加牙胶尖根管充填，玻璃离子暂封，1周复诊换树脂。术中根管预备时疼痛，补充牙髓腔麻醉（图12-2-21）。

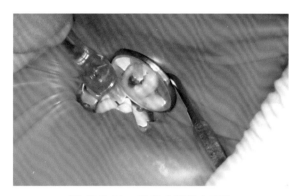

图 12-2-21 47补充髓腔内麻醉

48黏膜切开，翻瓣，分牙，增隙，挺出，搔刮大量肉芽组织，紧密缝合1针止血，3天后复诊，酌情拆线。18增隙，挺出，压迫止血，常规医嘱。继续服用抗生素、止痛药3天。

病例分析

1. 外地患者，考虑尽量缩短治疗过程。急性期控制后同时拔除18、48，47牙髓治疗。患者拔牙后1小时即乘机离京，紧密缝合防止出血，酌情提早拆线，防止压力过大。

2. 患者产检分级为低风险，年轻，处于孕中期，可一次较长时间接受较多项治疗。

3. 本病例的主要问题在预后评估和治疗难度，治疗风险评估见表12-2-3。

表 12-2-3 治疗风险评估表

评分	疼痛管理难度	影像学检查	用药安全	治疗操作	医患交流	预后评估	全身情况	医师分级
3	非常疼痛	CBCT	较高风险	间隙感染处理、复杂手术	非常困难	预后不好或并发症重	妊娠风险分级为橙色或红色	相关专家或建议会诊及转诊
2	比较疼痛	全景片	全身用药（C类：说明书中禁用）	复杂牙拔除、复杂根管治疗	困难	预后不明确且并发症轻	妊娠风险分级为黄色或紫色且有口腔相关并发症或合并症	高级医师（高级培训＋丰富经验）

评分	疼痛管理难度	影像学检查	用药安全	治疗操作	医患交流	预后评估	全身情况	医师分级
1	轻微疼痛	根尖片	全身用药（B/A类：说明书中无明确评价／说明书中有明确评价）	充填治疗、简单牙拔除、简单根管治疗、牙周基础治疗、简单手术	容易	预后相对明确且并发症轻	妊娠风险分级为黄色且无口腔相关并发症及合并症	普通医师（高级培训）
0	无痛	无检查	只用局麻药或安全的局部冲洗药物或收敛药物	个性化牙周治疗、冲洗上药	简单	预后明确且并发症轻或无	妊娠风险分级为绿色或相当评估结果	普通医师（普通培训）
结果	2	2	2	2	0	2	0	2

病例特色及解读

1. 一般来说，孕期治疗提倡短时间、轻刺激，但也需根据具体情况具体分析，本例患者年轻，处于孕中期，全身情况好，需同时完成 18、47、48 治疗才能彻底解除症状，考虑是外地患者，已经在北京滞留近 2 周，故最终一次完成主要治疗过程。

2. 对于孕妇来说，倾斜阻生，创口较大，术中需分牙、分根，即使手术顺利，操作时间较短，也应该按复杂牙评估。

3. 良好的局麻效果是治疗顺利的保证，本例患者术中根管治疗时出现牙髓麻醉不全，及时给予髓腔内麻醉后获得良好的麻醉效果，否则会延长治疗时间，甚至无法完成治疗。

【病例9】

患者，女，31 岁。

主诉： 刷牙出血、牙龈肿痛 1 周，前牙牙龈增生。

病史： 刷牙出血、牙龈肿痛 1 周，曾于外院口腔科行左侧下颌牙牙龈冲洗，前牙牙龈增生。

孕 27^{+2} 周，产检分级不明，自述低风险。

口内检查： 牙石（+）～（++），牙龈红，探出血，松动Ⅰ～Ⅱ度，部分牙龈增生。36、37 牙周袋 2～6mm，较多龈下牙石，颊侧牙龈红肿，冷测正常。26、27 牙周袋 2～4mm，较多龈下牙石，颊侧牙龈红肿，冷测正常。31、32 唇侧牙龈红肿、增生，约 0.5×1.0cm。

诊断： 妊娠期牙周炎、妊娠期牙龈增生。

治疗计划： 全口洁齿，酌情切除增生牙龈，专项口腔卫生宣教。

处置

1. 全口洁齿、磨光。

2. 专项口腔卫生宣教。

3. 预约 1 周后复诊,酌情激光手术。

4. 浓氯化钠注射液,含漱用。

进一步检查和治疗:1 周后复诊症状明显减轻,刷牙不再出血,牙龈痛消失。牙龈炎症明显减轻,除 31、32 外无探诊出血,牙龈增生仍存在。

治疗计划:可激光切除增生牙龈或对症处理,观察、随诊,患者选择后者。

处置

1. 再次口腔卫生宣教,嘱用软毛牙刷竖刷,尤其是牙龈增生部分,如仍出血或不适随诊。

2. 2 个月后电话随诊,按医嘱刷牙及用牙线,基本不出血,偶尔出现一两次刷牙出血,牙龈仍有肿胀,无明显缓解。

病例分析

1. 患者主诉为牙龈肿痛和刷牙出血,临床检查为典型的妊娠期牙周炎和牙龈增生,常规基础的洁治对牙周炎预期有较好效果,牙龈增生可能需要手术切除。

2. 患者经基础治疗后症状基本解除,未进行下一步治疗,因牙龈增生未消退,故需要采用专门的口腔清洁方案,具体见第二章。

3. 牙周治疗难度不大,容易实现,主要是无痛洁牙操作。

4. 治疗风险评估见表 12-2-4。

表 12-2-4　治疗风险评估表

评分	疼痛管理难度	影像学检查	用药安全	治疗操作	医患交流	预后评估	全身情况	医师分级
3	非常疼痛	CBCT	较高风险	间隙感染处理、复杂手术	非常困难	预后不好或并发症重	妊娠风险分级为橙色或红色	相关专家或建议会诊及转诊
2	比较疼痛	全景片	全身用药(C类:说明书中禁用)	复杂牙拔除、复杂根管治疗	困难	预后不明确且并发症轻	妊娠风险分级为黄色或紫色且有口腔相关并发症或合并症	高级医师(高级培训 + 丰富经验)

评分	疼痛管理难度	影像学检查	用药安全	治疗操作	医患交流	预后评估	全身情况	医师分级
1	轻微疼痛	根尖片	全身用药（B/A类：说明书中无明确评价／说明书中有明确评价）	充填治疗、简单牙拔除、简单根管治疗、牙周基础治疗、简单手术	容易	预后相对明确且并发症轻	妊娠风险分级为黄色且无口腔相关并发症及合并症	普通医师（高级培训）
0	无痛	无检查	只用局麻药或安全的局部冲洗药物或收敛药物	个性化牙周治疗、冲洗上药	简单	预后明确且并发症轻或无	妊娠风险分级为绿色或相当评估结果	普通医师（普通培训）
结果	1	0	0	1	0	0	1	1

病例特色及解读

1. 对于孕期有牙龈变化的情况，需要专门的口腔保健方法，包括正确的刷牙方法和漱口液的使用。

2. 对需要掌握无痛洁牙技术才能较彻底地在无麻醉的情况下完成洁治，取得良好效果。

【病例 10】

患者，女，29 岁。

主诉：左侧下颌牙自发痛、进食痛 1 周，前期逐渐加重，近日缓解。

病史：1 年前 37 冠修复，自觉咬合痛，后于外院就诊，将冠去除，进行根管治疗后因怀孕未再行冠修复，近 1 周疼痛加重，近 2、3 日缓解，未处理或服药，1 年前根尖片显示已经根管充填。

孕 27^{+3} 周，产检分级不清楚，自诉无异常。

口内检查：37 基牙，冠缺失，冷测无反应，无松动，叩（+），牙龈无异常。28 阻生智齿，颊倾位，深大龋洞累及牙髓，不松动，温度测试冷刺激无反应，热刺激迟发不适，牙龈红（图 12-2-22）。

影像学检查：37 C 形根管，疑根尖周膜不连续，根尖周骨质较大面积低密度影（图 12-2-23）。

诊断：37 牙疼待诊，28 牙髓炎可能性大。

治疗计划：28 拔除或对症治疗，患者选择对症治疗。

处置：解释病情。

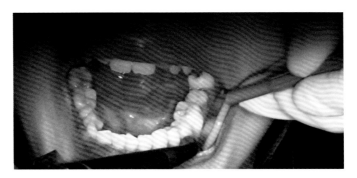

图 12-2-22　患者口内检查

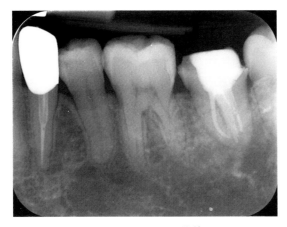

图 12-2-23　37 X 线片

进一步检查和治疗：患者第二天因疼痛加剧要求拔除智齿，由另外的医师接诊拔除 28。3 周后电话随访，无任何不适。

病例分析

1. 患者虽主诉 37 疼痛，但临床检查高度怀疑症状来源于 28 牙髓炎表现，所以医患交流有一定难度。

2. 治疗风险评估见表 12-2-5。

病例特色及解读

1. 患者为 28 牙髓炎或根尖周炎早期，孕 28 周，高龄，产检有早产风险。

2. 治疗方案的制订　根管治疗费时、费用高、效果不明确。拔除效果明确，X 线检查发生术后感染疼痛风险小，拔牙为首选。

3. 治疗难度总评分为 2 分，2 分来源于 X 线检查和医患沟通。X 线检查情况见前文分析，已经顺利完成并得到预期结果。医患沟通的难度主要来源于患者的顾虑，患者第一次就诊时因疼痛情况有所缓解，故有推迟治疗的想法。医患沟通时需向患者清晰介绍病情可能的发展趋势及不同治疗方案的优缺点，供患者选择，患者犹豫 1 周后选择了拔除治疗方案。

表 12-2-5　治疗风险评估表

评分	疼痛管理难度	影像学检查	用药安全	治疗操作	医患交流	预后评估	全身情况	医师分级
3	非常疼痛	CBCT	较高风险	间隙感染处理、复杂手术	非常困难	预后不好或并发症重	妊娠风险分级为橙色或红色	相关专家或建议会诊及转诊
2	比较疼痛	全景片	全身用药（C类：说明书中禁用）	复杂牙拔除、复杂根管治疗	困难	预后不明确且并发症轻	妊娠风险分级为黄色或紫色且有口腔相关并发症或合并症	高级医师（高级培训 + 丰富经验）
1	轻微疼痛	根尖片	全身用药（B/A类：说明书中无明确评价 / 说明书中有明确评价）	充填治疗、简单牙拔除、简单根管治疗、牙周基础治疗、简单手术	容易	预后相对明确且并发症轻	妊娠风险分级为黄色且无口腔相关并发症及合并症	普通医师（高级培训）
0	无痛	无检查	只用局麻药或安全的局部冲洗药物或收敛药物	个性化牙周治疗、冲洗上药	简单	预后明确且并发症轻或无	妊娠风险分级为绿色或相当评估结果	普通医师（普通培训）
结果	1	2	0	1	2	1	1	2

【病例 11】

患者，女，23 岁。

主诉：右侧下颌牙充填体脱落 2 周，无自觉症状。

病史：右侧下颌牙充填体脱落 2 周，无自觉症状。发现充填体脱落后咨询产科医师后建议口腔科就诊。

孕 34^{+2} 周，抗磷脂综合征治疗中，INR 0.90。有全麻下流产史。

口内检查：47 远中𬌗面充填体部分脱落（图 12-2-24），叩诊无异常，冷测反应迟钝，热测未检查，无松动，牙龈无异常。

影像学检查：47 𬌗面充填体脱落，洞底有垫底材料影响，距离髓腔较远。远中充填体在，边缘平滑，与髓壁之间有低密度影。根尖周膜完整，未见低密度影像（图 12-2-25）。

诊断：47 充填体脱离。

治疗计划：47 再充填。

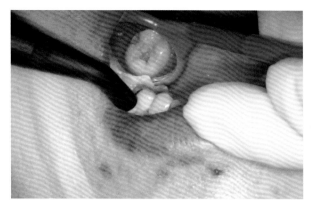

图 12-2-24 患者口内见 47 远中𬌗面充填体部分脱落

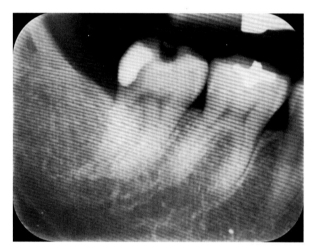

图 12-2-25 患者根尖片检查

处置

1. 47 去旧充填体,略备洞,补树脂,调𬌗,磨光。

2. 术后 24 小时及 7 天后电话随访无不适,正常饮食。

3. 添加产后随诊。

病例分析

1. 患者孕晚期,34^{+2} 周,合并全身性疾病,产检分级黄色,且并发症流产及抗凝治疗与口腔治疗相关。所以,全身状况分级评分为 2 分。经仔细评估,最终采取充填治疗,预后相对明确且并发症轻,故分级评分为 1 分。

2. 患者治疗依从性好,发现充填体脱落问题后及时咨询产检医师,产检医师对孕期口腔疾病诊疗有正确的认识,及时建议转诊,后期医患交流简单,分级评分为 0 分。

3. 治疗风险评估见表 12-2-6。患者的主要问题在于对预后和全身情况的评估。

表 12-2-6　治疗风险评估表

评分	疼痛管理难度	影像学检查	用药安全	治疗操作	医患交流	预后评估	全身情况	医师分级
3	非常疼痛	CBCT	较高风险	间隙感染处理、复杂手术	非常困难	预后不好或并发症重	妊娠风险分级为橙色或红色	相关专家或建议会诊及转诊
2	比较疼痛	全景片	全身用药（C类：说明书中禁用）	复杂牙拔除、复杂根管治疗	困难	预后不明确且并发症轻	妊娠风险分级为黄色或紫色且有口腔相关并发症或合并症	高级医师（高级培训 + 丰富经验）
1	轻微疼痛	根尖片	全身用药（B/A类：说明书中无明确评价 / 说明书中有明确评价）	充填治疗、简单牙拔除、简单根管治疗、牙周基础治疗、简单手术	容易	预后相对明确且并发症轻	妊娠风险分级为黄色且无口腔相关并发症及合并症	普通医师（高级培训）
0	无痛	无检查	只用局麻药或安全的局部冲洗药物或收敛药物	个性化牙周治疗、冲洗上药	简单	预后明确且并发症轻或无	妊娠风险分级为绿色或相当评估结果	普通医师（普通培训）
结果	1	1	0	1	0	1	2	2

病例特色及解读：

1. 患者为抗磷脂综合征治疗中，属于不易怀孕患者，且有全麻流产史，流产原因患者自述为胎停。患者对胎儿及自己身体状况非常重视，接诊应谨慎，仔细评估全身状况。

抗磷脂综合征的基本病理特点是血栓形成，近一半的患者可能出现流产，治疗主要是抗凝治疗，这两点都应该引起口腔医师的注意，因为流产风险高，所以对预后的评估非常重要。

2. 此类患者与口腔相关的主要问题是流产风险较高，所以对预后的评估就非常重要，此例病例经根尖片及临床检查，基本确定是牙体牙髓类疾病，只要治疗及时，就能够较好控制疼痛，预后相对明确且无严重并发症。

3. 孕晚期、高流产风险并不一定就合并较高治疗风险，本病例经综合评估风险评分为2，经及时治疗预后良好。如拖延治疗，一旦出现较剧烈的疼痛，将极大增加早产风险。

【病例 12】

患者，女，40 岁。

主诉：右侧上颌第三磨牙自发痛、夜间痛2周。

病史：右侧上颌第三磨牙自发痛、夜间痛2周，渐加重，影响睡眠及进食，强烈要求治疗。

孕33⁺³周，2胎，高龄产妇，超重，产检分级为黄色。近2周无异常宫缩或异常腹痛，阴道无出血，无流液。

无系统性疾病史，无手术史，无药物过敏史。

口内检查：18颊倾、龋坏，冷测激发痛，叩（−），无松动，牙龈无异常，与下颌黏膜有咬痕。38近中倾斜，𬌗面龋坏深，冷测敏感。

影像学检查：全景片示18未见根尖周阴影，根较长，略有近中弯曲（图12-2-26）。

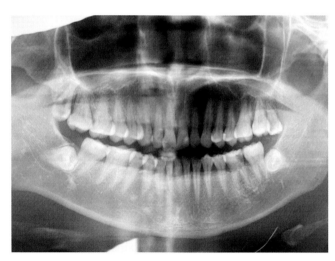

图12-2-26　全景片示18阻生齿

诊断：18牙髓炎。

治疗方案

1. 18拔除，可能出现拔牙相关并发症及风险。

2. 18根管治疗，治疗效果欠佳，时间长，费用高。

与患者协商，选择方案1。

治疗及随访

1. 18在4%阿替卡因阻滞麻醉下增隙，挺出，压迫止血，嘱拔牙后注意事项。

2. 术后24小时及7天电话回访疼痛症状消失，无任何不适，未服药。产后30天随访无任何不适。

病例分析

1. 患者孕晚期、高龄并且超重，治疗有早产风险，所以如何选择治疗方案是重点也是难点。

2.患者为智齿牙髓炎,疼痛症状明显,强烈要求治疗,沟通容易。

3.治疗风险评估见表12-2-7。患者的主要问题在于预后评估和操作难度评估。

表 12-2-7 治疗风险评估表

评分	疼痛管理难度	影像学检查	用药安全	治疗操作	医患交流	预后评估	全身情况	医师分级
3	非常疼痛	CBCT	较高风险	间隙感染处理、复杂手术	非常困难	预后不好或并发症重	妊娠风险分级为橙色或红色	相关专家或建议会诊及转诊
2	比较疼痛	全景片	全身用药（C类:说明书中禁用）	复杂牙拔除、复杂根管治疗	困难	预后不明确且并发症轻	妊娠风险分级为黄色或紫色且有口腔相关并发症或合并症	高级医师（高级培训＋丰富经验）
1	轻微疼痛	根尖片	全身用药（B/A类:说明书中无明确评价／说明书中有明确评价）	充填治疗、简单牙拔除、简单根管治疗、牙周基础治疗、简单手术	容易	预后相对明确且并发症轻	妊娠风险分级为黄色且无口腔相关并发症及合并症	普通医师（高级培训）
0	无痛	无检查	只用局麻药或安全的局部冲洗药物或收敛药物	个性化牙周治疗、冲洗上药	简单	预后明确且并发症轻或无	妊娠风险分级为绿色或相当评估结果	普通医师（普通培训）
结果	1	2	2	1	1	1	2	2

病例特色及解读

1.一般来说,拔牙的并发症要比根管治疗严重,但此病例患者如选择根管治疗,治疗时间延长,治疗效果相对不明确,且可能多次复诊,增加早产可能性。

2.本病例患者高龄、超重且处于孕晚期,流产风险高,流产风险主要来源于疼痛、紧张等刺激。上颌智齿拔除相对于根管治疗来说治疗过程更短、刺激更小,选择拔牙是更佳方案,但需考虑与患者沟通的难度,本例患者考虑尽快解决牙髓炎疼痛问题且对治疗费用有所顾虑,故较容易选择拔除方案。

3.为确保拔牙过程顺利,准确评估18周围的情况,包括牙根形态、颌骨情况以及与上颌窦的关系,选择了全景片检查。检测发现根较长且略有近中弯曲,所以挺出时尽量控制牙挺力量,缓慢将其挺出,防止断根。

4.为确保拔牙过程完全无痛,术前使用表面麻醉膏预麻醉(图12-2-27)。术中使用了无痛局部麻醉注射仪及阿替卡因特殊包装制剂,为保证麻醉效果完全,采用了阻滞麻醉,并补充了颊侧黏膜下浸润麻醉（图12-2-28）。为控制术后疼痛，给予了对乙酰氨基酚类止痛药，但患者因症状轻微未服用。

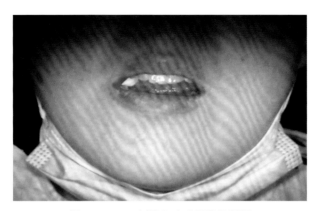

图12-2-27　表面麻醉后用棉卷隔湿

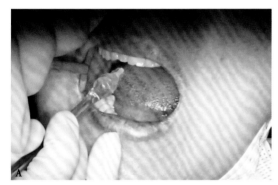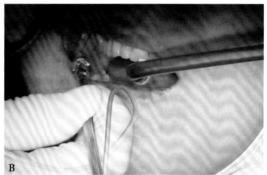

图12-2-28　治疗前局部麻醉

A. 局部阻滞麻醉　B. 局部浸润麻醉

【病例13】

患者，女，38岁。

主诉：左侧下颌后牙冷热疼痛5天。

病史：左侧下颌后牙冷热疼痛5天，近3天加重，伴自发痛，不敢咬物，于外地医院就诊后建议来我院治疗。孕14^{+5}周，产检分级为一般风险（黄色），第二胎。孕检甲状腺过氧化物酶抗体升高，无系统性疾病史，无手术史，无药物过敏史，近2周无宫缩、无腹痛、无流血、无流液等。

口内检查：38近中倾斜阻生，37牙色充填体，远中根面探及龋坏，叩（+），无松动，牙龈无红肿，冷测激发痛。口腔口腔卫生差，牙石（++），有龈下牙石，牙龈红、肿胀充血，以下颌前牙为重。46残冠。

影像学检查：全景片示37龋坏及髓，根尖低密度影；38近中阻生，牙冠抵在37远中；46充填体达髓腔，根管内可见稀疏根管充填物影像，根尖未见低密度透射影（图12-2-29）。

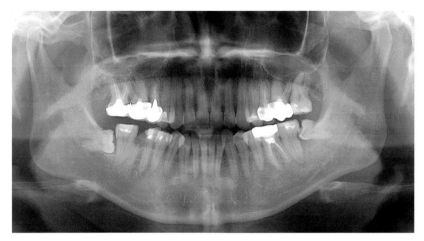

图12-2-29 治疗前全景片

诊断：38阻生齿、37牙髓炎、慢性牙周炎。

治疗方案

1. 38拔除。

2. 37牙体治疗。

3. 牙周洁治。

检查和治疗

1. 第一次就诊，签署知情同意书，行37根管治疗、38拔除。具体治疗如下。

（1）2%利多卡因下牙槽神经阻滞麻醉下，37上橡皮障，𬌗面去旧充填物，开髓，拔髓根管内仍觉疼痛，4%阿替卡因髓腔注射补充麻醉，C形根管，工作长度20mm，初步预备，用1%次氯酸钠冲洗，根管内封氢氧化钙糊剂，玻璃离子临时充填。

（2）38阿替卡因局部黏膜浸润，切开牙龈翻瓣，暴露38完整牙冠，涡轮钻去除牙冠，挺牙根时患者自觉疼痛，紧张恐惧，无法继续配合治疗，和患者沟通，38牙根暂不拔除，缝合牙龈。

（3）药物治疗：头孢呋辛酯片0.5g，2次/日；对乙酰氨基酚缓释片650mg，PRN。

2. 第二次就诊，37疼痛症状明显减轻，牙龈无明显肿胀，38拔牙创愈合好，患者紧张情绪明显缓解。具体治疗如下：37上橡皮障，取出氢氧化钙糊剂，用1%次氯酸钠冲洗；镍钛机扩预备至30# iRoot SP＋热牙胶根管充填，防护下X线片示根管充填达工作长度，玻璃离子垫底，树脂充填（图12-2-30）。建议产后冠修复，勿咬硬物。

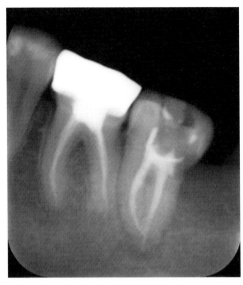

图 12-2-30 37 根管治疗后 X 线片示根管充填达工作长度

3. 第三次就诊（1 个月后）主因刷牙出血半年，加重 1 个月，具体治疗为牙周洁治，过氧化氢冲洗。

4. 患者要求暂缓 46 治疗。

5. 术后回访 患者这一疗程后无牙齿疼痛、无牙龈出血，于治疗后 6 个月生产，37⁺⁵ 周，新生儿阿氏评分为 10 分。

5. 术后回访 患者这一疗程后无牙齿疼痛、无牙龈出血，于治疗后 6 个月生产，37^{+5} 周，新生儿阿氏评分为 10 分。

6. 复诊 生产后 10 个月预约患者复诊，左侧下颌后牙无不适，37 未行牙冠修复，口腔卫生状况尚可，牙石少量，牙龈红肿、出血明显减轻（图 12-2-31A）。患者复诊拍摄全景片，38 保留的牙根未见位置移动及根周膜增宽影像（图 12-2-31B）。患者选择继续观察，暂不拔除 38。

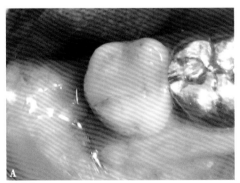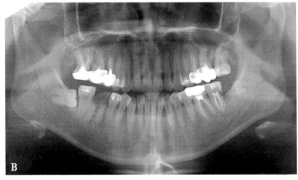

图 12-2-31 患者生产后 10 个月复诊情况

A. 口内见 37 未行牙冠修复，38 拔牙创愈合好 B. 全景片示 38 牙根未见位置移动及根周膜增宽影像

病例分析

1. 患者为高龄孕妇,牙齿急性疼痛,需及时诊治,孕中期可一次进行相对长时间的治疗。患者本身有牙科恐惧症,需注意完善镇痛,根管治疗出现牙髓麻醉不全,及时给予髓腔内麻醉后获得良好的麻醉效果,减轻患者恐惧心理。

2. 38 阻生齿牙冠与 37 远中根面龋坏关系密切,在完成 37 根管治疗的同时需拔除 38,才能完成 37 良好的封闭。

3. 患者对拔牙有畏惧心理,孕前迟迟未行阻生齿的拔除,在拔牙过程中,尝试挺松 38 牙根时,患者自觉疼痛,有明显的恐惧心理,表现为害怕、流泪,要求终止操作,经评估 38 牙根无感染,牙根断面齐牙槽骨,术后感染风险低,选择终止拔牙操作,缝合后观察。在此后的 1 年多时间内,残留的 38 牙根没有炎症感染,没有移位。

4. 根管治疗术后 1 个月,患者因牙龈出血就诊要求洁治,这也说明在之前的 2 次治疗中对孕妇进行的口腔卫生宣教发挥了很好的作用,患者主动进行口腔保健的意识增强,也为后续孕程良好的口腔状况提供了保证。

5. 治疗风险评估表见表 12-2-8,患者的主要问题在于预后评估和治疗难度。

表 12-2-8　治疗风险评估表

评分	疼痛管理难度	影像学检查	用药安全	治疗操作	医患交流	预后评估	全身情况	医师分级
3	非常疼痛	CBCT	较高风险	间隙感染处理、复杂手术	非常困难	预后不好或并发症重	妊娠风险分级为橙色或红色	相关专家或建议会诊及转诊
2	比较疼痛	全景片	全身用药（C类:说明书中禁用）	复杂牙拔除、复杂根管治疗	困难	预后不明确且并发症轻	妊娠风险分级为黄色或紫色且有口腔相关并发症或合并症	高级医师（高级培训＋丰富经验）
1	轻微疼痛	根尖片	全身用药（B/A类:说明书中无明确评价/说明书中有明确评价）	充填治疗、简单牙拔除、简单根管治疗、牙周基础治疗、简单手术	容易	预后相对明确且并发症轻	妊娠风险分级为黄色且无口腔相关并发症及合并症	普通医师（高级培训）
0	无痛	无检查	只用局麻药或安全的局部冲洗药物或收敛药物	个性化牙周治疗、冲洗上药	简单	预后明确且并发症轻或无	妊娠风险分级为绿色或相当评估结果	普通医师（普通培训）
结果	2	2	1	2	1	2	1	2

病例特色及解读：国内外学者曾应用部分牙冠切除术来处理近下牙槽神经管的下颌阻生第三磨牙，以降低神经损伤的风险。本病例虽然不是出于担心损伤下牙槽神经管的考虑选择了牙冠切除术，因为本病例孕妇在拔牙过程中因疼痛、恐惧无法继续完成拔牙操作，如果继续掏根，势必会对孕妇造成更严重的恐惧心理，而且可能会危及孕妇及胎儿的安全。这也提示我们在治疗中，要根据术中情况及时调整治疗方案。对于恐惧的孕妇，在不影响治疗原则的前提下姑息治疗也是一种治疗方案。

【病例 14】

患者，女，35 岁。

主诉：左侧上颌后牙咬合痛 3 天。

病史：左侧上颌后牙充填物脱落 1 周，伴咬合痛 3 天，孕 29 周，产检分级为一般风险（黄色）。孕检正常，第一胎，无系统性疾病史，无手术史，无药物过敏史，近 2 周无宫缩、无腹痛、无流血、无流液等。

口内检查：27 近中𬌗面银汞充填体，充填体部分脱落继发龋坏及髓，叩（＋），无松动，牙龈无红肿，冷测疼痛。口腔卫生一般，牙石（＋）。26 大面积牙色充填体，叩（－），无松动，牙龈未见红肿。

影像学检查：X 线片示 27 龋坏及髓，根尖周未见低密度影（图 12-2-32）。

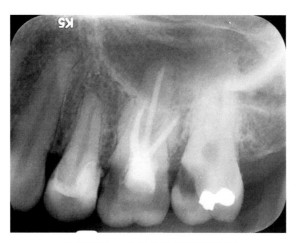

图 12-2-32　X 线片示 27 龋坏及髓

诊断：27 慢性牙髓炎、26 牙体缺损（根管治疗后）。

治疗方案：27 根管治疗，26 产后桩冠修复。

检查和治疗

1. 第一次就诊，签署知情同意书，行 27 根管治疗。具体治疗如下：在胎心监测下，27 局部浸润麻醉，上橡皮障，去旧充填，开髓，拔髓不成形，找到 MB、DB、P3 个根管口，疏通预备 MB、DB、P，工作长度分别为 17mm、18mm、17.5mm，用 1% 次氯酸钠冲洗，根管预备，根管内封氢氧化钙糊剂，玻璃离子临时充填。

2. 第二次就诊，27 疼痛症状明显减轻，牙龈无明显肿胀，具体治疗如下：在胎心监测下，27 上橡皮障，取出氢氧化钙糊剂，用 1% 次氯酸钠冲洗，iRoot SP ＋热牙胶根管充填。在防护下拍摄 X 线片，X 线片示根管充填达工作长度（图 12-2-33），玻璃离子垫底，树脂充填。建议产后冠修复，勿咬硬物。

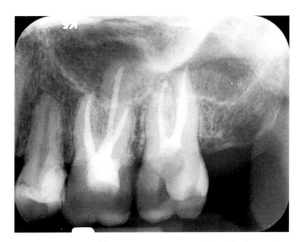

图 12-2-33 27 根管治疗后 X 线片示根管充填达工作长度

3. 术后 1 天回访 治疗后患者有轻度咬合不适，无需服药，1 天后逐渐减轻。

病例分析

1. 患者产检风险较低，是高龄孕妇，处于孕晚期，注意治疗时间不要过长，治疗在胎心监测下进行，随时观察胎儿和宫缩状况，治疗全过程孕妇半坐位，以预防下腔静脉综合征。

2. 本病例在局麻下，分次完成根管治疗和充填治疗，及时彻底控制感染，减少单次就诊时长。在安全防护的前提下，拍摄术前和术后 2 张牙片，减少射线暴露风险。术中操作轻柔、无痛、舒适是保证治疗安全的第一要素。完成必要的牙科治疗后，患者疼痛症状明显减轻，建议生产后再行牙冠修复。

3. 治疗风险评估表见表 12-2-9，患者的主要问题在于治疗难度。

病例特色及解读： 孕妇牙科治疗分为必要治疗（essential treatment）和选择性治疗（elective treatment）。牙科急症、牙髓炎、牙周炎等可能引起疼痛、感染的治疗都是必要牙科治疗，应第一时间积极彻底治疗，不应拖延。对于有潜在危害的疾患，治疗不必拘泥于第二孕程。对于牙冠修复等选择性治疗则可等到生产后完成。

表 12-2-9　治疗风险评估表

评分	疼痛管理难度	影像学检查	用药安全	治疗操作	医患交流	预后评估	全身情况	医师分级
3	非常疼痛	CBCT	较高风险	间隙感染处理、复杂手术	非常困难	预后不好或并发症重	妊娠风险分级为橙色或红色	相关专家或建议会诊及转诊
2	比较疼痛	全景片	全身用药（C类：说明书中禁用）	复杂牙拔除、复杂根管治疗	困难	预后不明确且并发症轻	妊娠风险分级为黄色或紫色且有口腔相关并发症或合并症	高级医师（高级培训＋丰富经验）
1	轻微疼痛	根尖片	全身用药（B/A类：说明书中无明确评价/说明书中有明确评价）	充填治疗、简单牙拔除、简单根管治疗、牙周基础治疗、简单手术	容易	预后相对明确且并发症轻	妊娠风险分级为黄色且无口腔相关并发症及合并症	普通医师（高级培训）
0	无痛	无检查	只用局麻药或安全的局部冲洗药物或收敛药物	个性化牙周治疗、冲洗上药	简单	预后明确且并发症轻或无	妊娠风险分级为绿色或相当评估结果	普通医师（普通培训）
结果	2	1	0	2	1	1	1	2

【病例 15】

患者，女，32 岁。

主诉：左侧下颌后牙自发痛 3 天。

病史：左侧下颌后牙充填体脱落 1 周，自发痛、夜间痛 3 天，现要求治疗。

孕 14 周，产检分级为一般风险（黄色）。原发不孕症，3 次试管婴儿治疗史，第一胎。孕检抗核抗体高 1∶320，免疫科就诊嘱随诊观察，消瘦于营养科就诊，无手术史，无药物过敏史，近 2 周无宫缩、无腹痛、无流血、无流液等。

口内检查：36 牙色充填体和银汞充填体，近中面充填体部分脱落继发龋坏，叩（+），无松动，龈无红肿。37 牙冠修复体。15 龋坏。

影像学检查：X 线片示 36 龋坏及髓，根尖周未见透射影（图 12-2-34）。37 已行根管治疗，欠填，根尖周低密度影像。

诊断：36 急性牙髓炎、37 慢性根尖周炎（无症状）、15 龋齿。

治疗方案

1. 36 根管治疗。

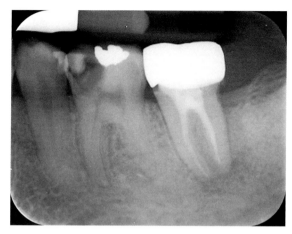

图 12-2-34　X 线片示 36 龋坏及髓

2. 15 充填治疗。

3. 37 根管再治疗 / 拔除。

检查和治疗

1. 第一次就诊，签署知情同意书，行 36 根管治疗。具体治疗如下：在 2% 利多卡因下牙槽神经阻滞麻醉下，36 上橡皮障，𬌗面去除剩余树脂充填体、金属充填体及腐质，开髓仍觉疼痛，4% 阿替卡因髓腔注射补充麻醉，及 4 根管，MB、ML、DB、DL 工作长度分别为 18.5mm、18.5mm、19mm、18.5mm，机用镍钛锉预备，1% 次氯酸钠冲洗，根管内封氢氧化钙糊剂，玻璃离子临时充填。

2. 第二次就诊，36 疼痛症状明显减轻，具体治疗如下：36 上橡皮障，取出氢氧化钙糊剂，1% 次氯酸钠冲洗，超声波荡洗，iRoot SP + 热牙胶根管充填。防护下拍 X 线片，X 线片示根管充填达工作长度（图 12-2-35），玻璃离子垫底，树脂充填。建议产后冠修复，勿咬硬物。

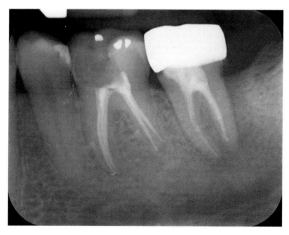

图 12-2-35　36 根管治疗后 X 线片示根管充填达工作长度

3. 第 2 次治疗后第 2 天电话随访　术后当天牙齿轻微咬合不适，第 2 天恢复良好，不影响进食。患者要求暂缓 37 及 15 治疗。

4. 生产后回访　患者于治疗后 6 个月顺产生产，39^{+4} 周，新生儿阿氏评分为 10 分。

病例分析

1. 患者 3 次试管婴儿治疗史，试管婴儿的临床妊娠率高达 60%，然而胎儿真正的存活率只有 30%～40%，因此，不论是试管婴儿孕妇还是家属，对牙科治疗都有很大的顾虑，医生应全面评估孕妇的牙科疾病状况及全身情况，必要时请产科会诊进行综合权衡。

2. 患者高龄孕妇，在我院产检，产检过程中发现抗核抗体升高，其余相关免疫学检查未见异常，建议随诊观察，由于消瘦我院营养科予以营养及饮食指导。产科医生评估无口腔治疗禁忌，建议积极治疗。结合国外孕妇牙科治疗指南和我院 10 余年来孕妇口腔疾患接诊经验，在产科、营养科等专业多学科会诊决策评估风险的基础上，考虑到孕妇急性牙髓炎为感染性疾病，已引起剧烈疼痛，权衡利弊，如不及时治疗，疼痛持续影响休息和进食，病灶可能进一步发展扩大，导致根尖周炎甚至间隙感染，应在轻柔操作、微创舒适的前提下及时进行治疗。患者因为疼痛，要求积极处理，在诊疗前充分沟通，让患者及家属对治疗方案及风险充分知情，了解替代方案并签字同意，取得患者理解和信任。

3. 本病例在利多卡因阻滞局麻下，分次完成根管治疗和充填治疗，及时彻底控制感染，减少单次就诊时长。在安全防护的前提下，拍摄术前和术后 2 张牙片，减少放射线暴露风险。治疗全过程半坐位，预防下腔静脉综合征。术中操作轻柔、无痛、舒适是保证治疗安全的第一要素。完成必要的牙科治疗后，患者的疼痛症状明显减轻，建议生产后再行牙冠修复。

4. 患者 36 原有树脂充填体和银汞充填体，在治疗中拆除银汞充填体在橡皮障隔离和强吸系统下完成，以减少孕妇吸入汞蒸汽的风险。

5. 治疗风险评估表见表 12-2-10，患者的主要问题在于全身情况、治疗难度和医患交流。

表 12-2-10　治疗风险评估表

评分	疼痛管理难度	影像学检查	用药安全	治疗操作	医患交流	预后评估	全身情况	医师分级
3	非常疼痛	CBCT	较高风险	间隙感染处理、复杂手术	非常困难	预后不好或并发症重	妊娠风险分级为橙色或红色	相关专家或建议会诊及转诊
2	比较疼痛	全景片	全身用药（C类：说明书中禁用）	复杂牙拔除、复杂根管治疗	困难	预后不明确且并发症轻	妊娠风险分级为黄色或紫色且有口腔相关并发症或合并症	高级医师（高级培训＋丰富经验）

续表

评分	疼痛管理难度	影像学检查	用药安全	治疗操作	医患交流	预后评估	全身情况	医师分级
1	轻微疼痛	根尖片	全身用药（B/A类：说明书中无明确评价/说明书中有明确评价）	充填治疗、简单牙拔除、简单根管治疗、牙周基础治疗、简单手术	容易	预后相对明确且并发症轻	妊娠风险分级为黄色且无口腔相关并发症及合并症	普通医师（高级培训）
0	无痛	无检查	只用局麻药或安全的局部冲洗药物或收敛药物	个性化牙周治疗、冲洗上药	简单	预后明确且并发症轻或无	妊娠风险分级为绿色或相当评估结果	普通医师（普通培训）
结果	2	1	0	2	2	1	2	2

　　病例特色及解读：本病例的牙科治疗为常规治疗，但患者全身情况较为复杂（3次试管婴儿史、免疫指标异常，消瘦），孕期牙科治疗风险相对较高，保障治疗安全的核心首先是相关学科会诊评估有无牙科治疗禁忌，再无痛微创完成牙科治疗。治疗难点在于医患沟通，让患者及家属对治疗方案及风险充分知情并签字同意，取得患者理解和信任。

【病例16】

患者，女，39岁。

主诉：左侧下颌后牙自发痛、咬合痛1天。

病史：1天前左侧下颌后牙自发痛、咬合痛，伴夜间痛，疼痛剧烈，无法入睡，现要求治疗。孕32^{+5}周，产检分级为较高风险（橙色）。2次生化史，第二胎。妊娠期糖尿病未用药，饮食控制。子宫壁薄，下端0.1～0.25cm，因早产风险较高入院，用促进胎肺成熟的药物，2天前刚出院，近2周无宫缩、无腹痛、无流血、无流液等。

口内检查：面部基本对称，36牙冠修复体叩（+++），Ⅰ度松动，颊龈略红，余牙未见龋坏。

影像学检查：X线片示36已行根管治疗，欠填，根尖周大面积低密度影像，48水平低位阻生，18阻生（图12-2-36）。

诊断：36慢性根尖周炎急性发作，48、18阻生。

治疗方案

1. 36拔除/拆冠后试行根管再治疗。

2. 48、18观察。

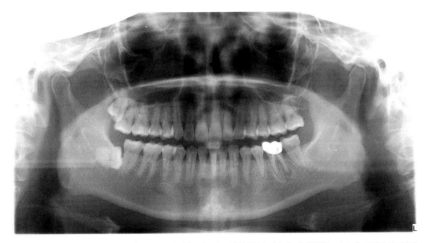

图 12-2-36　X线片示 36 已行根管治疗,欠填,根尖周大面积低密度影像,48 水平低位阻生,18 阻生

检查和治疗：向患者及家属解释病情,36 疼痛症状明显,考虑到患者全身情况,胎儿随时可能早产,建议拔除 36,减少就诊次数和疗程,待产后种植修复缺失牙,患者和家属同意。

1. 第一次就诊,签署知情同意书,36 局麻下拔除。具体治疗如下：在胎心监护下,2%利多卡因下牙槽神经阻滞麻醉,待麻醉显效后,4% 阿替卡因颊舌侧黏膜局部浸润,分离牙龈,微创拔除,搔刮根尖肉芽组织,拔牙创复位,压迫止血,治疗全程孕妇未感觉到疼痛不适。胎心监护显示,胎心率 130～175 次 / 分,90% 在 140～160 次 / 分,宫缩压力 20mmHg(图 12-2-37),术后观察 30 分钟,患者无明显不适,开具头孢克洛和对乙酰氨基酚缓释片,嘱头孢克洛服用 3 天,对乙酰氨基酚缓释片疼痛时服用。患者在家属陪护下离院。

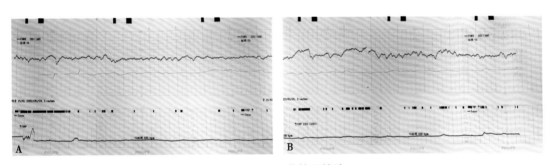

图 12-2-37　胎心监护下拔除 36
A. 胎心监护示拔牙前胎心率平稳　B. 胎心监护示局麻和拔牙时胎心率略有增高,宫缩压力平稳

2. 术后 1 天回访,患牙拔除后当天仍觉疼痛,左侧面部略肿,服用头孢克洛和对乙酰氨基酚缓释片,术后疼痛症状明显减轻,第 2 天无需服用镇痛药物。

3. 术后 2 天回访,患者左侧面部仍有轻微肿胀,术后 2 天、3 天各出现阴道出血 1 次,量不大,1～2mL,于产检医院就诊,血常规示白细胞计数升高(具体不详),收入产检医院,予以抗生素静脉输液治疗。

4. 术后 4 天回访，患者仍住院观察，目前左侧面部肿胀完全恢复，阴道出血停止，B 超显示同术前，入院期间无特殊治疗。

5. 术后 1 周回访，患者无不适，已出院观察。

6. 生产后回访，患者于治疗后 6 周剖腹产生下胎儿，38^{+5} 周，新生儿阿氏评分为 10 分。

病例分析

1. 患者为高龄孕妇，妊娠风险较高（橙色），有急性疼痛，患牙处于急性炎症期，已引起剧烈疼痛，权衡利弊，如不及时治疗，疼痛持续影响休息和进食，病灶可能进一步发展扩大，患者要求积极处理。在诊疗前充分沟通，让患者及家属对治疗方案及风险充分知情，了解替代方案并签字同意，取得患者及家属的理解和信任。

2. 结合患者全身状况在根管再治疗和拔除患牙这两种治疗方案中选择拔除患牙，以减少单次就诊时长和疗程，及时彻底控制感染。在胎心监护下完成局麻和拔牙等有创操作，完成必要的牙科治疗后，患者的疼痛症状明显减轻，建议生产后再行种植修复。

3. 在安全防护的前提下拍摄术前 X 线片，减少放射线暴露风险。治疗全过程患者为半坐位，预防下腔静脉综合征。术中操作轻柔、无痛、舒适是保证治疗安全的第一要素。因此，选择下牙槽阻滞麻醉，防止因炎症期局部浸润麻醉效果不佳引起患者疼痛。胎儿监护也显示胎儿心率比较平稳，宫缩压力也在正常范围之内。

4. 本病例采用无痛微创的治疗方式，虽然术后 2 天患者口腔局部肿痛症状明显减轻，但出现了阴道出血症状。虽然出血原因不明，未对胎儿造成不良影响，全身用抗炎治疗后好转，但也提示我们感染对孕妇及胎儿影响较大，孕期应积极控制口腔感染，同时也提醒我们在治疗妊娠风险较高的孕妇时，一定要进行详细全面的评估，和患者及家属充分交代病情及风险，必要时请产科医生会诊进行综合全面的考量和评估。

5. 治疗风险评估表见表 12-2-11，患者的主要问题在于全身情况、预后评估和医患交流。

表 12-2-11　治疗风险评估表

评分	疼痛管理难度	影像学检查	用药安全	治疗操作	医患交流	预后评估	全身情况	医师分级
3	非常疼痛	CBCT	较高风险	间隙感染处理、复杂手术	非常困难	预后不好或并发症重	妊娠风险分级为橙色或红色	相关专家或建议会诊及转诊
2	比较疼痛	全景片	全身用药（C类：说明书中禁用）	复杂牙拔除、复杂根管治疗	困难	预后不明确且并发症轻	妊娠风险分级为黄色或紫色且有口腔相关并发症或合并症	高级医师（高级培训＋丰富经验）

评分	疼痛管理难度	影像学检查	用药安全	治疗操作	医患交流	预后评估	全身情况	医师分级
1	轻微疼痛	根尖片	全身用药（B/A类：说明书中无明确评价／说明书中有明确评价）	充填治疗、简单牙拔除、简单根管治疗、牙周基础治疗、简单手术	容易	预后相对明确且并发症轻	妊娠风险分级为黄色且无口腔相关并发症及合并症	普通医师（高级培训）
0	无痛	无检查	只用局麻药或安全的局部冲洗药物或收敛药物	个性化牙周治疗、冲洗上药	简单	预后明确且并发症轻或无	妊娠风险分级为绿色或相当评估结果	普通医师（普通培训）
结果	3	2	1	1	2	2	3	3

病例特色及解读：本病例治疗较为简单，为Ⅰ度松动牙齿的拔除，难点在于结合孕妇全身情况（子宫壁薄、妊娠风险高）于术前评估风险，和患者及家属进行充分的沟通并选择适宜的治疗方案（拔除而不是拆冠后根管再治疗），治疗的难点在于进行安全有效的局麻。术后牙齿疼痛症状明显缓解，但术后 2 天出现阴道出血，原因不明（血象高，感染所致？），全身抗感染治疗后好转。这也提示我们应及时处理口腔局部感染性疾病，以免因感染扩散危害孕妇和胎儿的安全。

（景 泉 万 阔 马 林）

参 考 文 献

[1] CHRISTOS A. SKOUTERIS. Dental Management of the Pregnant Patient. Hoboken: John Wiley & Sons，2018.

[2] KURIEN S，KATTIMANI V S，SRIRAM R R，et al. Management of pregnant patient in dentistry. J Int Oral Health，2013，5（1）：88-97.

[3] NAZIR M，ALHAREKY M. Dental Phobia among Pregnant Women：Considerations for Healthcare Professionals. Int J Dent. 2020，2020：4156165.

[4] FAYANS E P，STUART H R，CARSTEN D，et al. Local anesthetic use in the pregnant and postpartum patient. Dent Clin North Am，2010，54（4）：697-713.

孕产妇妊娠风险评估表

评估分级	孕产妇相关情况
绿色 （低风险）	孕妇基本情况良好，未发现妊娠合并症、并发症
黄色 （一般风险）	1. 基本情况 1.1　年龄≥35岁或≤18岁 1.2　体重指数（BMI）>25或<18.5 1.3　身高≤145cm 1.4　生殖道畸形 1.5　骨盆狭小 1.6　不良孕产史（各类流产≥3次、早产史、围产儿死亡史、出生缺陷史、异位妊娠史、滋养细胞疾病史、难产史、产后出血史、巨大儿分娩史等） 1.7　子宫肌瘤 1.8　卵巢囊肿≥5cm 1.9　盆腔手术史 1.10　恶性肿瘤史 1.11　辅助生殖妊娠 2. 孕产期合并症 2.1　心血管疾病 2.1.1　心脏病（经心内科诊治无需药物治疗、心功能正常） 2.1.1.1　先天性心脏病（不伴有肺动脉高压的房间隔缺损、室间隔缺损、动脉导管未闭，法洛四联症修补术后无残余心脏结构异常等） 2.1.1.2　心肌炎后遗症 2.1.1.3　心律失常 2.1.1.4　无合并症的轻度肺动脉狭窄和二尖瓣脱垂 2.1.2　高血压 2.1.2.1　妊娠合并慢性高血压 2.1.2.2　妊娠期高血压 2.1.2.3　子痫前期（轻度） 2.2　呼吸系统疾病：经呼吸科诊治无需药物治疗，肺功能正常 2.3　消化系统疾病：肝炎病毒携带（表面抗原阳性，肝功能正常） 2.4　泌尿系统疾病：肾脏疾病（目前病情稳定，肾功能正常）

续表

评估分级	孕产妇相关情况
	2.5 内分泌系统疾病
	2.5.1 糖尿病（无需药物治疗的糖尿病）
	2.5.1.1 妊娠期糖尿病
	2.5.1.2 糖尿病合并妊娠
	2.5.2 甲状腺疾病
	2.5.2.1 无需药物治疗的甲状腺功能亢进症
	2.5.2.2 无需药物治疗的甲状腺功能减退症
	2.5.3 垂体瘤
	2.5.3.1 无需药物治疗的垂体泌乳素瘤等
	2.5.4 尿崩症、嗜铬细胞瘤
	2.6 血液系统疾病
	2.6.1 妊娠合并血小板减少［血小板计数为（50～100）×10⁹/L］，但无出血倾向
	2.6.2 妊娠合并贫血（血红蛋白≥80g/L）
	2.7 神经系统疾病：癫痫（单纯部分性发作和复杂部分性发作），重症肌无力（眼肌型）
	2.8 免疫系统疾病：由风湿免疫科确定无需药物治疗（如系统性红斑狼疮、IgA肾病、类风湿性关节炎、干燥综合征、未分化结缔组织病等）
	2.9 性传播疾病：尖锐湿疣、淋病
	2.10 吸毒史
	2.11 智力障碍
	3. 孕产期并发症
	3.1 双胎妊娠（双绒双羊双胎）
	3.2 胎盘异常
	3.3 瘢痕子宫：一次子宫手术史（距末次子宫手术间隔≥18个月）
	3.4 先兆早产
	3.5 妊娠剧吐
	3.6 胎儿宫内生长受限、巨大儿
	3.7 胎膜早破
	3.8 羊水过少
	3.9 羊水过多
	3.10 孕≥36周，胎位不正
	3.11 其他一般风险
橙色 （较高风险）	1. 基本情况
	1.1 年龄≥40岁
	1.2 BMI≥28
	2. 妊娠合并症
	2.1 较严重的心血管系统疾病
	2.1.1 心功能Ⅱ级，轻度左心功能障碍或者心脏射血分数（EF）40%～50%
	2.1.2 需药物治疗的心肌炎后遗症、心律失常等

评估分级	孕产妇相关情况
	2.1.3　瓣膜性心脏病（轻度二尖瓣狭窄，瓣口 > 1.5cm^2；主动脉瓣狭窄，跨瓣压差 < 50mmHg；无合并症的轻度肺动脉狭窄；二尖瓣脱垂；二叶式主动脉瓣疾病；马方综合征无主动脉扩张）
	2.1.4　主动脉疾病（主动脉直径 < 45mm），主动脉缩窄矫治术后
	2.1.5　经治疗后稳定的心肌病
	2.1.6　各种原因的轻度肺动脉高压（< 50mmHg）
	2.1.7　慢性高血压并发子痫前期
	2.1.8　子痫前期（重度）
	2.2　呼吸系统疾病
	2.2.1　哮喘
	2.2.2　脊柱侧弯
	2.2.3　胸廓畸形等伴轻度肺功能不全
	2.3　消化系统疾病
	2.3.1　原因不明的肝功能异常（转氨酶升高 2 倍及以上并持续 2 个月及以上
	2.3.2　仅需要药物治疗的肝硬化、肠梗阻、消化道出血等
	2.4　泌尿系统疾病：慢性肾脏疾病伴肾功能不全代偿期（肌酐超过正常值上限）
	2.5　内分泌系统疾病
	2.5.1　需药物治疗的糖尿病（妊娠期糖尿病、糖尿病合并妊娠）
	2.5.2　需药物治疗的甲状腺功能亢进症，无并发症；需药物治疗的甲状腺功能减退症，无系统功能障碍
	2.5.3　肾性尿崩症（尿量超过 4 000mL/ 日）等
	2.6　血液系统疾病
	妊娠合并贫血（血红蛋白为 60～80g/L）
	2.6.1　血小板减少［血小板计数为（30～50）× 10^9/L］
	2.6.2　重度贫血（血红蛋白为 40～60g/L）
	2.6.3　凝血功能障碍，无出血倾向
	2.6.4　易栓症（如抗凝血酶缺陷症、蛋白 C 缺陷症、蛋白 S 缺陷症、抗磷脂综合征、肾病综合征等）
	2.7　免疫系统疾病：应用小剂量激素（如强的松 5～10mg/ 天）6 个月以上，无临床活动表现（如系统性红斑狼疮、重症 IgA 肾病、类风湿性关节炎、干燥综合征、未分化结缔组织病等）
	2.8　恶性肿瘤治疗后无转移、无复发
	2.9　智力障碍
	2.10　精神病缓解期
	2.11　神经系统疾病
	2.11.1　癫痫（失神发作）
	2.11.2　重症肌无力病变波及四肢骨骼肌和延髓肌
	2.12　其他

评估分级	孕产妇相关情况
	3. 孕产期并发症
	3.1　双胎妊娠伴羊水过多、伴发心肺功能减退
	3.2　Rh 血型不合（Rh 阴性血型）
	3.3　瘢痕子宫（距末次子宫手术间隔＜18 个月）
	3.4　前置胎盘
	3.5　各类子宫手术史（如剖宫产、宫角妊娠、子宫肌瘤挖除术等）≥2 次
	3.6　妊娠期肝内胆汁淤积症
	3.7　原因不明的发热（未达到 2 周）
	3.8　抑郁症、产褥期中暑、产褥感染等
	3.9　其他较高风险
红色 （高风险）	1. 妊娠合并症
	1.1　严重心血管系统疾病
	1.1.1　各种原因引起的肺动脉高压（≥50mmHg），如房间隔缺损、室间隔缺损、动脉导管未闭等
	1.1.2　复杂先天性心脏病（法洛四联症、艾森曼格综合征等）、未手术的紫绀型心脏病（血氧饱和度＜90%）、Fontan 术后
	1.1.3　心脏瓣膜病：瓣膜置换术后、中重度二尖瓣狭窄（瓣口＜1.5cm^2），主动脉瓣狭窄（跨瓣压差≥50mmHg）、马方综合征等
	1.1.4　各类心肌病
	1.1.5　感染性心内膜炎
	1.1.6　急性心肌炎
	1.1.7　风湿性心脏病风湿活动期
	1.1.8　妊娠期高血压性心脏病
	1.1.9　其他：心功能Ⅲ级或Ⅲ级以上者，射血分数（EF）≤60%，心排血指数（CI）≤3.01L/（min/m^2）
	1.1.10　慢性高血压并发子痫前期（重度）
	1.1.11　慢性高血压合并严重脏器损害
	1.1.12　子痫，HELLP 综合征
	1.2　呼吸系统疾病：哮喘反复发作、肺纤维化、胸廓或脊柱严重畸形等影响肺功能者
	1.3　消化系统疾病：重型肝炎、肝硬化、严重消化道出血、急性胰腺炎、肠梗阻等影响孕产妇生命的疾病
	1.4　泌尿系统疾病：急慢性肾脏疾病伴高血压、慢性肾脏疾病伴肾功能不全代偿期（肌酐超过正常值上限）、肾功能不全
	1.5　内分泌系统疾病
	1.5.1　糖尿病并发肾病 V 级、严重心血管病、增生性视网膜病变或玻璃体积血、周围神经病变等
	1.5.2　甲状腺功能亢进症并发心脏病、感染、肝功能异常、精神异常等疾病
	1.5.3　甲状腺功能减退症引起相应系统功能障碍，基础代谢率小于−50%
	1.5.4　垂体泌乳素瘤出现视力减退、视野缺损、偏盲等压迫症状

评估分级	孕产妇相关情况
	1.5.5 尿崩症：中枢性尿崩症伴有明显的多饮、烦渴、多尿症状，或合并有其他垂体功能异常
	1.5.6 嗜铬细胞瘤等
	1.6 血液系统疾病
	1.6.1 再生障碍性贫血
	1.6.2 血小板减少（血小板计数 $< 30 \times 10^9$/L）、进行性下降或伴有出血倾向
	1.6.3 重度贫血（血红蛋白≤40g/L）
	1.6.4 白血病
	1.6.5 凝血功能障碍伴有出血倾向（如先天性凝血因子缺乏、低纤维蛋白原血症等）
	1.6.6 血栓栓塞性疾病（如下肢深静脉血栓、颅内静脉窦血栓等）
	1.7 免疫系统疾病活动期，如系统性红斑狼疮、重症 IgA 肾病、类风湿性关节炎、干燥综合征、未分化结缔组织病等
	1.8 精神病急性期
	1.9 恶性肿瘤
	1.9.1 妊娠期间发现的恶性肿瘤
	1.9.2 治疗后复发或发生远处转移
	1.10 神经系统疾病
	1.10.1 脑血管畸形及手术史
	1.10.2 癫痫全身发作
	1.10.3 重症肌无力（病变发展至延髓肌、肢带肌、躯干肌和呼吸肌）
	1.11 吸毒
	1.12 其他严重内、外科疾病等
	2. 妊娠并发症
	2.1 三胎及以上妊娠伴发心肺功能减退
	2.2 凶险性前置胎盘、胎盘早剥
	2.3 红色预警范畴疾病产后尚未稳定
紫色（孕妇患有传染性疾病）	所有妊娠合并传染性疾病，如病毒性肝炎、梅毒、艾滋病、结核病、重症感染性肺炎、特殊病毒（H1N7 病毒、寨卡病毒等）感染

注：除紫色标识孕妇可能伴有其他颜色外，如同时存在不同颜色分类，按照较高风险的分级标识。

口腔科胎儿电子监测

一、目的

在口腔科操作过程中，通过电子监护仪实时反映胎心率基线，重点了解宫缩与胎动，必要时了解宫缩及胎动之间的关系，了解胎儿在宫内的安危状况和胎儿的储备功能。

二、启动时机

一般于口腔科操作过程中开始，孕中晚期开始监护宫缩和胎心。

三、操作流程

1. 排空膀胱，孕妇取自我舒适的位置，如斜坡卧位、侧卧位、仰卧位等。

2. 固定胎心探头。

3. 将宫缩探头放置在胎儿背侧、母体腹部较平坦的部位。将宫缩压力调零。

4. 检测时间根据口腔科操作时间而定，治疗结束时，留存20分钟的胎心监护图形纸质版，放入病历。

四、注意事项

1. 胎心音的位置需要根据胎儿大小及胎位来找。随着孕周的增大，胎心音的位置也会有变化。胎儿小于5个月时，胎心位置在肚脐下。胎儿6～8个月大时，胎心位置会随之上升，多位于肚脐下左右两侧。在胎背侧听诊胎心是最清楚的，通常头位的时候，胎心会在肚脐的下方左右两侧听诊，我们可以把手放在腹部左右两侧，轻轻触摸，如比较饱满、比较平坦的是胎儿的背部。如果有变形的、高低不平的部分应该是胎儿的肢体，有时可以感到胎儿的肢体活动。胎心音一般为钟摆声，且无杂音。孕中期时会听到脐带血管杂音和腹主动脉血管音。正常的胎心率为110～160次/分，胎动时可达到170～180次/分。

2. 胎动或母体变换体位时胎心探头有可能偏离胎心，应注意及时调整胎心探头位置。

胎心探头需要用耦合剂。

3．宫缩探头不能使用耦合剂。宫缩探头置于宫底下方。捆绑腹带压力应适中。

4．胎心监护图形判断，如不确定结果，及时请产科会诊。

5．胎心监护中，及时和孕妇沟通是否有腹部发紧、腹痛、阴道流血、阴道流水等症状。如有，及时请产科会诊。

6．嘱咐孕妇注意胎动。

五、方法

口腔科操作时通常进行的是无应激试验。无应激试验（non-stress test，NST）是指在无宫缩、无外界负荷刺激下，对胎儿进行胎心率的观察和记录，以了解胎儿储备能力。本试验以胎动时伴有一过性胎心率加快为基础，又称胎儿加速试验（fetal acceleration test，FAT）。

孕妇取半卧位，将探头放在胎心音区，孕妇凭自主感觉胎动，手按机钮在描记胎心率的纸上作出记号。

结果评估如下。

1．有反应型　20 分钟内至少有 3 次以上胎动伴胎心率加速≥15 次 / 分，持续时间≥15 秒。一般在 1 周内不会因胎盘功能不良发生胎死宫内（除非脐带意外和胎盘早剥）。

2．无反应型　不符合上述标准即无反应型，口腔科操作过程多为孕中期，多为此图形，和孕周小、无胎动、无宫缩有关系。

六、图形识别

1．胎心率基线　胎心率基线指在无胎动和无子宫收缩影响时，10 分钟以上的胎心率平均值。正常变异的胎心率基线由交感神经和副交感神经共同调节。胎心率基线包括每分钟心搏次数（beat per minute，BPM）及胎心率变异（FHR variability）。正常胎心率为 110～160 次 / 分。胎心率 >160 次 / 分或 <120 次 / 分，历时 10 分钟称为心动过速（tachycardia）或心动过缓（bradycardia）。胎心率 >180 次 / 分为重度心动过速，胎心率 <100 次 / 分为重度心动过缓。

2．胎心率变异　胎心率变异又称基线摆动（baseline oscillation），是指心率有小的周期性波动，包括摆动幅度和摆动频率。摆动幅度指胎心率上下摆动波的高度，振幅变动范围正常为 10～25 次 / 分。摆动频率指 1 分钟内波动的次数，正常为≥6 次。基线波动活跃则频率增高，基线平直则频率降低或消失。基线摆动表示胎儿有一定的储备能力，是胎儿健康的表现。胎心率基线变平即变异消失或静止型，提示胎儿储备能力的丧失。

胎心率变异分为以下几种类型。

（1）静止型（平直型）：胎心率为 0～5 次／分。

（2）狭窄型：胎心率为 6～10 次／分。

（3）波浪型：胎心率为 11～25 次／分。

（4）突变型（跳跃型）：胎心率为 >26 次／分。

胎心率变异减少常提示缺氧造成中枢神经系统损害、心肌缺氧和胎儿宫内窘迫。

3. 周期性胎儿心率 指宫缩引起的偏离基线的胎心率。

（1）加速（acceleration）：是指宫缩后胎心率基线暂时增加 15 次／分以上，持续时间 >15 秒，这是胎儿良好的表现。其原因可能是胎儿躯干局部或脐静脉暂时受压。散发的、短暂的胎心率加速是无害的。但是，脐静脉持续受压则发展为减速，在口腔科操作中，孕晚期如发生胎动，也可能会出现此种波形，为正常现象。

（2）减速（deceleration）：是指随宫缩出现的暂时性胎心率减慢。在口腔科操作中，如出现此种不能确认的波形时，需要立即请产科会诊。

1）早期减速（early deceleration，ED）：特点是胎心率曲线下降几乎与宫缩曲线上升同时开始，胎心率曲线最低点与宫缩曲线高峰相一致，即波谷对波峰，下降幅度 <50 次／分，不低于 100 次／分，持续时间短，恢复快，子宫收缩后迅速恢复正常。早期减速一般认为宫缩时胎头受压，脑血流量一过性减少（一般无伤害性）的表现，一般发生在第一产程后期，为宫缩时胎头受压引起，不受孕妇体位或吸氧而改变。

2）变异减速（variable deceleration，VD）：特点是胎心率减速与宫缩无固定关系，下降幅度、持续时间长短不一。减速前后常伴有加速，胎心率常为 U、W、V 形图形。一般认为，宫缩时脐带受压兴奋迷走神经引起。其分级如下。

①轻度：减速持续时间 <60 秒，心率下降水平不小于 60 次／分。

②重度：减速持续时间 >60 秒，心率下降 <60 次／分。

吸氧或改变体位可使其减轻或消失，预后良好。无缓解的重度变异减速应被视为急性、较严重的胎儿宫内窘迫，应尽快结束分娩。

3）晚期减速（late deceleration，LD）：特点是胎心率减速多在宫缩高峰后开始出现，即波谷落后于波峰，时间差多在 30～60 秒，下降幅度 <50 次／分，胎心率恢复正常水平所需时间较长。晚期减速一般认为是胎盘功能不良、胎儿缺氧的表现。它的出现提示应对胎儿的安危予以高度注意。若在晚期减速的基础上出现基线变异减弱、消失或心动过缓，表明胎儿心、脑等重要脏器缺氧失代偿，需迅速终止妊娠。任何形式的胎心减速均需请产科会诊。

附录三

缩 略 词 表

英文缩写	英文全称	中文全称
SHS	supine hypotensive syndrome	仰卧位低血压综合征
GDM	gestational diabetes mellitus	妊娠期糖尿病
LBP	low back pain	腰痛
PGP	pelvic girdle pain	骨盆带疼痛
BE	buffer effect	缓冲作用
Bis-GMA	bisphenol-A diglycidyl methacrylate	双酚 A 双甲基丙烯酸缩水甘油酯
MTA	mineral trioxide aggregate	三氧矿物聚合物
TAP	triple antibiotic paste	三联抗生素糊剂
DAP	double antibiotic paste	二联抗生素糊剂
FC	formacresol	甲醛甲酚
CP	camphophenique	樟脑酚
HSV	herpes simplex virus	单纯疱疹病毒
MAC	minimum alveolar concentration	最低肺泡有效浓度
NSAID	nonsteroidal antiinflammatory drug	非甾体抗炎药
NAS	neonatal abstinence syndrome	新生儿戒断综合征
hCG	human choionic gonadotophin	人绒毛膜促性腺激素
MDT	multi-disciplinary team	多学科综合诊疗
INR	international normalized ratio	国际标准化比值
ICU	intensive care unit	重症监护病房
EDTA	ethylenediaminetetraacetic acid	乙二胺四乙酸